El doctor David Perlmutter es neurólogo certificado en activo y miembro del Colegio Estadounidense de Nutrición. Ha recibido numerosos premios, entre ellos el premio Humanitario del Colegio Estadounidense de Nutrición y el premio Linus Pauling del Instituto de Medicina Funcional por su pionera investigación sobre las enfermedades neurodegenerativas. Sus artículos figuran en una gran variedad de publicaciones médicas e imparte conferencias por todo el mundo. El doctor Perlmutter forma parte del grupo de asesores médicos del programa *The Dr. Oz Show* y ha aparecido en muchos programas de radio y televisión estadounidenses, entre ellos *20/20*, *Today*, *Good Morning America* y *The Dr. Oz Show*, así como también en transmisiones de CNN y Fox News. Vive en Naples, Florida, con su esposa y sus dos hijos.

ALIMENTA TU CEREBRO

ALIMENTA TU CEREBRO

El sorprendente poder de la flora intestinal para
sanar y proteger tu cerebro... de por vida

Dr. David Perlmutter

con Kristin Loberg
Traducción de Ariadna Molinari Tato

Vintage Español
Una división de Penguin Random House LLC
Nueva York

PRIMERA EDICIÓN VINTAGE ESPAÑOL, OCTUBRE 2015

Copyright de la traducción © 2015 Ariadna Molinari Tato

Información de catalogación de publicaciones disponible en la
Biblioteca del Congreso de los Estados Unidos.

Vintage Español ISBN en tapa blanda: 978-1-101-96982-3

Para venta exclusiva en EE.UU., Canadá, Puerto Rico y Filipinas.

www.vintageespanol.com

Impreso en los Estados Unidos de América
10 9 8 7 6 5 4 3 2 1

Así como la multitud de microorganismos que reside en tu cuerpo te sustenta, cada individuo influye en el bienestar de nuestro planeta. En ese sentido, eres un miembro activo del microbioma de la Tierra. Por eso, este libro está dedicado a ti.

«Ningún hombre es una isla, algo completo en sí mismo...»

JOHN DONNE

ÍNDICE

INTRODUCCIÓN

Alerta microbiana: *No estamos solos*

La muerte comienza en el colon.

ÉLIE MECHNIKOV (1845-1916)

A lo largo de mi carrera he debido anunciar varias veces por semana a un paciente o cuidador que no nos queda nada en el arsenal de tratamientos para un trastorno neurológico grave que inevitablemente destruirá la vida del paciente. Me rindo porque la enfermedad ha tomado el control absoluto y no existen soluciones rápidas ni medicamentos para frenar el acelerado avance del padecimiento y el temido desenlace. Es descorazonador, y sé que por más que lo haga nunca me acostumbraré a ello. No obstante, hay un floreciente campo de estudio que finalmente me permite emprender técnicas revolucionarias para aliviar el sufrimiento y que me da esperanzas. *Alimenta tu cerebro* es producto de ese nuevo y sorprendente campo, y trata de cómo puedes aprovecharlo para tu propio bienestar.

Piensa por un momento en cuánto ha cambiado el mundo en el último siglo gracias a las investigaciones médicas. Ya no nos preocupa morir de sarampión, disentería, difteria, cólera o escarlatina. Hemos logrado avances sustanciales para reducir las tasas de mortalidad de muchas enfermedades crónicas, como VIH/sida, algunas formas de cáncer y cardiopatías. No obstante, si pensamos en las enfermedades y trastornos vinculados al cerebro, el panorama es muy distinto. Los avances para prevenir, tratar y curar trastornos neurológicos debilitantes que se presentan a lo largo del ciclo de la vida —desde autismo y trastorno por déficit de atención e hiperactividad (TDAH), hasta migrañas, depresión, esclerosis múltiple (EM), Parkinson y Alzheimer— son prácticamente inexistentes. Desafortunadamente estamos perdiendo la batalla a medida que la incidencia de estos trastornos aumenta en nuestra sociedad.

Tomemos en cuenta algunas cifras. En las 10 naciones occidentales más ricas del mundo las muertes por trastornos neurológicos generales —que en gran medida implican demencia— ha aumentado de manera sustancial durante las últimas dos décadas. Y Estados Unidos encabeza la lista. De hecho, un trabajo británico de 2013 mostró que, desde 1979, las muertes causadas por trastornos neurológicos en Estados Unidos aumentaron abrumadoramente 66% en hombres y 92% en mujeres. En palabras del autor principal, el catedrático Colin Prichard: "Estas estadísticas reflejan la realidad de la gente y sus familias, por lo que debemos [reconocer] que existe una *epidemia* claramente influida por los cambios ambientales y sociales". Los investigadores también hicieron notar que esta oleada, la cual afecta a personas cada vez más jóvenes, contrasta en gran medida con la disminución del riesgo de desarrollar enfermedades por cualquier otra causa.[1]

En 2013 el *New England Journal of Medicine* publicó un reporte que revela que en Estados Unidos se gastan alrededor de 50 000 dólares al año en el tratamiento de cada paciente con demencia.[2] Eso significa que el gasto anual total es de cerca de 200 mil millones, el doble de lo que se gasta en el cuidado de cardiopatías y casi el triple de lo que se gasta en el tratamiento del cáncer.

Los trastornos del estado de ánimo y la ansiedad también van en aumento y pueden ser igual de incapacitantes que otros trastornos neurológicos. Alrededor de uno de cada cuatro adultos estadounidenses —más de 26% de la población— padece algún problema mental diagnosticable.[3] Los trastornos de ansiedad afectan a más de 40 millones de personas en Estados Unidos, y cerca de 10% de la población adulta de ese país tiene algún trastorno del estado de ánimo para el cual se le han recetado medicamentos potentes.[4] La depresión, que afecta a una de cada 10 personas (incluyendo a una cuarta parte de las mujeres entre 40 y 59 años), es ahora una de las principales causas de incapacidad en el mundo, y se diagnostica cada vez con mayor frecuencia.[5] Entre los medicamentos más recetados para su tratamiento están la fluoxetina y la sertralina, aunque en realidad sirven para tratar los *síntomas* de la depresión, y no las causas, las cuales suelen pasarse por alto. En promedio, la gente que padece trastornos mentales serios, como trastorno bipolar y esquizofrenia, vive 25 años menos que el resto de la población en general.[6] (Esto se debe en parte a que estos individuos son más propensos al tabaquismo, al abuso de alcohol y drogas, y a tener sobrepeso y enfermedades relacionadas con la obesidad, lo cual se suma a los problemas mentales.)

Los dolores de cabeza, incluyendo las migrañas, se encuentran entre los trastornos del sistema nervioso más comunes; cerca de la mitad de la población adulta debe lidiar con al menos un dolor de cabeza al mes. Y son más que una mera incomodidad, pues se asocian con incapacidad, sufrimiento personal, calidad de vida deficiente y costo financiero.[7] Tendemos a pensar que los dolores de cabeza son molestias poco costosas y de fácil tratamiento (con aspirina, acetaminofeno, ibuprofeno); sin embargo, según la Fundación Nacional del Dolor de Estados Unidos, provocan pérdidas de más de 160 millones de días laborales al año e implican un costo médico de alrededor de 30 mil millones de dólares al año.[8]

La esclerosis múltiple (EM), un trastorno autoinmune incapacitante que interfiere en la capacidad comunicativa del sistema nervioso, afecta hoy en día a cerca de dos millones y medio de personas en el mundo, de las cuales casi medio millón está en Estados Unidos, y se está haciendo cada vez más prevaleciente.[9] El costo promedio total del tratamiento de un paciente con EM excede los 1.2 millones de dólares,[10] y la medicina alópata insiste en que no hay cura posible a la vista.

Luego está el autismo, el cual se ha multiplicado siete o 10 veces en los últimos 15 años, lo que lo convierte en una auténtica epidemia de nuestros tiempos.[11]

Hoy en día se gastan cientos de millones de dólares en este y otros padecimientos neurológicos debilitantes, pero el progreso de la ciencia médica es casi nulo.

Sin embargo, hay una buena noticia: las investigaciones científicas novedosas y de vanguardia provenientes de instituciones de prestigio en todo el mundo están descubriendo que, en gran medida, la salud del cerebro y su contraparte, la enfermedad neurológica, están determinadas por lo que ocurre en el sistema digestivo. Así es: lo que está pasando en este instante en tus intestinos determina tu riesgo de padecer una serie de trastornos neurológicos. Sé que es algo difícil de entender, y que si le preguntaras a tu médico sobre una cura conocida para el autismo, la EM, la depresión o la demencia, él lanzaría los brazos al aire y afirmaría que no se ha encontrado... y que quizá nunca se encontrará.

Es en esto en lo que me distingo de la mayoría de mis colegas, aunque por fortuna no de todos. Como neurólogos, estamos entrenados para concentrarnos en lo que ocurre en el sistema nervioso, sobre todo en el cerebro, pero nuestra mirada es miope. Automáticamente terminamos considerando que los otros sistemas corporales, como el digestivo, son entidades independientes que no tienen influencia alguna en lo que ocurre en el cerebro. Finalmente, si tienes dolor de barriga, no llamarás a tu cardiólogo ni a tu neurólogo. La industria médica en conjunto se caracteriza por disciplinas especializadas divididas por parte del cuerpo o sistema específico, por lo que muchos colegas dirían algo como: "Lo que ocurre en el intestino se queda en el intestino".

Esta postura está un tanto desconectada de los hallazgos científicos actuales. El sistema digestivo está íntimamente conectado con lo que ocurre en el cerebro, y quizá el aspecto más importante de los intestinos que tiene *todo* que ver con tu bienestar general y tu salud mental es su flora interna, los múltiples microorganismos que viven en él, sobre todo las bacterias.

Te presento a tu microbioma

Históricamente se nos ha enseñado a pensar que las bacterias son agentes mortíferos. Es decir, sabemos que la peste bubónica arrasó con cerca de una tercera parte de la población europea entre 1347 y 1352, y que hay ciertas infecciones bacterianas que siguen cobrando vidas en la actualidad. Pero ha llegado la hora de aceptar con gusto el otro papel que juegan las bacterias en nuestra vida, pues algunas de ellas no son dañinas, sino que incluso son fundamentales.

Hipócrates, médico griego y padre de la medicina moderna, dijo en el siglo III a.C. que "toda enfermedad comienza en el intestino". Esto fue antes de que la civilización tuviera evidencias o teorías sólidas para explicarlo. Ni siquiera sabíamos que las bacterias existían hasta que a finales del siglo XVII el comerciante y científico holandés Anton van Leeuwenhoek observó su propia placa dental a través de un microscopio hecho a mano y espió el mundo oculto de lo que llamaba *animálculos*. Hoy en día se le considera el padre de la microbiología.

En el siglo XIX fue el biólogo y ganador del premio Nobel de origen ruso Élie Mechnikov quien estableció un vínculo directo y sorprendente entre la longevidad humana y el equilibrio saludable de bacterias en el cuerpo, y quien confirmó que "la muerte empieza en el colon". Desde aquella época en que hizo sus descubrimientos, cuando las sangrías seguían siendo populares, la investigación científica le ha dado más y más credibilidad a la noción de que hasta 90% de todas las enfermedades humanas pueden deberse a la mala salud del tracto gastrointestinal. Podemos afirmar, sin temor a equivocarnos, que así como la enfermedad comienza en el intestino, ahí también empiezan la salud y la vitalidad. Fue el propio Mechnikov quien dijo que las bacterias buenas deben sobrepasar en número a las bacterias malas. Desafortunadamente la gente suele cargar con más patógenos de los que debería y carece de un universo microbiano diverso y benéfico. No es sorpresa entonces que padezcamos tantos trastornos neurológicos.

Si Mechnikov estuviera vivo formaría parte de la próxima revolución médica que él mismo intentó iniciar en el siglo XIX. Le daría gusto saber que ya está en marcha.

En este momento tu cuerpo está colonizado por una multitud de organismos que superan en número a tus propias células en una proporción de uno a 10 (por fortuna nuestras células son mucho más grandes, por lo que estos organismos no nos superan en peso). Estos 100 billones de criaturas invisibles —los microbios— te recubren por dentro y por fuera; prosperan en tu boca, nariz, orejas, intestinos, genitales y en cada centímetro de tu piel. Si pudieras aislarlas a todas, llenarían un contenedor de medio galón. Hasta el momento, los científicos han identificado unas 10000 especies de microbios, y, dado que cada microbio contiene su propio ADN, esa cifra se traduce en más de ocho millones de genes. Dicho de otro modo, por cada gen humano en nuestro cuerpo hay al menos 360 genes microbianos.[12] La mayoría de esos organismos viven en el tracto digestivo y, aunque incluyen hongos y virus, al parecer quienes dominan la escena y sustentan cualquier aspecto concebible de tu salud son las especies bacterianas. Y tú no sólo interactúas con estos organismos, sino también con su material genético.

A este ecosistema interno y complejo que prospera en nuestro interior y a su huella genética le llamamos microbioma (*micro* por "pequeño" o "microscópico", y *bioma* para hacer alusión a un conjunto natural de flora que ocupa un hábitat grande; en este caso, el cuerpo humano). Aunque el genoma humano que todos tenemos es casi el mismo —con un pequeño puñado de genes que nos diferencian y definen nuestras características individuales, como el color de cabello o el tipo de sangre—, el microbioma intestinal de gemelos idénticos es sumamente distinto. Las investigaciones médicas de punta empiezan a reconocer que el estado del microbioma es tan clave para la salud humana —influyendo incluso en si llegamos o no en buen estado hasta la vejez— que se le debe considerar un órgano en sí mismo. Y es un órgano que ha experimentado cambios radicales en los últimos dos millones de años. Hemos evolucionado para tener una relación simbiótica e íntima con estos habitantes microscópicos que han tenido una participación activa en cómo hemos evolucionado desde los inicios de la humanidad (y que llevaban miles de millones de años en la Tierra antes de nuestra llegada). Además, se han adaptado y han cambiado en respuesta a los distintos ambientes que creamos para ellos en nuestro cuerpo. Incluso la expresión de los genes dentro de cada una de nuestras células se ve influida en cierta medida por estas bacterias y por otros organismos que viven en nuestro interior.

La importancia del microbioma motivó a los Institutos Nacionales de Salud de Estados Unidos a lanzar el Proyecto Microbioma Humano en 2008, como parte del Proyecto Genoma Humano.[13] Algunos de los mejores científicos estadounidenses tienen la meta de explorar cómo se relacionan los cambios en el microbioma con la salud y con su contraparte, la enfermedad. Asimismo, se encuentran analizando qué puede hacerse con esta información para ayudar a revertir algunos de los problemas de salud más graves. Aunque el proyecto consiste en investigar varias partes del cuerpo que albergan microbiomas, incluyendo la piel, el área de investigación más extensa se enfoca en los intestinos, pues éstos albergan la mayor parte de los microbiomas del cuerpo y, como descubrirás aquí, son una especie de centro de gravedad de toda tu fisiología.

Hoy en día es innegable que nuestros organismos intestinales participan en gran variedad de acciones fisiológicas, incluyendo el funcionamiento del sistema inmune, la desintoxicación, la inflamación, la producción de neurotransmisores y vitaminas, la absorción de nutrientes, las señales de apetito y satisfacción, y el uso de carbohidratos y grasas. Todos estos procesos influyen en gran medida en si desarrollamos o no alergias, asma, TDAH, cáncer, diabetes o demencia. El microbioma afecta nuestro estado de ánimo, deseo sexual, metabolismo, inmunidad, e incluso nuestra percepción del mundo y la claridad con la que pensamos. Ayuda a determinar si somos delgados o gordos, enérgicos o letárgicos. En pocas palabras, todo lo relacionado con nuestra salud —cómo nos sentimos tanto a nivel emocional como físico— depende del estado de nuestro microbioma. ¿Está sano y predominan en él las bacterias benéficas? ¿O está enfermo y lo dominan las bacterias malas y dañinas?

Quizá no hay ningún otro sistema en el cuerpo que sea más sensible a los cambios en la flora intestinal que el sistema nervioso central, en particular el cerebro. En 2014 el Instituto Nacional de Salud Mental de Estados Unidos gastó más de un millón de dólares en un nuevo programa de investigación centrado en la conexión entre microbioma y cerebro.[14] Aunque muchas cosas intervienen en la salud del microbioma y, por lo tanto, en la de nuestro cerebro, nutrir nuestro microbioma para que sea saludable es más fácil de lo que imaginas. Basta con seguir las recomendaciones presentadas en este libro.

He observado mejorías sustanciales en la salud con meras modificaciones alimenticias y, en ocasiones, técnicas más agresivas para restablecer la salud del microbioma. Tomaré por ejemplo el caso de un hombre cuyo tremendo caso de esclerosis múltiple lo tenía postrado en una silla de ruedas y con una sonda conectada a la vejiga. Después del tratamiento no sólo fue capaz de abandonar el catéter y de recuperar la capacidad de caminar sin ayuda, sino que su EM entró en remisión total. O pensemos en Jason, el niño de 12 años con autismo severo que apenas si podía enunciar oraciones completas. En el capítulo 5 descubrirás cómo se transformó físicamente en un muchacho participativo después de un vigoroso protocolo de probióticos. Tampoco puedo esperar a compartirte las incontables historias de individuos con varios problemas de salud debilitantes —desde dolor, fatiga y depresión crónicas, hasta trastornos digestivos graves y enfermedades autoinmunes— que experimentaron la desaparición completa de sus síntomas después del tratamiento. Pasaron de tener una pésima calidad de vida a recibir una segunda oportunidad. Algunos incluso pasaron de albergar pensamientos suicidas a sentirse alegres y llenos de vida por primera vez en mucho tiempo. Para mí, estas historias no son excepciones a la regla, aunque parecen casi milagros según los estándares convencionales esperados. A diario atestiguo estas historias, así que sé que tú también puedes cambiar para bien el destino de tu cerebro si promueves la salud de tus intestinos. En este libro te mostraré cómo hacerlo.

Aunque quizá no experimentes padecimientos graves ni crónicos que requieran fármacos o terapias intensivas, tener un microbioma disfuncional podría ser la raíz de las molestas jaquecas, la ansiedad, la incapacidad para concentrarte o la negatividad frente a la vida. Con base en estudios clínicos y de laboratorio, así como en resultados extraordinarios que he observado una y otra vez, o de los que he oído hablar en congresos médicos que atraen a los mejores especialistas y científicos de todo el mundo, te compartiré lo que sabemos y cómo podemos sacar ventaja de ese conocimiento. También te daré lineamientos prácticos y amplios para transformar tu salud intestinal y, en consecuencia, tu salud cognitiva, de modo que le sumes muchos buenos años a tu vida. Y ésos no son los únicos beneficios. Esta nueva tendencia científica puede ayudar con los siguientes trastornos:

- TDAH
- Asma
- Autismo
- Alergias e intolerancias alimenticias
- Fatiga crónica
- Trastornos del estado de ánimo, incluyendo depresión y ansiedad
- Diabetes y antojos de azúcar y carbohidratos
- Sobrepeso y obesidad, así como dificultades para bajar de peso
- Problemas de memoria y falta de concentración
- Estreñimiento crónico o diarrea
- Gripas o infecciones frecuentes
- Trastornos intestinales, incluyendo celiaquía, síndrome de intestino irritable y enfermedad de Crohn
- Insomnio
- Inflamación de las articulaciones y artritis dolorosa
- Hipertensión
- Ateroesclerosis
- Problemas crónicos causados por levaduras
- Problemas de la piel como acné y eccema
- Mal aliento, enfermedad periodontal y problemas dentales
- Síndrome de Tourette
- Síntomas menstruales y menopáusicos intensos
- Y muchos más

De hecho, esta nueva información puede ayudar casi con cualquier trastorno degenerativo o inflamatorio.

En las siguientes páginas exploraremos en qué consiste un microbioma saludable y qué cosas provocan que un buen microbioma se descomponga. El cuestionario de la página 26 te dará pistas sobre los tipos de factores relativos al estilo de vida y las circunstancias que se vinculan directamente con la salud y el funcionamiento del microbioma. Y lo que comprenderás de inmediato es que la alimentación importa mucho.

Eres lo que comes

La idea de que la comida es la variable más importante en la salud humana no es novedosa. Como dice el viejo adagio: "Que tu alimento sea tu medicina, y que la medicina sea tu alimento".[15] Cualquiera es capaz de cambiar el estado de su microbioma —y el destino de su salud— a través de sus elecciones alimenticias.

Hace poco tuve la oportunidad de entrevistar al doctor Alessio Fasano, quien en la actualidad se desempeña como profesor visitante de la Facultad de Medicina de Harvard y es jefe de la División de Gastroenterología Pediátrica y Nutrición del Hospital General de Massachusetts. A nivel mundial, es un reconocido líder de opinión en la ciencia del microbioma. Hablamos sobre los factores que alteran la flora intestinal, y él afirmó con claridad que, sin duda alguna, el factor más significativo que se relaciona con la salud y diversidad del microbioma es la alimentación. Y lo que nos llevamos a la boca representa el mayor desafío ambiental para nuestro genoma y para el microbioma.

La noción de que la comida importa es fundamental, así como es reconfortante saber que supera otras circunstancias de la vida que quizá no seamos capaces de controlar por completo.

Como ya describí en mi anterior libro, *Cerebro de pan*, los dos mecanismos clave que provocan degeneración cerebral son la inflamación crónica y la acción de los radicales libres, los cuales puedes imaginar por ahora como derivados de la inflamación que provocan que el cuerpo se *oxide*. *Alimenta tu cerebro* mira con nuevos ojos estos mecanismos y cómo son influidos por la flora intestinal y la salud intestinal general. De hecho, la flora intestinal tiene todo que ver con la inflamación y con tu capacidad para combatir los radicales libres. Dicho de otro modo, el estado de tu microbioma determina si tu cuerpo atiza las llamas de la inflamación o si las sofoca.

La inflamación crónica y el daño causado por los radicales libres son conceptos centrales para la neurociencia actual, pero no hay ningún protocolo farmacéutico que pueda llegarle a los talones a un régimen alimenticio para controlar las bacterias intestinales. Te explicaré ese régimen paso a paso. Por fortuna, la comunidad de microbios del intestino es maravillosamente capaz de rehabilitarse. Los lineamientos descritos en este libro cambiarán el ecosistema interno de tu cuerpo para fomentar el crecimiento del tipo de microorganismos adecuados para cuidar el cerebro. Este régimen altamente práctico incluye seis elementos esenciales: prebióticos, probióticos, alimentos fermentados, alimentos bajos en carbohidratos, alimentos libres de gluten y grasas saludables. Más adelante explicaré cómo cada uno de estos factores influye en la salud del microbioma para beneficio del cerebro.

Lo mejor de todo es que en cuestión de semanas cosecharás las recompensas del protocolo para alimentar tu cerebro.

Prepárate

No me queda la menor duda de que una vez que le abramos las puertas a esta información, revolucionaremos por completo el tratamiento de los trastornos neurológicos. Y no me alcanzan las palabras para expresar lo honrado que me siento de poder presentarle al público estas revelaciones y exponerle los datos que llevan tiempo circulando con cierta discreción en las publicaciones médicas. Estás a punto de aprender que el microbioma es el mejor aliado de tu salud cerebral.

Las recomendaciones que doy en este libro están diseñadas para tratar y prevenir trastornos neurológicos; disminuir la irritabilidad, la ansiedad y la depresión; impulsar el sistema inmune y reducir la autoinmunidad, y aliviar los trastornos metabólicos, incluyendo diabetes y obesidad, los cuales influyen a largo plazo en la salud del cerebro. Describiré aspectos de tu vida que quizá jamás te imaginaste que jugaban un papel en tu salud cerebral. Discutiré la importancia de tu historial de nacimiento, de tu alimentación y de los medicamentos que te recetaron en tu infancia, así como de tus hábitos de higiene (como el uso de desinfectantes de manos). Exploraré las diferencias entre bacterias intestinales en distintas poblaciones del mundo y cómo dichas diferencias se deben a las variaciones alimenticias. Incluso te llevaré a conocer qué comían nuestros ancestros hace miles de años y te explicaré cómo eso se relaciona con las nuevas investigaciones sobre el microbioma. Tomaremos en cuenta la noción de urbanización y cómo ésta ha cambiado nuestra comunidad microbiológica interna. ¿Será que la vida aséptica ha derivado en una mayor prevalencia de trastornos autoinmunes? Te aseguro que esta discusión te resultará igual de reveladora y empoderadora.

Te mostraré que los prebióticos de origen alimenticio —las fuentes nutritivas de combustible para las bacterias benéficas que habitan tu intestino— desempeñan un papel fundamental en la conservación de la salud al mantener el equilibrio y la diversidad de la flora intestinal. Alimentos como el ajo, el tupinambo, la jícama y hasta las hojas de diente de león, así como ciertos alimentos fermentados como el chucrut, la kombucha y el kimchi, en general abren la puerta a niveles superiores de salud, y dan la pauta para una mejor función y protección del cerebro.

Aunque en la actualidad los probióticos se han vuelto comunes en muchos productos alimenticios y es posible encontrarlos en cualquier supermercado, es útil conocer las opciones y examinarlas, en particular cuando te venden la idea de que algo es "bueno para tu intestino". Eso es justo lo que te ayudaré a hacer, y para ello te explicaré los fundamentos científicos de los probióticos, de modo que elijas los mejores para ti.

Es importante tomar en cuenta que hay otros factores relacionados con el estilo de vida que también entran en la ecuación. Además de explorar la interacción entre microbioma y cerebro, nos adentraremos en una nueva disciplina: la medicina epigenética. Ésta examina de qué forma las elecciones de vida —como alimentación, ejercicio, patrones de sueño y manejo del estrés— influyen en la expresión de nuestros genes y afectan directa e indirectamente la salud del cerebro. También te explicaré cuál es el papel que juegan las mitocondrias en los trastornos neurológicos, desde el punto de vista del microbioma. Las mitocondrias son estructuras diminutas que están dentro de nuestras células y tienen su propio ADN distinto al del núcleo. De hecho, las mitocondrias se consideran la tercera dimensión de nuestro microbioma y mantienen una relación única con nuestro microbioma intestinal.

Las partes primera y segunda del libro te darán la información básica necesaria para embarcarte en mi programa para alimentar tu cerebro, el cual encontrarás en la tercera parte. Creo que ya en esta introducción hay suficiente información para abrirte el apetito de conocimiento sobre esta nueva área de la medicina y sobre este enfoque novedoso para mantener la salud cerebral. En las siguientes páginas te espera un futuro más fuerte, brillante y saludable.

No esperes más. ¡Comencemos!

¿Cuáles son tus factores de riesgo?

Aunque en la actualidad no existe aún una sola prueba clínica que te diga con certeza cuál es el estado de tu microbioma, hay bastante información útil que puedes recabar si contestas unas cuantas simples preguntas. Éstas te ayudarán también a entender qué experiencias de vida —desde que naciste y hasta el día de hoy— han tenido un impacto potencial en tu salud intestinal.

Aclaración: Aunque han empezado a aparecer kits de pruebas microbianas en el mercado, no creo que la investigación científica existente permita evaluar los resultados (en términos de salud o enfermedad) y los factores de riesgo individuales. Estoy seguro de que en el futuro podremos establecer parámetros fundamentados en evidencias y definir correlaciones claras entre ciertas huellas microbianas y algunos padecimientos. Dicho lo anterior, estos kits pueden ser útiles para examinar la diversidad y composición general del microbioma; sin embargo, puede resultar difícil afirmar si cierta constitución microbiana implica que estás "sano". No quisiera que intentaras descifrar los resultados de dichas pruebas por ti solo sin la orientación adecuada de profesionales médicos capacitados y con experiencia en la materia. Por lo tanto, sugiero que por el momento no los uses hasta que sea posible sacarles más provecho. Las preguntas que encontrarás a continuación te proveerán suficiente información personal para que conozcas a grandes rasgos tus propios factores de riesgo.

No te alarmes si contestas que sí a la mayoría de estas preguntas. Entre más contestes que sí, mayor es el riesgo de tener un microbioma enfermo o disfuncional que podría estar influyendo en tu salud mental. Pero eso no significa que estés condenado de por vida. Mi intención al escribir este libro es darte las armas para que tomes las riendas de tu salud intestinal y, en consecuencia, de tu salud cerebral.

Si no sabes la respuesta a la pregunta, sáltatela. Si cualquiera de ellas te alarma o te despierta otras inquietudes, ten la seguridad de que les daré respuesta en los siguientes capítulos. Por lo pronto, responde las siguientes preguntas lo mejor posible.

1) ¿Tu madre tomó antibióticos mientras estaba embarazada de ti?
2) ¿Tu madre tomó esteroides (como prednisona) mientras estaba embarazada de ti?
3) ¿Naciste por cesárea?
4) ¿Tu madre te amamantó menos de un mes?
5) ¿Sufriste infecciones frecuentes de oído o garganta durante la infancia?
6) ¿Te insertaron tubos en el oído cuando eras niño?
7) ¿Te quitaron las amígdalas?
8) ¿Alguna vez has necesitado tomar medicamentos esteroideos por más de una semana, incluyendo inhaladores respiratorios o nasales esteroideos?
9) ¿Tomas antibióticos al menos una vez cada dos o tres años?
10) ¿Tomas antiácidos (para la digestión o el reflujo)?
11) ¿Padeces intolerancia al gluten?
12) ¿Tienes alergias alimenticias?
13) ¿Eres hipersensible a ciertas sustancias químicas presentes en los productos de uso cotidiano?

14) ¿Te han diagnosticado algún trastorno autoinmune?
15) ¿Padeces diabetes tipo 2?
16) ¿Tienes más de nueve kilos de sobrepeso?
17) ¿Sufres de síndrome de intestino irritable?
18) ¿Tienes diarrea o defecas heces aguadas al menos una vez al mes?
19) ¿Requieres laxantes al menos una vez al mes?
20) ¿Padeces depresión?

Estoy seguro de que te da curiosidad saber cuáles son las implicaciones de tus respuestas. En este libro encontrarás todo lo que quieres y necesitas saber, y mucho, mucho más.

PRIMERA PARTE

Conoce a tus cien billones de amigos

No tienen ojos, oídos, narices ni dientes. No tienen extremidades, corazón, hígado, pulmones ni cerebro. No respiran ni comen como nosotros. Es más, ni siquiera es posible verlas a simple vista. Pero no por eso debemos subestimarlas. Por un lado, las bacterias son organismos sumamente simples, pues consisten sólo de una célula. Por otro lado, son muy complejas y hasta sofisticadas en ciertos sentidos, y en su conjunto representan un grupo fascinante de criaturas. No te dejes engañar por su tamaño infinitesimalmente diminuto. Algunas bacterias pueden sobrevivir a temperaturas que te harían hervir la sangre, mientras que otras prosperan en ambientes más que gélidos. Algunas especies incluso son capaces de soportar niveles de radiación miles de veces mayores que los que tú tolerarías. Estas células microscópicas se alimentan de todo, desde azúcar y almidones, hasta luz solar y azufre. Las bacterias son la base de toda la vida en la Tierra. Fueron las formas de vida originarias, y es probable que sean las últimas en desaparecer. ¿Por qué? Porque ningún ser vivo puede existir sin ellas, ni siquiera tú.

Aunque quizá ya estás familiarizado con el hecho de que ciertas bacterias pueden causar enfermedades y hasta matar, quizá no estés tan enterado de la otra cara de la moneda: que incluso nuestros latidos, exhalaciones y conexiones neuronales ayudan a las bacterias a mantener la vida humana. Esas bacterias no sólo coexisten con nosotros —revistiendo nuestro interior y exterior—, sino que ayudan a nuestro cuerpo a realizar una cantidad inimaginable de funciones necesarias para la supervivencia.

En la primera parte del libro exploraremos el microbioma humano: qué es, cómo funciona y cuál es la increíble conexión entre la comunidad microbiana de tu intestino y tu cerebro. Aprenderás que padecimientos tan distintos como el autismo, la depresión, la demencia y hasta el cáncer comparten muchas cosas gracias a las bacterias intestinales. También analizaremos los factores clave para desarrollar un microbioma saludable, así como aquellos que pueden ponerlo en riesgo. Pronto entenderás que es probable que las epidemias modernas, desde la obesidad hasta el Alzheimer, se deban a nuestro microbioma enfermo y disfuncional. Al terminar esta primera parte verás con nuevos ojos los microorganismos intestinales y descubrirás que el futuro de tu salud está en tus manos.

CAPÍTULO 1

Bienvenido a bordo

Tus amigos microbianos, de la cuna a la tumba

En alguna parte de una hermosa isla griega en el Mar Egeo nace un niño en su casa por parto natural. Durante dos años su madre lo amamanta. A lo largo de su crecimiento no disfruta muchas de las comodidades modernas de la cultura estadounidense: la comida rápida, el jugo de fruta empaquetado y los refrescos son cosas poco habituales para él. Su dieta consiste sobre todo en verduras cosechadas del huerto familiar, pescados y carnes locales, yogurt hecho en casa, nueces y semillas, y montones de aceite de oliva. Pasa su infancia aprendiendo en una pequeña escuela y ayudando a sus padres en la granja, en donde siembran hortalizas, hierbas para hacer infusiones, y uvas para hacer vino. El aire está limpio, libre de contaminantes.

Cuando el niño se enferma sus padres le dan una cucharada de miel producida localmente, pues no siempre es posible conseguir antibióticos. Jamás se le diagnosticará autismo, asma ni trastorno de déficit de atención e hiperactividad. Se mantiene en forma y delgado, pues lo habitual es llevar una vida activa. Las familias no pasan las veladas sentadas en los sillones, sino que suelen socializar con los vecinos y bailar al ritmo de la música del hogar. Es probable que este niño jamás se enfrente a un trastorno neurológico grave, como depresión o Alzheimer. De hecho, lo más probable es que llegue bien a la vejez, pues su isla, Icaria, es hogar del mayor porcentaje de personas mayores de 90 años en el planeta, en donde casi uno de cada tres nonagenarios llega a la décima década de vida con buena salud física y mental.[1] Su población también ostenta 20% menos casos de cáncer, 50% menos cardiopatías y casi ningún caso de demencia senil.

Ahora viajemos a cualquier ciudad estadounidense en la que nace una niña. Esta niña llega al mundo gracias a una cesárea elegida y se le alimenta exclusivamente con fórmula. Durante su infancia padece múltiples infecciones —desde infecciones del oído crónicas hasta sinusitis e infecciones de garganta—, para las cuales le recetan antibióticos; hasta para una gripa común, el médico le receta antibióticos. Aunque tiene acceso a la mejor alimentación del mundo, su dieta está plagada de alimentos procesados, azúcares refinadas y dañinas grasas de origen vegetal. Al cumplir los seis años ya padece sobrepeso y se le diagnostica prediabetes. Crece siendo una hábil usuaria de todo tipo de aparatos electrónicos y pasa la mayor parte de su juventud en una escuela muy estricta. Para entonces ya toma ansiolíticos, sufre trastornos conductuales y tiene muchas dificultades para mantener buenas calificaciones por su incapacidad para concentrarse. Al llegar a la edad adulta tendrá muchas probabilidades de desarrollar trastornos neurológicos graves, incluyendo trastornos de ansiedad y del estado de ánimo, migrañas y enfermedades autoinmunes como esclerosis múltiple. Y cuando envejezca podría padecer Parkinson o Alzheimer. En Estados Unidos las responsables de las mayores cifras de mortandad son enfermedades crónicas, como demencia, la cual rara vez se observa en aquella isla griega.

¿Qué está pasando aquí? Durante los últimos años las nuevas investigaciones nos han permitido entender mejor la relación entre aquello a lo que estamos expuestos desde la primera infancia y nuestra salud a corto y largo plazo. Los científicos han estado buscando los vínculos entre el estado del microbioma humano y el destino de la salud individual. La respuesta a la pregunta radica en la diferencia entre las experiencias infantiles de ambos niños, y parte de esa experiencia, en términos generales, tiene todo que ver con el desarrollo de sus propios microbiomas, que son las comunidades microbianas que habitan en sus cuerpos desde que nacieron y que desempeñarán un rol determinante en su salud y función cerebral a lo largo de su vida.

Es evidente que me he tomado algunas libertades al describir estos escenarios hipotéticos. Lo importante es que representan una constelación de factores que influyen en la longevidad de cualquier individuo y en sus índices de riesgo de desarrollar ciertas enfermedades. Pero enfoquémonos por el momento en el simple hecho de que las primeras experiencias de vida de la niña la ponen en un camino completamente distinto al del niño en términos de salud cerebral. Y sí, esa isla griega existe en realidad. Icaria está como a 50 kilómetros de la costa oeste de Turquía. También se le conoce como Zona Azul, como un lugar en donde la gente lleva una vida considerablemente más larga y saludable que la mayoría de quienes habitamos en el mundo occidental desarrollado. Por lo regular beben vino y café de forma cotidiana, se mantienen activos después de los 80 años y tienen agilidad mental hasta el final de su vida. Un respetable estudio descubrió que los hombres de Icaria tienen cuatro veces más probabilidades que los estadounidenses de llegar a los 90 años, y por lo regular en mejor estado de salud.[2] Dicho estudio también descubrió que viven hasta una década más antes de desarrollar cardiopatías o cánceres, y que difícilmente llegan a sufrir de depresión. Los índices de demencia entre los icarianos de más de 85 años son mínimos en comparación con los de los estadounidenses del mismo grupo de edad.

No tengo duda alguna de que cuando la ciencia compare las cifras de estos dos lugares tan distintos y logremos descifrar la raíz de nuestros problemas de salud, el microbioma humano estará en boca de todos. Te demostraré que es tan vital para tu bienestar como el oxígeno y el agua. ¿Qué tendrán que ver los bichos que viven en tu barriga con tu cerebro y sus posibles trastornos?

Mucho más de lo que te imaginas.

¿Quién lleva la batuta? Los bichos en tu barriga

Quizá no hay mejor palabra para describir a los microorganismos que viven en tus intestinos y ayudan a la digestión que *superhéroes*. Aunque se ha estimado que al menos 10 000 especies distintas cohabitan en los intestinos humanos, algunos expertos afirman que esa cifra puede superar las 35 000.[3] Finalmente están surgiendo nuevas tecnologías que ayudarán a los científicos a identificar todas estas especies, muchas de las cuales es imposible cultivar en un laboratorio siguiendo métodos tradicionales.

Para los fines de esta discusión, nos enfocaremos en particular en las bacterias, las cuales comprenden la mayoría de los microbios intestinales, junto con las levaduras, virus, protozoarios y parásitos eucarióticos que también desempeñan papeles importantes para la salud. Las bacterias son, por mucho, las principales implicadas en colaborar con tu fisiología, sobre todo con tus funciones neurológicas. En conjunto, las bacterias contenidas en tus intestinos pesarían entre 1.3 y 1.8 kilogramos, más o menos lo mismo que tu cerebro (de hecho, las bacterias que desechas representan la mitad del peso de tus heces).[4]

Si recuerdas tus clases de biología de la preparatoria en donde te enseñaron sobre el sistema digestivo, sabrás que durante la digestión los alimentos se descomponen en nutrientes que el cuerpo absorbe. Seguro leíste sobre los ácidos y enzimas estomacales, así como sobre las hormonas que colaboran en el proceso. Es probable que tuvieras que memorizar la ruta que sigue un bocado cualquiera desde que entra por la boca hasta que sale por el ano. Incluso es posible que te hayan enseñado cómo entra la glucosa —una molécula de azúcar— a las células para ser utilizada como fuente de energía. Pero estoy casi seguro de que nunca oíste hablar del auténtico ecosistema que vive en tu tracto digestivo y que básicamente dirige todos los sistemas corporales. Tampoco creo que te hayan preguntado en los exámenes sobre las bacterias intestinales cuyo ADN tiene un impacto mucho mayor en tu salud que tu propio ADN.

Sé que suena descabellado, como una historia de ciencia ficción. Es difícil de creer, pero las investigaciones son incuestionables: los bichos en tu barriga podrían ser considerados un órgano corporal independiente. Además, son tan vitales para tu salud como tu corazón, tus pulmones, tu hígado y tu cerebro. Los hallazgos científicos recientes señalan que la flora intestinal que habita en los delicados pliegues de tus muros intestinales:

- Colabora en la digestión y la absorción de los nutrientes.
- Crea una barrera física contra los potenciales invasores, como bacterias dañinas (flora patógena), virus nocivos y parásitos perjudiciales. Algunos tipos de bacterias tienen filamentos que parecen cabellos y que las ayudan a moverse, y se ha demostrado recientemente que los "flagelos", como se conoce a estos filamentos, pueden incluso frenar el avance de un letal rotavirus estomacal.[5]
- Actúa como máquina desintoxicante. Los bichos intestinales intervienen en la prevención de infecciones y fungen como línea de defensa frente a muchas toxinas que logran llegar a los intestinos. De hecho, dado que la flora intestinal neutraliza buena parte de las toxinas

presentes en los alimentos, podría ser considerada un segundo hígado. Por lo tanto, cuando reduces la cantidad de bacterias buenas en tus intestinos también aumentas la carga de trabajo de tu hígado.

- Influye enormemente en la respuesta del sistema inmune. Contrario a lo que podrías pensar, los intestinos *son* el órgano más grande del sistema inmune. Asimismo, las bacterias educan y apoyan al sistema inmune al controlar ciertas células inmunitarias y prevenir la autoinmunidad (un estado en el cual el cuerpo ataca sus propios tejidos).
- Produce y libera enzimas y sustancias importantes que intervienen en tus procesos biológicos, así como sustancias químicas benéficas para el cerebro, incluyendo vitaminas y neurotransmisores.
- Te ayuda a manejar el estrés gracias al efecto que tiene la flora en tu sistema endocrino (es decir, en el sistema hormonal).
- Influye en que descanses bien por las noches.
- Ayuda a controlar las respuestas inflamatorias del cuerpo, las cuales, a su vez, intervienen en el riesgo de desarrollar casi cualquier enfermedad crónica.

Como puedes ver, las bacterias buenas que viven en un tracto digestivo saludable no son invasoras que disfrutan de la comida y la vivienda gratis. Intervienen en el riesgo de desarrollar no sólo trastornos cerebrales y enfermedades mentales, sino también cáncer, asma, alergias alimenticias, trastornos metabólicos como diabetes y obesidad, y enfermedades autoinmunes, puesto que influyen directa e indirectamente en distintos órganos y sistemas del cuerpo. En pocas palabras, ellas están a cargo de tu salud.

Algunas bacterias son residentes más o menos permanentes que forman colonias de larga duración. Otras sólo están de paso, pero incluso ellas también tienen efectos importantes en tu salud. Las bacterias pasajeras viajan por el tracto digestivo y, dependiendo de su especie y características únicas, influyen en la salud general del cuerpo. Sin embargo, en lugar de asentarse de forma permanente establecen colonias pequeñas durante periodos breves de tiempo, antes de ser excretadas o morir. Durante esa breve residencia realizan gran número de tareas necesarias, y algunas de las sustancias que secretan son fundamentales para la salud y el bienestar de las bacterias permanentes —y, a su vez, para la nuestra—.

El mejor guardián de tu cerebro

Aunque entender a cabalidad la conexión entre tracto intestinal y cerebro implica tener conocimientos sustanciales de inmunología, patología, neurología y endocrinología, intentaré simplificar estos conceptos aquí. Y tú, por tu parte, irás aumentando tu conocimiento y reforzándolo a medida que avances en la lectura.

Intenta recordar la última vez que tuviste molestias estomacales por estar nervioso, ansioso, asustado o tal vez emocionado y enamorado. Quizá fue antes de un examen importante, de hablar en público o de tu boda. Los científicos apenas están descubriendo que la relación íntima entre intestinos y cerebro es bidireccional: así como tu cerebro manda la señal de mariposas en el estómago, tu tracto digestivo puede transmitirle su estado de tranquilidad o de alarma al sistema nervioso.

El nervio vago —el más largo de los 12 nervios craneales— es el canal primario de transmisión de información entre los cientos de millones de neuronas del sistema nervioso entérico (que controla el aparato digestivo) y el sistema nervioso central. También conocido como décimo nervio craneal, se extiende desde el bulbo raquídeo hasta el abdomen y dirige muchos de los procesos corporales que no controlamos de manera consciente. Entre éstos se incluyen tareas importantes, como mantener el ritmo cardiaco y controlar la digestión. Resulta además que la población de bacterias intestinales afecta directamente el estímulo y funcionamiento de las células que componen el nervio vago. De hecho, algunos microbios intestinales pueden liberar ciertos mensajeros químicos —igual que lo hacen las neuronas—, los cuales le hablan al cerebro en sus propios términos a través del nervio vago.

Cuando piensas en tu sistema nervioso es probable que imagines el cerebro y la médula espinal, pero eso no es más que el sistema nervioso central. También debes tomar en cuenta el sistema nervioso entérico, el cual es intrínseco al tracto gastrointestinal. Los sistemas nerviosos central y entérico fueron creados a partir del mismo tejido durante el desarrollo embrionario, y están conectados a través del nervio vago. No es coincidencia que este nervio se llame así, pues *vaga* por el sistema digestivo.

Las neuronas en el sistema digestivo son tan incontables que muchos científicos empiezan a referirse al conjunto de éstas como "el segundo cerebro". Este segundo cerebro no sólo regula los músculos, las células inmunes y las hormonas, sino que también produce una sustancia sumamente importante. Los antidepresivos más populares, como paroxetina, sertralina o escitalopram, aumentan la disponibilidad en el cerebro de la serotonina química, conocida también como el neurotransmisor de la felicidad. Pero quizá te sorprenderá saber que entre 80 y 90% de la serotonina del cuerpo es producida por las neuronas intestinales.[6] De hecho, el cerebro intestinal produce más serotonina que el cerebro que tienes en el cráneo. Muchos neurólogos y psiquiatras empiezan a darse cuenta de que quizá ésta es una razón por la cual los antidepresivos son menos eficientes para tratar la depresión que los cambios alimenticios. De hecho, las investigaciones recientes revelan que nuestro segundo cerebro podría ni siquiera ocupar el *segundo* lugar,[7] pues es capaz de actuar de forma independiente del cerebro principal y controlar muchas funciones sin ayuda de éste.

A lo largo del libro ahondaré más en la biología de la relación intestino-cerebro, y en los siguientes capítulos aprenderás acerca de las múltiples funciones biológicas en las que está implicado el microbioma. Aunque éstas parezcan muy distintas entre sí —como la función de las células del sistema inmune y la cantidad de insulina que secreta el páncreas—, ya verás que comparten cierto denominador común: los habitantes del tracto digestivo. En muchos sentidos, estos microorganismos son los guardianes y gobernantes del cuerpo. Conforman los cuarteles generales del cuerpo. Son los héroes y aliados anónimos de tu salud, así como también son quienes orquestan tu fisiología de formas que ni te imaginarías.

Al conectar los puntos que vinculan el tracto intestinal con el cerebro, es de utilidad tener en cuenta la reacción general que tienen frente al estrés tu cuerpo (como tener que huir de un intruso armado que entró a tu casa) y tu mente (como evitar una discusión con tu jefe). Desafortunadamente el cuerpo no es lo suficientemente ingenioso como para distinguir entre ambas reacciones, razón por la cual tu corazón palpita con la misma fuerza cuando te preparas para huir de un ladrón y cuando entras a la oficina de tu jefe. El cuerpo percibe ambos escenarios como estrés, aunque sólo uno de ellos —el primero— es una amenaza real para la supervivencia. Por lo tanto, en ambas instancias el cuerpo se inundará de esteroides naturales y de adrenalina, y el sistema inmune secretará mensajeros químicos, llamados citocinas inflamatorias, que ponen en alerta a este sistema. Es un tipo de reacción muy útil en momentos de auténtica dificultad, pero ¿qué pasa cuando el cuerpo está sometido a estrés constante (o al menos eso *cree*)?

Rara vez nos hallamos en una situación en la que tenemos que huir constantemente de un ladrón, pero el estrés físico también implica encuentros con toxinas y patógenos potencialmente letales, los cuales enfrentamos con nuestras meras elecciones alimenticias. Aunque quizá no se active la reacción de huida o lucha, ni aumente el ritmo cardiaco al enfrentar una sustancia o ingrediente desagradable, sin duda el cuerpo experimentará una respuesta inmune. Además, la activación inmune crónica y la inflamación resultante de esos encuentros puede derivar en enfermedades crónicas, desde cardiopatías y trastornos neurológicos como Parkinson, esclerosis múltiple, depresión y demencia, hasta enfermedades autoinmunes como colitis ulcerosa y cáncer. En el siguiente capítulo exploraremos este proceso a detalle, pero por ahora basta con aclarar que todo tipo de enfermedad tiene como base una respuesta inflamatoria fuera de control, y que el sistema inmune es el que controla la inflamación. ¿Qué papel juega el microbioma en todo esto? El microbioma es quien *regula* o guía la respuesta inmune; por lo tanto, también interviene en la inflamación del cuerpo. Permíteme explicarlo un poco mejor.

Aunque cada uno de nosotros está bajo la constante amenaza de sustancias químicas y gérmenes dañinos, tenemos un gran sistema de defensa: la inmunidad. Sin embargo, cuando el sistema inmune se ve afectado, rápidamente caemos presa de cualquier cantidad de posibles agentes causantes de enfermedad. Sin un sistema inmune que funcione adecuadamente, algo tan simple como un piquete de mosquito podría resultar letal. Y, más allá de un evento externo como el piquete de un insecto, cada centímetro de nuestro cuerpo está colonizado por gran cantidad de organismos potencialmente amenazantes que, si no fuera porque nuestro sistema inmune funciona bien, con facilidad podrían causarnos la muerte. Al mismo tiempo, es importante reconocer que el sistema inmune funciona de manera óptima cuando está en equilibrio.

Si el sistema inmune está activo en exceso se pueden suscitar complicaciones como alergias; en un caso grave es posible que se desencadene un choque anafiláctico, que es una reacción extrema que puede ser mortal. Asimismo, cuando algo despista al sistema inmune es posible que no reconozca proteínas corporales normales y se rebele contra ellas. Éste es el mecanismo básico de las enfermedades autoinmunes, las cuales suelen ser tratadas con medicamentos inmunosupresores agresivos que por lo regular tienen efectos secundarios significativos, entre ellos alteraciones en la diversidad bacteriana de los intestinos. El sistema inmune es el culpable de que el cuerpo de un paciente rechace el trasplante de órgano que debía salvarle la vida. Pero también es el sistema inmune el que ayuda a reconocer y eliminar células cancerígenas, proceso que está ocurriendo en este preciso instante en tu cuerpo.

Tu tracto digestivo tiene su propio sistema inmune, conocido como "tejido linfoide asociado al intestino", el cual representa entre 70 y 80% de todo el sistema inmune del cuerpo. Esto dice mucho sobre la importancia —y vulnerabilidad— de los intestinos. Si lo que ocurre en ellos no fuera tan fundamental para la vida, entonces la mayor parte del sistema inmune no tendría que estar ahí para protegerlo.

La razón por la cual la mayor parte del sistema inmune está desplegado en los intestinos es sencilla: la pared intestinal es la frontera con el mundo exterior. Además de la piel, es en donde el cuerpo tiene más probabilidades de encontrar materiales y organismos foráneos. Asimismo, está en constante comunicación con el resto de las células del sistema inmune en el cuerpo. Si halla una sustancia problemática en los intestinos, alerta al resto del sistema inmune del cuerpo.

Uno de los temas principales de este libro es la importancia de conservar la integridad de tan delicada pared intestinal, la cual tiene apenas una célula de grosor. Debe permanecer intacta mientras actúa como conductora de señales entre las bacterias intestinales y las células inmunitarias que están del otro lado. En palabras del doctor Alessio Fasano, de Harvard —quien en 2014 dio una conferencia al respecto en un congreso al que asistí, el cual estaba dedicado exclusivamente a la ciencia del microbioma—, estas células del sistema inmune que reciben señales enviadas por las bacterias intestinales son "el equipo de primera respuesta" del cuerpo. A su vez, las bacterias intestinales ayudan a que el sistema inmune se mantenga alerta, aunque no en estado permanente de defensa absoluta, pues lo monitorean y van "educando". En última instancia, esto permite que el sistema inmune intestinal no reaccione de forma inapropiada a ciertos alimentos y desencadene respuestas autoinmunes. En los próximos capítulos veremos qué tan indispensable es el tejido linfoide asociado al intestino para preservar la salud general del cuerpo. Es el ejército del cuerpo y está atento a cualquier amenaza que descienda por el tracto intestinal y que pueda afectar negativamente al cuerpo hasta llegar al cerebro.

Estudios realizados tanto en humanos como en animales demuestran que las bacterias intestinales dañinas o patógenas pueden provocar enfermedades, pero no sólo porque se les asocie con algún padecimiento específico. Sabemos que *Helicobacter pylori*, por ejemplo, es la responsable de provocar úlceras. Sin embargo, resulta que las bacterias patógenas también interactúan con el sistema inmune en el intestino y detonan la producción de moléculas inflamatorias y hormonas de estrés; básicamente activan la respuesta de estrés del cuerpo y le hacen pensar que está siendo perseguido por un león. Las nuevas evidencias científicas también revelan que las bacterias dañinas son capaces de cambiar nuestra percepción del dolor; de este modo, la gente con un microbioma poco saludable puede ser más susceptible al dolor.[8]

Las bacterias intestinales buenas hacen justo lo contrario. Intentan minimizar la cantidad de patógenos y sus efectos negativos, al mismo tiempo que interactúan de forma positiva con los sistemas inmunológico y endocrino. Esto quiere decir que las bacterias buenas son capaces de apagar la respuesta crónica del sistema inmune. Asimismo, ayudan a mantener el cortisol y la adrenalina a raya, ambas hormonas asociadas con el estrés que pueden causar estragos en el cuerpo cuando fluyen de forma continua.

Cada grupo grande de bacterias intestinales tiene distintas cepas, cada una de las cuales puede tener efectos diferentes. Los dos grupos de microorganismos intestinales más comunes, los cuales representan más de 90% de la población bacteriana del colon, son las firmicutes y las bacteroidetes. Las primeras son conocidas como las bacterias que "adoran la grasa", pues se ha demostrado que las bacterias de la familia firmicute están equipadas con más enzimas para digerir los carbohidratos complejos, de modo que son mucho más eficientes al momento de extraer la energía (es decir, las calorías) de los alimentos. Recientemente también se descubrió que son decisivas en el aumento de la absorción de grasas.[9] Los investigadores han descubierto que las personas con obesidad tienen niveles elevados de firmicutes en la flora intestinal, en comparación con la gente delgada, la cual presenta mayores niveles de bacteroidetes.[10] De hecho, la proporción relativa de firmicutes a bacteroidetes es crucial para determinar la salud y el riesgo de enfermedad. Es más, recién se descubrió que los niveles elevados de firmicutes activan los genes que incrementan el riesgo de obesidad, diabetes y hasta cardiopatías.[11] Piénsalo: ¡cambiar la proporción de estas bacterias puede cambiar la expresión de tu ADN!

Las dos cepas bacterianas más estudiadas hoy en día son las de *Bifidobacterium* y *Lactobacillus*. No te preocupes por tener que recordar sus nombres. A lo largo del libro aprenderás sobre muchos tipos de bacterias que tienen nombres complicados en latín, pero te prometo que hacia el final podrías distinguir distintas cepas. Aunque no podemos afirmar sin lugar a dudas cuáles cepas y en qué proporciones son ideales para tener una salud óptima, la tendencia generalizada es que la clave está en la diversidad.

Debo también señalar que la frontera entre bacterias "buenas" y "malas" no es tan clara como podrías suponer. Repito:

la diversidad general y las proporciones existentes entre cepas son los factores importantes. Si la proporción es incorrecta, ciertas cepas que podrían tener efectos positivos en la salud pueden convertirse en villanas. Por ejemplo, la famosa bacteria *Escherichia coli* produce vitamina K, pero también provoca enfermedades graves. Por su parte, *Helicobacter pylori*, la cual mencioné que causa úlceras pépticas, también ayuda a regular el apetito positivamente para que no comas en exceso.

Un ejemplo más es el de *Clostridium difficile*, una cepa bacteriana que puede derivar en infecciones potencialmente letales si se le permite reproducirse en exceso. Esta enfermedad, la cual se caracteriza por una diarrea intensa, cobra alrededor de 14 000 vidas en Estados Unidos cada año, y las infecciones por *C. difficile* han aumentado de manera constante durante las últimas dos décadas.[12] Entre 1993 y 2005 la cantidad de casos de adultos hospitalizados se triplicó; entre 2001 y 2005 se multiplicaron por más del doble.[13] Las tasas de mortalidad también se han disparado, sobre todo debido a la aparición de una cepa mutante e hiperagresiva.

Por lo regular, cuando éramos bebés nuestros intestinos estaban colonizados por cantidades generosas de *C. difficile*, las cuales no nos causaban ningún problema. Esta bacteria está presente en los intestinos de hasta 63% de los recién nacidos y hasta en una tercera parte de los niños en edad preescolar. Sin embargo, un cambio en el medio ambiente intestinal, por ejemplo por el uso excesivo de ciertos antibióticos, puede desatar el crecimiento excesivo de esta bacteria y provocar una enfermedad grave. La buena noticia es que hoy en día contamos con una forma muy efectiva de tratar dicha infección a través del uso de otras cepas bacterianas que ayudan a restablecer el equilibrio.

En los siguientes capítulos aprenderás más sobre el microbioma y su relación con el sistema inmune y el cerebro. Por lo pronto, éste es buen momento para abordar la siguiente pregunta: ¿dónde se originan nuestros fraternales bichos? Dicho de otro modo, ¿cómo se vuelven parte de nosotros?

Lo traes de nacimiento... o casi

Mucho de lo que sabemos sobre el microbioma proviene del estudio de los llamados ratones libres de gérmenes. Se trata de ratones que han sido alterados para evitar que tengan bacteria alguna en los intestinos, lo cual les permite a los científicos estudiar los efectos del microbioma inexistente o, por el contrario, exponer a los animales a ciertas cepas y observar qué ocurre. Se ha demostrado que las ratas de laboratorio libres de gérmenes, por ejemplo, padecen ansiedad aguda, incapacidad para manejar el estrés, inflamación intestinal y sistémica crónica, y bajos niveles de una hormona importante para el crecimiento cerebral llamada FNDC (factor neurotrófico derivado del cerebro).[14] Sin embargo, estos síntomas se revierten una vez que las ratas reciben una alimentación rica en *Lactobacillus helveticus* o *Bifidobacterium longum*, dos probióticos comunes.

Se cree que todos estuvimos alguna vez libres de gérmenes, cuando estábamos en el útero de nuestra madre, el cual es un ambiente relativamente estéril. (Espero que esta noción sea cuestionada pronto, pues las investigaciones emergentes sugieren que el feto podría estar expuesto a microbios en el útero a través de la placenta, y que en realidad el microbioma comienza ahí.[15] Habrá que estar atentos al surgimiento de estudios más contundentes al respecto.) La creencia actual es que, en el momento en que pasamos por el canal de nacimiento y nos exponemos a los organismos presentes en la vagina, nuestro microbioma comienza a desarrollarse. Aunque a mucha gente no le agrada visualizar esta escena, incluso la materia fecal en la zona perianal de la madre ayuda a inocular al recién nacido con microorganismos benéficos para su salud.

En términos del desarrollo inicial de un sistema inmune saludable, un factor significativo para establecer el "punto de referencia" de la inflamación puede ser el método de nacimiento de cada individuo, pues es uno de los eventos más influyentes para determinar el resultado funcional del microbioma. Al hablar de punto de referencia me refiero al nivel promedio o basal de inflamación del cuerpo. Resulta útil imaginar el punto de referencia como un termostato integrado que está programado a una temperatura en particular. Si tu punto de referencia es alto, como un termostato fijado a 25° C, en total tu nivel de inflamación general es mayor que el de alguien cuyo punto de referencia es menor. Aunque puede haber ciertas variaciones, un punto de referencia global mayor implica un grado de temperatura (inflamación) más elevado. Y, como ya mencioné, la forma en que naciste afecta el desarrollo inicial de tu microbioma, el cual a su vez influyó en tu punto de referencia inflamatorio innato.

¿Es posible cambiar ese punto de referencia? Por supuesto. Así como puedes cambiar tu punto de referencia de peso corporal e índice de masa corporal a través de la dieta y el ejercicio, también es posible modificar tu punto de referencia inflamatorio con algunos cambios básicos en tu estilo de vida. Sin embargo, antes de que lleguemos a ese punto es importante que aprecies el poder de tus primeras experiencias de vida y cómo el método de nacimiento marca la pauta para los riesgos de salud en la vida de una persona.

Múltiples estudios de alto nivel han comparado la diferencia entre niños nacidos por cesárea y niños nacidos por vía vaginal.[16] Además de comparar las características dominantes de los microbiomas de ambos grupos, han examinado las implicaciones de salud asociadas y han llegado a varias conclusiones alarmantes. Estos estudios han demostrado que hay una correlación clara entre lo que coloniza los intestinos de un bebé y lo que puede hallarse en el canal de nacimiento de la madre. Una investigación fascinante que realizó en

2010 un equipo de investigadores reveló que cuando hacían el perfil bacteriano de las madres y de sus recién nacidos por medio de secuenciación genética, los niños nacidos por vía vaginal obtenían colonias similares a las del microbioma vaginal de su madre, en las cuales dominaban los lactobacilos, mientras que los bebés nacidos por cesárea adquirían colonias similares a las encontradas en la superficie cutánea, en las cuales abundaban los estafilococos, que son bacterias potencialmente dañinas.[17]

En 2013 el *Canadian Medical Association Journal* publicó un estudio que presentaba información contundente sobre cómo la alteración del microbioma intestinal del infante se vincula con muchos problemas inflamatorios e inmunitarios, como alergias, asma y hasta cáncer.[18] Estos científicos enfatizaron el impacto de la experiencia de nacimiento del bebé, así como si fue amamantado o alimentado con fórmula. Se refieren legítimamente a la microbiota intestinal como un "superórgano" que juega "distintos papeles en la salud y en la enfermedad". En un comentario sobre este estudio, el doctor Rob Knight, del afamado Laboratorio Knight de la Universidad de Colorado, declaró: "Los niños nacidos por cesárea o alimentados con fórmula podrían tener mayor riesgo de desarrollar una serie de trastornos en el futuro; ambos procesos alteran la microbiota intestinal de los infantes sanos, lo cual podría ser el mecanismo que genere mayor riesgo de enfermedad".[19]

Lo que hace superiores a los lactobacilos es que crean un ambiente ligeramente ácido, el cual reduce el crecimiento de bacterias potencialmente dañinas. Las bacterias de la familia *Lactobacillus* son capaces de usar el azúcar de la leche, llamado lactosa, como combustible. Esto les permite a los bebés aprovechar la lactosa de la leche materna. Los infantes nacidos por cesárea pueden no recibir una cantidad tan abundante de lactobacilos y, en vez de eso, están más expuestos a las bacterias que acechan la sala de operaciones y las manos de los médicos y enfermeros: grupos de bacterias cutáneas que tienden a estar dominadas por especies que no imparten muchos beneficios. Asimismo, como describe el doctor Martin Blaser en su magnífico libro *Missing Microbes*, todas las mujeres estadounidenses que dan a luz por cesárea reciben antibióticos, lo cual significa que todos los niños que nacen por vía quirúrgica comienzan su vida expuestos a antibióticos potentes. ¡Es un doble revés para esos pequeños![20]

El doctor Blaser, quien dirige el Programa del Microbioma en la Universidad de Nueva York, señala además que hoy en día una tercera parte de los bebés nacen por cesárea en Estados Unidos, lo cual representa un aumento de 50% desde 1996. Si esta tendencia continúa, para 2020 la mitad de los bebés nacidos en ese país llegarán al mundo por vía quirúrgica. Me encanta que Blaser exponga los hechos con tanta elocuencia: "Los impronunciables nombres de estas bacterias no importan tanto como el hecho de que las poblaciones fundacionales de microbios hallados en los niños nacidos por cesárea no son las elegidas por miles y miles de años de evolución humana".[21]

Los estudios también han demostrado que los bebés nacidos por vía vaginal presentan niveles mucho mayores de bifidobacterias, un grupo de bacterias intestinales benéficas que ayudan a que el revestimiento intestinal madure con mayor rapidez.[22] Por otro lado, los bebés que nacen por cesárea carecen de este tipo de bacterias buenas. Podríamos pensar en el proceso de nacimiento como el mecanismo por medio del cual el recién nacido recibe una serie de instrucciones para empezar su vida de forma saludable. Es el último gran regalo que recibe el bebé de su madre antes de salir al mundo. Los bebés que nacen por cesárea carecen de algunas de estas instrucciones, y quizá nunca reciban las instrucciones exactas, ya sea por medios artificiales, por la leche materna o a través de la alimentación.

Las estadísticas relativas a las consecuencias sanitarias de nacer por el abdomen en contraste con nacer por parto natural son sumamente abrumadoras. He aquí un breve recuento de qué puede conllevar el nacimiento por cesárea, basado en estudios poblacionales extensos y rigurosamente controlados:

- Un riesgo cinco veces mayor de desarrollar alergias[23]
- Riesgo triplicado de desarrollar TDAH[24]
- El doble de riesgo de padecer autismo[25]
- Un aumento de 80% en el riesgo de padecer celiaquía[26]
- Un aumento de 50% en el riesgo de ser un adulto obeso (como veremos más adelante, la obesidad se correlaciona de manera directa con un aumento en el riesgo de desarrollar demencia)[27]
- Un aumento de 70% en el riesgo de desarrollar diabetes tipo 1[28] (y ser diabético duplica el riesgo de padecer demencia)[29]

Seamos claros: las cesáreas salvan vidas y son indispensables en ciertas circunstancias. Sin embargo, la mayoría de los expertos, incluyendo a las parteras y a los obstetras que se especializan en nacimientos de alto riesgo, coinciden en que sólo una fracción de los nacimientos requiere cirugía, pero con frecuencia muchas mujeres *eligen* la cesárea.[30] En 2014 un nuevo estudio a nivel nacional reveló que 26% de las madres estadounidenses dio a luz por cesárea en 2001, y que 45% de estos procedimientos no tenían una justificación médica.[31] Por eso mis inquietudes giran en torno a la tendencia de elegir la cesárea por razones que no ven por el bienestar del bebé o de la madre. Dicho lo anterior, siempre existe la posibilidad de que una mujer embarazada tenga la mejor intención de dar a luz por vía vaginal, pero luego enfrente circunstancias inesperadas que hagan necesaria la intervención quirúrgica. Esa madre no debe sentirse culpable ni temerosa de poner en riesgo la salud de su bebé en el futuro. Más adelante daré información explícita tanto para las mujeres embarazadas como para aquellas que ya han dado a luz sobre cómo compensar un nacimiento por cesárea. Hay mucho que puede hacerse para ayudar al microbioma en desarrollo del recién nacido y para contrarrestar los potenciales efectos negativos de lo que el bebé recibe durante la intervención quirúrgica.

Aunque es lógico suponer que esta transmisión de microbios de madre a hijo por el canal de nacimiento es exclusiva de los mamíferos, hay evidencias de que otras especies también le pasan su herencia microbiana a su descendencia, aunque a través de mecanismos distintos.[32] Entre estas otras especies están las esponjas marinas (las cuales evolucionaron hace 600 millones de años como los primeros animales multicelulares), las almejas, los áfidos, las cucarachas, las moscas blancas, las chinches, los pollos y las tortugas. El punto de todo esto es que la transmisión de microbios de una generación a la siguiente es un proceso fundamental de la vida.

Las tres fuerzas que dañan tu flora intestinal

Aunque es imposible cambiar tu historia de nacimiento, cómo te alimentaron durante tus primeros años de vida y qué tipo de microbioma desarrollaste durante la infancia, la buena noticia es que aún tienes el poder de cambiar, sanar y nutrir tu microbioma a través de lo que comes, de los estímulos ambientales a los que te expones y del estilo de vida que llevas. Es probable que ya tengas una noción general de qué puede dañar el bienestar de los bichos buenos de tu barriga. Más adelante detallaré todos los posibles detonantes y causas de un microbioma enfermo, pero, como adelanto, hagamos un repaso de las tres principales fuerzas que están en su contra:

- **1ª fuerza:** Exposición a sustancias que matan o alteran gravemente la composición de las colonias bacterianas.

Entre éstas se incluyen las sustancias químicas en el medio ambiente, ciertos ingredientes en la comida (azúcar y gluten) y el agua (cloro), y medicamentos como los antibióticos.

- **2ª fuerza:** Falta de nutrientes que alimenten las tribus saludables y diversas de bacterias, y que en vez de eso favorecen a las bacterias dañinas. Te compartiré qué alimentos y complementos mejoran la salud del microbioma y, en consecuencia, del cerebro.
- **3ª fuerza:** El estrés. Aunque suena a cliché afirmar que el estrés es malo para la salud, te explicaré por qué es peor de lo que solíamos pensar.

Claramente es imposible evitar estas tres fuerzas en todo momento. Habrá circunstancias en las que, por ejemplo, los antibióticos sean indispensables para salvarte la vida. En capítulos posteriores te daré instrucciones para enfrentar esas circunstancias, de modo que puedas preservar la salud de tu intestino (o la del de tu bebé, en el caso de tratamientos con antibióticos para infecciones durante el embarazo) tanto como sea posible. Esto, a su vez, te ayudará a preservar la salud y el buen funcionamiento de tu cerebro.

El secreto "sucio" de las plagas modernas

Uno de los temas de este libro es el poder de la mugre, por decirlo de algún modo. Dicho en otros términos, tiene ciertas ventajas no ser *tan* higiénico. Estudios recientes y sorprendentes muestran la conexión entre nuestros entornos cada vez más asépticos y la incidencia de enfermedades crónicas, desde cardiopatías hasta trastornos autoinmunes, cáncer y demencia.

En la Facultad de Medicina de la Universidad de Stanford, el equipo conformado por los esposos Erica y Justin Sonnenburg dirige un laboratorio en el departamento de microbiología e inmunología en donde se enfocan en estudiar las interacciones al interior del microbioma intestinal y entre las bacterias intestinales y el huésped humano. En particular estudian cómo la pérdida de especies y de diversidad microbiana en las civilizaciones occidentales provocada por la alimentación, el uso de antibióticos y las condiciones de desinfección exagerada puede explicar por qué hay una incidencia cada vez mayor de enfermedades "occidentales", las cuales no se presentan con tanta frecuencia en sociedades tradicionales y primordialmente agrarias.

En un artículo reciente dan argumentos convincentes para explicar que es posible que estemos experimentando una "incompatibilidad" entre nuestro ADN, el cual ha permanecido relativamente estable durante el curso de la historia de la humanidad, y nuestro microbioma, el cual ha experimentado cambios sustanciales en respuesta a nuestros estilos de vida modernos.[33] También enfatizan que la dieta occidental, la cual es baja en fibras de origen vegetal que sirven como combustible para las bacterias intestinales, da como resultado menores tipos de microbios y de subproductos benéficos producidos por nuestras bacterias intestinales al momento de metabolizar o fermentar los alimentos. En sus propias palabras, estamos "matando de hambre a nuestro yo microbiano", lo cual puede tener serias consecuencias en nuestra salud. Por cierto, esos subproductos producidos por las bacterias intestinales ayudan a controlar la inflamación, así como la respuesta de nuestro sistema inmune, dos factores clave en todo tipo de enfermedades crónicas. Según los Sonnenburg, "es posible que la microbiota occidental en realidad sea disbiótica y predisponga a los individuos a una serie de enfermedades".[34]

LA DIETA OCCIDENTAL PRODUCE UN MICROBIOMA OCCIDENTAL

Cuando se compara el microbioma de niños africanos con el de niños europeos, se descubren grandes diferencias. El microbioma "occidental" carece significativamente de diversidad microbiana y tiene más bacterias del grupo de las firmicutes que del grupo de las bacteroidetes, los dos tipos de bacterias que dominan en el ecosistema intestinal. Las firmicutes son especialmente buenas para ayudar al cuerpo a extraer más calorías de los alimentos y a absorber las grasas, de ahí que se les asocie con el aumento de peso cuando son el grupo dominante. Las bacteroidetes, por el contrario, no tienen esas habilidades. Por lo tanto, el patrón de niveles altos de firmicutes y de niveles bajos de bacteroidetes se asocia con un mayor riesgo de obesidad.[35] Dicha tendencia se observa en habitantes de zonas urbanas, mientras que el patrón opuesto es más común en personas que viven en zonas rurales.

Otra forma de concebir la conexión entre el estilo de vida aséptico y bajo en fibras de la población occidental y la incidencia de enfermedades crónicas es tomar en cuenta el factor riqueza. ¿Las naciones más ricas y limpias tienen tasas más altas de, digamos, Alzheimer? Esto fue demostrado en una excelente investigación realizada en la Universidad de Cambridge y publicada en 2013.[36] La doctora Molly Fox y sus colegas evaluaron dos cosas en 192 países del mundo. En primer lugar, examinaron los índices de infestación parasitaria y la diversidad de bacterias intestinales en habitantes de dichos países. Y, en segundo lugar, revisaron la incidencia de Alzheimer en cada una de esas naciones.

Sus hallazgos son muy notables. En los países con menos higiene la prevalencia de Alzheimer disminuía sustancialmente, pero en países con mayores niveles de saneamiento —y, por tanto, menor diversidad de organismos intestinales— la prevalencia de esta enfermedad se disparaba. En países en donde más de 75% de la población vive en zonas urbanas, como el Reino Unido y Australia, los índices de Alzheimer eran 10% mayores que en países en donde menos de una décima parte de la gente vive en zonas urbanas, como Nepal y Bangladesh. Como conclusión, afirman: "Con base en nuestros análisis, al parecer la higiene se asocia con el riesgo de desarrollar Alzheimer [...] las variaciones en cuestión de higiene podrían explicar en parte los patrones mundiales de incidencia de Alzheimer. La exposición a microorganismos puede estar relacionada inversamente con el riesgo de desarrollar Alzheimer. Estos resultados podrían ayudar a predecir la carga por Alzheimer en países en vías de desarrollo en donde la diversidad microbiana está disminuyendo con rapidez".

En las gráficas siguientes notarás cómo los países de la primera gráfica —aquéllos con los niveles más altos de parásitos—, como Kenia, aparecen en la segunda gráfica como países con menores índices de Alzheimer.

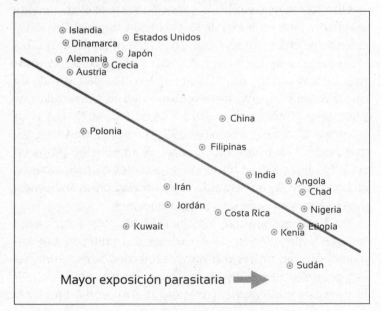

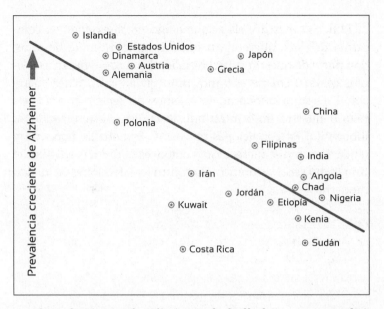

Ahora bien, correlación (como la hallada en este estudio) no necesariamente implica causalidad. El hecho de que la atención en la higiene se asocie en gran medida con un mayor riesgo de Alzheimer no significa obligatoriamente que ésta provoca el aumento en los índices de Alzheimer. Hay muchas variables en juego cuando se trata del desarrollo de cualquier enfermedad, así como de la incidencia de ciertas enfermedades en diversas naciones. Sin embargo, dicho lo anterior, debemos reconocer que la evidencia continúa acumulándose, al grado de que es difícil ignorar correlaciones tan sólidas y consistentes. Son resultado de la observación, pero el razonamiento deductivo nos insta al menos a considerar el hecho de que nuestro microbioma influye —y mucho— en el riesgo de desarrollar diversas enfermedades crónicas. También nos obliga a hacernos las preguntas que plantea el doctor Justin Sonnenburg: "¿Cuánta influencia tienen las bacterias en nosotros? ¿Acaso los humanos no somos más que vehículos complejos para la propagación de microbios?"[37]

Sin duda, son preguntas interesantes.

El hecho inescapable es que hemos evolucionado en compañía de estos microorganismos durante millones de años. Son parte de nuestra supervivencia, tanto como nuestras propias células. Las necesitamos para vivir y para tener buena salud. Desafortunadamente solemos no tenerle mucho respeto a nuestra flora intestinal, la cual sigue realizando su labor vital en condiciones precarias. Es hora de honrarla y cuidarla como se merece. Sólo entonces podremos emprender una lucha seria y significativa contra las afecciones de la vida moderna.

CAPÍTULO 2

Incendio intestinal y cerebral

La nueva ciencia de la inflamación

Con el conocimiento que tengo ahora sobre el papel de la alimentación en el riesgo de desarrollar enfermedades y en el avance de ciertos trastornos, me entristece mucho pensar en mi padre, quien alguna vez fuera un neurocirujano brillante, entrenado en la prestigiosa Clínica Lahey, en Massachusetts, y quien ahora vive en un asilo ubicado frente al estacionamiento de mi consultorio. Su cerebro ha sido destruido por el Alzheimer. La mayoría de las veces no me reconoce y cree que sigue practicando medicina, a pesar de que se jubiló hace 25 años.

A veces me pregunto ¿qué podría haber hecho diferente para evitar este destino? ¿Qué podría hacer *cualquiera* de mis pacientes para evitar este destino? Me pasan por la cabeza las mismas preguntas que a los familiares a quienes aconsejo y quienes enfrentan el diagnóstico trágico de un ser querido: *¿Por qué pasó? ¿Qué hizo mal? ¿Cuándo empezó? ¿Podríamos haberlo impedido de alguna manera?* Y luego pienso en el proceso biológico clave que tiene todo que ver con las enfermedades neurológicas: la inflamación.

¿Qué tiene que ver la inflamación con el microbioma? Eso es lo que vamos a explorar en este capítulo. Formularé esta discusión en el contexto del Alzheimer, posiblemente el trastorno neurológico más temido de todos, el cual afecta a unos 5.4 millones de estadounidenses en la actualidad. Esto te ayudará a comprender la conexión indeleble entre el estado de tu comunidad microbiana intestinal y el destino de tu cerebro.

El peor derroche del siglo XXI

En 2014 escribí un artículo electrónico titulado "Por qué podemos y debemos enfocarnos en la prevención del Alzheimer", justo después de que se anunciara en el *New York Times* una nueva alianza entre los Institutos Nacionales de Salud, 10 farmacéuticas y siete organizaciones sin fines de lucro.[1,2] Su misión consiste en desarrollar fármacos para tratar el Alzheimer, entre otras enfermedades. Sin duda este proyecto de 230 millones de dólares aparenta ser muy noble, pero, como ya dije en aquel artículo, "la principal motivación de este suceso aparentemente ecuménico es motivo de suspicacia".

El Alzheimer es una enfermedad muy costosa. El costo anual de 200 mil millones de dólares que mencioné en la introducción no toma en cuenta el gasto emocional que enfrentan las familias cuyas vidas se ven ensombrecidas durante mucho tiempo por esta terrible enfermedad. Según divulgó el artículo del *Times*, las farmacéuticas "han invertido cantidades asombrosas de dinero en el desarrollo de fármacos para tratar el Alzheimer, por ejemplo, pero estos medicamentos fracasan una y otra vez en la fase de pruebas". Ese mismo año, el *New England Journal of Medicine* dio a conocer que dos posibles medicamentos para el tratamiento del Alzheimer no habían logrado aportar beneficios significativos.[3,4]

A tan perturbadora información se añade otro artículo publicado en el *Journal of the American Medical Association*, en donde se demuestra que la memantina, fármaco actualmente aprobado para el tratamiento de Alzheimer moderado a avanzado, no sólo no era efectivo, sino que se asociaba con un *mayor* deterioro de la funcionalidad del paciente, comparado con un placebo.[5]

La razón por la cual debemos moderar nuestro apoyo a dicha asociación es porque representa una "perversión de las prioridades". Como expuse en aquel artículo, "quienes festejan hacer vínculos y gastos monetarios en apariencia honestos quizá se enfocan más en el desarrollo de un remedio mágico para tratar el Alzheimer por razones menos relacionadas con aliviar el sufrimiento y más con obtener ganancias económicas". Sé que es decepcionante, pero creo que debe servirnos como una llamada de atención para cambiar de rumbo y explorar otras opciones.

En lugar de prestarle tanta atención (e invertirle tanto dinero) al desarrollo de tratamientos para el Alzheimer (o a cualquier padecimiento neurodegenerativo), debemos concentrarnos en enseñarle a la gente a implementar métodos preventivos. Dichas estrategias preventivas están bien sustentadas por la literatura médica de alto nivel y pueden tener un impacto radical en la reducción de la incidencia de enfermedades neurodegenerativas. Los investigadores médicos poseen información que, si se implementara, reduciría la cantidad de nuevos diagnósticos de Alzheimer en Estados Unidos a menos de la mitad. Y si consideramos que se estima que la gente afectada por Alzheimer se duplicará para 2030, compartir esta información debería ser nuestra principal prioridad.[6]

Desafortunadamente las realidades económica y mercantil son barreras muy difíciles de sobrepasar. Existen pocas o nulas oportunidades de inyectar recursos financieros a estrategias sin patente, como la alimentación y el ejercicio, las cuales, entre otros aspectos del estilo de vida, es bien sabido que juegan un papel importante tanto en la degeneración cerebral como en su contraparte: la preservación del cerebro.

Un buen ejemplo de un factor sustancial del estilo de vida es el siguiente: las mejores revistas médicas están saturadas de estudios rigurosos de alta calidad que demuestran que existe una sorprendente correlación entre los niveles altos de azúcar en la sangre y el riesgo de desarrollar demencia. Como figura en un artículo de 2013 del *New England Journal of Medicine*, se ha demostrado que hasta las elevaciones más ligeras de los niveles de azúcar en la sangre, incluso aquellas por debajo del rango de diabetes, aumentan de forma significativa el riesgo de desarrollar demencia intratable.[7] Investigadores de la Universidad de Washington evaluaron a un grupo de más de 2000 individuos que en promedio tenían 76 años de edad. Al comienzo del estudio midieron sus niveles de azúcar en ayunas, y luego les dieron seguimiento durante siete años. Algunos de ellos desarrollaron demencia en ese periodo de tiempo, y lo que los científicos descubrieron fue que existía una correlación directa entre los niveles de azúcar en la sangre al comienzo del estudio y el riesgo de desarrollar demencia. Es importante entender que estos individuos no eran diabéticos; de hecho, sus niveles de azúcar estaban bastante por debajo del umbral de diagnóstico de diabetes.

El azúcar en la sangre es un reflejo directo de nuestras elecciones alimenticias; si comes demasiadas azúcares y carbohidratos refinados te costará trabajo controlar tus niveles de azúcar en la sangre. Más adelante describiré el vínculo entre el balance del nivel de azúcar en la sangre y el riesgo de padecer demencia, pero por ahora basta con decir que este tipo de información nos proporciona suficiente capacidad para inclinar la balanza de la salud cognitiva a nuestro favor.

En 2013 también se publicó un estudio en el *Journal of Neurology, Neurosurgery and Psychiatry* que demostraba que las personas de la tercera edad que agregaban más grasas saludables, como aceite de oliva o frutos secos mixtos, a su alimentación, preservaron mucho mejor sus funciones cognitivas en el periodo de seis años que duró el estudio que quienes llevaban una dieta baja en grasas.[8] Las posibles implicaciones de estudios como éste podrían revolucionar la medicina como la

conocemos. Desafortunadamente la prevención de enfermedades por métodos no invasivos y cotidianos carece del aparente heroísmo de las atrevidas intervenciones farmacéuticas.
Es tiempo de cambiar de rumbo y darle su lugar a la medicina
preventiva, sobre todo si se trata de la salud de nuestro cerebro. Es lo menos que podemos hacer. En lugar de gastar cantidades exorbitantes de recursos para tapar el pozo después
de que se ahogó el niño, quizá deberíamos empezar por impedir que cualquier niño se acerque a ese pozo. Y el pozo meta-
fórico se relaciona mucho con el estado del microbioma. Para
comprender este vínculo, empecemos por explorar el papel
que desempeña la inflamación y luego volvamos a explorar
el poder subyacente de las bacterias intestinales.

Inflamación: el denominador común

Todos estamos familiarizados con la inflamación. La palabra
misma viene del latín *inflammare*, que implica "arder en llamas". La carne inflamada está en llamas, y no de una forma
positiva. Una cascada inflamatoria puede incluir el enrojeci-
miento, ardor e hinchazón que acompaña una picadura de
insecto, así como el dolor de garganta por un catarro o la inflamación del tobillo por un esguince. Por lo regular acepta-
mos el hecho de que un piquete o raspón en la piel será
doloroso a causa de la inflamación, pero ésta está involucrada
en muchos más procesos y enfermedades de los que puedas
imaginar. Sin duda, la activación de la respuesta inmune en
el sitio de una lesión o infección es el epítome de las reacciones
sanadoras del cuerpo. Sin embargo, cuando la inflamación
persiste o no cumple propósito alguno, provoca enfermedad al
interior del cuerpo en los distintos sistemas. De hecho, está involucrada en padecimientos tan diversos como obesidad, diabetes, cáncer, depresión, autismo, asma, artritis, cardiopatía
isquémica, esclerosis múltiple y hasta Parkinson y Alzheimer.

Analicemos el caso particular del Alzheimer. Inflamación es exactamente lo que ocurre en el cerebro de un paciente con Alzheimer. Sé que dicha inflamación puede ser difícil de localizar, puesto que cuando el cerebro se inflama no se observan las señales habituales de inflamación, como dolor e hinchazón. Aunque el cerebro es capaz de percibir dolor en cualquier parte del cuerpo, carece de receptores de dolor propios y por lo tanto es incapaz de detectar cuando está en llamas. No obstante, durante las últimas décadas la investigación científica ha demostrado una y otra vez que la inflamación es uno de los procesos fundamentales que subyacen al desarrollo del Alzheimer.[9]

Gran cantidad de sustancias bioquímicas están relacionadas con la inflamación, tanto del cerebro como del resto del cuerpo. En el caso de pacientes con Alzheimer, las sustancias bioquímicas que indican que hay inflamación —llamadas marcadores inflamatorios— están elevadas e incluso pueden usarse para *predecir* deterioro cognitivo y desarrollo de demencia. Entre las más conocidas están las citocinas, pequeñas proteínas liberadas por células que afectan el comportamiento de otras células y suelen ser participantes importantes del proceso inflamatorio. La proteína C-reactiva, la interleucina seis (IL-6) y el factor de necrosis tumoral alfa (TNF-α) son citocinas. Hoy en día tenemos la capacidad de producir imágenes del cerebro que nos permiten observar estas sustancias inflamatorias en acción, de modo que podemos identificar las correlaciones directas entre el grado de inflamación y el grado de deterioro cognitivo.

El TNF-α en particular parece desempeñar un papel importante en la inflamación en todo el cuerpo, y, además de estar elevada en pacientes con Alzheimer, se ha descubierto que se eleva también en otros padecimientos inflamatorios, como psoriasis, artritis reumatoide, enfermedad cardiovascular, enfermedad de Crohn y asma.[10,11] Es tan crucial el papel que desempeña la citocina TNF-α en estos padecimientos que las compañías farmacéuticas invierten cantidades brutales de dinero en intentar desarrollar medicamentos que la reduzcan. De hecho, el mercado mundial de inhibidores de TNF excede en la actualidad los 20 mil millones de dólares anuales.[12]

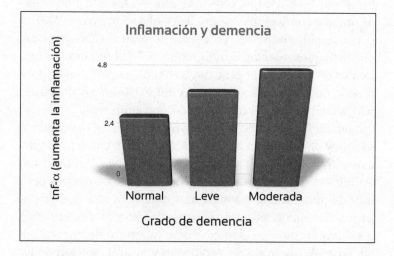

En algunas personas ciertos genes específicos pueden aumentar la inflamación de forma natural e incrementar así su riesgo de desarrollar enfermedades con base inflamatoria.[13] Sin embargo, los factores genéticos no son los protagonistas de esta historia. Hay muchas cosas que pueden hacerse para influir en la expresión de los genes, desde desactivar o suprimir ciertos genes "malos" hasta encender los genes "buenos" que te ayudarán a tener buena salud.

En *Cerebro de pan* exploré a profundidad una de las formas más influyentes y fundamentales de promover la expresión de dichos genes buenos, la cual al mismo tiempo suprime la expresión de los genes malos y, a su vez, mantiene la inflamación a raya cuando no es necesaria para la supervivencia: mantener niveles saludables de azúcar en la sangre. Los niveles altos de azúcar en la sangre atizan la inflamación en el torrente sanguíneo, pues el exceso de azúcar puede ser tóxico si no es transportada y utilizada por las células. Asimismo, desencadena una reacción llamada glicación, proceso biológico por el cual el azúcar se adhiere a las proteínas y a ciertas grasas, lo cual provoca la deformación de moléculas que ya no pueden funcionar bien. Dichas proteínas azucaradas se conocen técnicamente como productos finales de glicación avanzada (AGE, por sus siglas en inglés). El cuerpo no reconoce los AGE, por lo que activa las reacciones inflamatorias. En el cerebro, las moléculas de azúcar y las proteínas cerebrales se combinan para producir nuevas estructuras que resultan letales y contribuyen a la degeneración del cerebro y su funcionamiento.

La relación específica entre un mal control del azúcar en la sangre y el Alzheimer es tan sólida que los científicos empiezan a llamarle a esta enfermedad *diabetes tipo 3*.[14] Aunque los estudios que documentan este fenómeno tienen apenas poco más de una década, los hallazgos científicos recientes cristalizan aún más el panorama general. Estamos descubriendo que las alteraciones del microbioma intestinal sientan las bases para el desarrollo de la diabetes y la proliferación de los AGE, con lo que incrementa el riesgo de desarrollar Alzheimer. En el capítulo 4 detallaré cómo es esto posible, pero por lo pronto aquí va una breve explicación.

En 2012 en la revista *Nature* se publicó un estudio que demostraba que la gente con diabetes tipo 2 padecía ciertos desequilibrios bacterianos (disbiosis) a nivel intestinal.[15] Dichos desequilibrios provocaban que estos individuos carecieran de importantes subproductos de las bacterias intestinales que son necesarios para mantener la salud celular en el sistema digestivo. Toma en cuenta que la gente con diabetes tipo 2 está bajo mucho estrés metabólico, pues su cuerpo es incapaz de transportar con éxito la glucosa del torrente sanguíneo a las células. Además, en áreas del cuerpo que carecen de un sistema de transporte de glucosa, como los nervios y el cerebro, los científicos identifican otras formas de estrés metabólico —como los AGE—, las cuales pueden derivar en padecimientos que incluyen neuropatías periféricas (debilidad, adormecimiento y dolor causado por el daño nervioso) y daño de los vasos sanguíneos y el funcionamiento cerebral.

En mi universo, este descubrimiento ha sido revolucionario. Saber que en el centro de la cascada de eventos que derivan en diabetes y trastornos neurológicos está la alteración de la comunidad bacteriana del intestino es, al menos en mi opinión, impactante. Me encanta la forma en la que un grupo de investigadores chinos explicó estos hechos recientemente en un informe publicado en la aclamada revista *Food Science and Human Wellness*:[16]

En años recientes ha habido muchos progresos en el campo de la microbiota residente en pacientes con diabetes tipo 2. La microbiota contribuye no sólo a la inflamación de baja intensidad durante la aparición de la diabetes tipo 2, sino también al avance de la diabetes tipo 2 por medio de componentes inflamatorios. También se ha extendido su influencia a varias complicaciones vinculadas con la diabetes tipo 2, incluyendo retinopatía diabética, toxicidad hepática, ateroesclerosis, hipertensión, úlceras de pie diabético, fibrosis quística y Alzheimer. Estos estudios en conjunto evidencian el papel crucial que desempeña la microbiota en el mantenimiento de la integridad de la barrera intestinal y la homeostasis metabólica normal, en la protección del huésped de infecciones causadas por patógenos, en el mejoramiento de los sistemas de defensa del huésped y hasta en la influencia en el sistema nervioso cuando se padece diabetes tipo 2.

Después los investigadores discuten el influyente papel de las elecciones alimenticias en la microbiota para mejorarla y disminuir el riesgo de desarrollar alguno de estos trastornos. También señalan que hay diversas hierbas y complementos que se sabe que poseen propiedades antidiabéticas para controlar el azúcar en la sangre *a través del microbioma*. Dicho de otro modo, quizá no afectan directamente la insulina o la glucosa, sino que influyen de manera positiva en el microbioma. Por ejemplo, la berberina y el ginseng, componentes herbales de la medicina tradicional china, así como ciertos compuestos contenidos en el té, el café, el vino y el chocolate poseen cualidades antidiabéticas por el efecto que tienen en la flora intestinal. Estos componentes modifican la composición de las bacterias intestinales para bien o son metabolizados por éstas antes de ser absorbidos por el cuerpo. Después de miles de años, las antiguas prácticas herbales de la medicina tradicional china por fin obtienen la justificación científica que merecen. Son los bichos intestinales los primeros en aprovechar estos compuestos herbales, de modo que nosotros nos beneficiemos de ellos también.

El doctor James M. Hill, investigador en jefe y profesor de neurociencias de la Facultad de Medicina de la Universidad Estatal de Luisiana, dirige uno de los laboratorios de alta tecnología que en la actualidad buscan conectar los puntos entre el microbioma intestinal y el riesgo de desarrollar un trastorno neurológico. En fechas recientes publicó un artículo en donde delinea las múltiples formas en las cuales el cerebro y su funcionamiento se ven influidos por lo que ocurre a nivel intestinal.[17] En sus estudios con modelos de ratones, el doctor Hill explora cómo las bacterias intestinales buenas son capaces de producir sustancias químicas cerebrales importantes, como FNDC, ácido gamma-aminobutírico (GABA, por sus siglas en inglés) y glutamato. Además, los niveles de estas importantes sustancias químicas reflejan qué ocurre en términos de bacterias intestinales; cuando los científicos alteran la flora intestinal de los ratones no sólo observan cambios conductuales en los roedores, sino que también calculan los cambios de volumen de dichas sustancias.

Con anterioridad describí el factor neurotrófico derivado del cerebro como una proteína fundamental para el crecimiento cerebral. El FNDC está implicado en la neurogénesis, que es el proceso por medio del cual se crean nuevas neuronas. Asimismo, protege las neuronas existentes al garantizar su supervivencia y fomentar las conexiones —o sinapsis— entre ellas. Esta formación de sinapsis es esencial para pensar, aprender y tener mejor funcionamiento cerebral. Se observan niveles bajos de FNDC en gran cantidad de trastornos neurológicos, como Alzheimer, epilepsia, anorexia nerviosa, depresión, esquizofrenia y trastorno obsesivo compulsivo. Aunque sabemos que es posible aumentar el FNDC por medio de ejercicio aeróbico así como a través del consumo del ácido graso omega-3 DHA, en la actualidad estamos llegando a la conclusión de que el bienestar de esta importante sustancia química del cerebro depende del equilibrio de las bacterias que habitan en los intestinos. En la revista *JAMA Neurology*, de la Asociación Médica Estadounidense, un fascinante estudio realizado por un equipo de investigadores de la Facultad de Medicina de la Universidad de Boston y publicado en noviembre de 2013 revela cómo se relacionan los niveles de FNDC en la sangre con el riesgo de desarrollar demencia.[18] El estudio seleccionaba información del popular Estudio Cardiaco de Framingham, uno de los estudios epidemiológicos más grandes jamás realizados, para observar los niveles del FNDC en la sangre en un grupo de 2 131 adultos. Ninguno de estos individuos padecía demencia al inicio del estudio, y a todos se les dio seguimiento hasta por una década.

Los investigadores de la Universidad de Boston descubrieron que aquellos individuos que al comienzo del estudio mostraban los niveles más elevados del FNDC tenían menos de la mitad de riesgo de desarrollar demencia, en comparación con quienes exhibían los niveles más bajos del FNDC. Afirmaron entonces que el FNDC "también puede disminuir en personas que están destinadas a desarrollar demencia o Alzheimer". Los investigadores concluyeron lo evidente: "Nuestros hallazgos sugieren que el FNDC juega cierto papel en el desarrollo de la demencia y el Alzheimer, y posiblemente también en su prevención".[19]

El GABA, otra importante sustancia química producida por las bacterias intestinales, es un aminoácido que funge como neurotransmisor en el sistema nervioso central. Es el principal mensajero químico en el cerebro, el cual apacigua la actividad neuronal al inhibir las transmisiones y normalizar las ondas cerebrales. Dicho de otro modo, el GABA ayuda al sistema nervioso a volver a un estado de mayor estabilidad, de modo que podamos tolerar mejor el estrés. En 2012 investigadores del Baylor College of Medicine y del Hospital Infantil de Texas identificaron una cepa de bifidobacteria que secreta grandes cantidades de GABA, lo que sugiere que éste puede influir en la prevención o el tratamiento no sólo de trastornos neurológicos, sino también de trastornos inflamatorios intestinales como la enfermedad de Crohn.[20] Dado que el GABA silencia la actividad neuronal, mantiene a raya la ansiedad, que es un detonador común de trastornos gástricos de origen inflamatorio.

El glutamato, otro neurotransmisor vital producido por bacterias intestinales, está involucrado en casi todos los aspectos de la función cerebral normal, incluyendo la cognición, el aprendizaje y la memoria. En un cerebro saludable se encuentra en cantidades abundantes. Por ello, gran variedad de padecimientos neurológicos, desde la ansiedad y los déficits conductuales, hasta la depresión y el Alzheimer, se atribuyen a una falta de GABA y de glutamato.

Uno de los aprendizajes más valiosos que podemos extraer de las investigaciones recientes sobre la conexión entre microbios y salud cerebral es que la "alteración" no consiste sólo en tener un microbioma desequilibrado. En un microbioma enfermo los chicos malos superan en número a los buenos muchachos, desencadenan respuestas inflamatorias y le roban al cuerpo los materiales vitales que producen los buenos muchachos. Hoy en día millones de personas tienen alterado el intestino a causa de una permeabilidad intestinal cada vez mayor, la cual fomenta un estado continuo de inflamación de baja intensidad. A continuación lo dejaré más claro.

Los peligros del intestino permeable

El tracto gastrointestinal, desde el esófago hasta el ano, está recubierto de una delgada capa de células epiteliales. Esta capa celular es un intermediario indispensable entre el ambiente y tú (entre el "interior" y el "exterior"). De hecho, todas las superficies de las mucosas del cuerpo, incluyendo las de los ojos, la nariz, la garganta y el tracto gastrointestinal, son un amplio punto de entrada para distintos patógenos, por lo que deben estar bien protegidas por el cuerpo. (Estas superficies están recubiertas de una membrana mucosa, un tipo de tejido que secreta moco; de ahí su nombre.) El revestimiento intestinal, que es la superficie mucosa más grande del cuerpo, tiene tres funciones principales. En primer lugar, sirve como vehículo o mecanismo por medio del cual obtenemos nutrientes de los alimentos que comemos. En segundo, bloquea la entrada al torrente sanguíneo de partículas, sustancias, bacterias y otros organismos potencialmente dañinos que pueden representar una amenaza para tu salud. En tercer lugar, contiene sustancias químicas llamadas inmunoglobulinas que se adhieren a las bacterias y a las proteínas ajenas para impedir que éstas se adhieran a la mucosa intestinal. Estas inmunoglobulinas son anticuerpos secretados del otro lado del revestimiento intestinal por células del sistema inmune, los cuales llegan al otro lado a través de la pared intestinal. En última instancia, esto permite que los patógenos y proteínas dañinas sigan su camino y sean excretadas.

Hay dos caminos por medio de los cuales el cuerpo absorbe los nutrientes desde el intestino. En el camino transcelular los nutrientes pasan a través de las células epiteliales, y en el camino paracelular los nutrientes pasan *entre* las células epiteliales. La conexión entre células, llamada uniones estrechas, es una cosa intrincada y muy controlada. Cuando hablamos de problemas de permeabilidad intestinal, o goteo intestinal, nos referimos a problemas relacionados con estas uniones estrechas, las cuales miden entre 10 y 15 Å (Å significa *angstrom*, que es una unidad tan pequeña que la única forma de imaginarla es pensar en un espacio microscópico millones de veces más pequeño que la cabeza de un alfiler; de hecho, es mucho más pequeño que un virus o una bacteria típicos). Si las uniones no funcionan adecuadamente, no logran controlar el tráfico de nutrientes ni impedir el paso de potenciales amenazas. En su papel de guardianas, estas uniones determinan en gran medida el punto de referencia de la inflamación, que es el nivel basal de inflamación del cuerpo en cualquier momento. Está bien documentado que cuando la barrera intestinal está dañada te vuelves susceptible —por culpa del aumento de inflamación— a un amplio espectro de problemas de salud, incluyendo artritis reumatoide, alergias alimenticias, asma, eccema, celiaquía, enfermedades inflamatorias intestinales, VIH, fibrosis quística, diabetes, autismo, Alzheimer y Parkinson.[21]

Nadie en su sano juicio querría que sus intestinos gotearan, aunque en realidad hay ocasiones en las que resulta útil. Ciertas infecciones intestinales, como el cólera, que es provocado por la bacteria *Vibrio cholerae*, se caracterizan por una mayor permeabilidad intestinal *en sentido contrario*; es decir que básicamente se permite que entren mayores fluidos al intestino desde el torrente sanguíneo, en teoría para ayudar a que el microorganismo y su toxina se diluyan. En última instancia, esto permite al cuerpo purgar a tan detestable bicho a través de la agresiva diarrea que caracteriza a esta enfermedad.

Curiosamente, es justo este modelo —el de mayor permeabilidad en el revestimiento intestinal causada por el cólera— el que permitió al doctor Alessio Fasano, de Harvard, identificar la ahora conocida relación entre consumo de gluten, mayor permeabilidad intestinal e inflamación generalizada en todo el cuerpo.[22] He tenido la oportunidad de oír al doctor Fasano dar conferencias al respecto en varias ocasiones, y recuerdo que hace varios años nos compartió la influencia de las serendipias en su carrera. Había estado investigando mecanismos para desarrollar una vacuna contra el cólera cuando por accidente se topó con esta sorprendente conexión, y con ello añadió un nuevo capítulo a los libros de texto científicos sobre la permeabilidad intestinal, el gluten y la inflamación. Esto demuestra que la investigación científica puede llevarnos a descubrir algo que no era justo lo que estábamos buscando.

Parece que los peligros de la permeabilidad intestinal son aún más graves de lo que creíamos, pues los hallazgos recientes indican que la inflamación causada por la pérdida de la integridad intestinal puede provocar permeabilidad cerebral también. Durante mucho tiempo hemos asumido que de algún modo el cerebro está bien aislado y protegido de lo que ocurre en el resto del cuerpo, como si habitara un santuario intocable. Es probable que hayas oído hablar del portal protector y bien fortificado que impide que entren cosas dañinas al cerebro, llamado *barrera hematoencefálica*. En el pasado se creía que esta barrera era un muro impenetrable que impedía la entrada de amenazas al cerebro, pero hace apenas poco se hizo evidente que varias sustancias pueden poner en peligro la integridad de la barrera hematoencefálica y dejar entrar moléculas maliciosas, incluyendo proteínas, virus y hasta bacterias que por lo regular no podrían pasar.[23] Piénsalo: los cambios en el ambiente intestinal perjudicarían la capacidad del cerebro para protegerse de invasores tóxicos.

Lo más alarmante de los hallazgos recientes del doctor Fasano es que no sólo hay permeabilidad intestinal cuando exponemos el intestino a la gliadina, una proteína hallada en el gluten, sino que también la barrera hematoencefálica se vuelve más permeable como reacción a la presencia de esta proteína.[24] Es como si una puerta abierta por error llevara a la apertura de otras puertas. Bienvenidos, intrusos.

Quizá te estés preguntando cómo puedes saber si sufres de intestino permeable. A diario realizo a mis pacientes simples análisis de sangre que me ayudan a darme una idea de qué tan íntegro está su revestimiento intestinal. Uso una de las pruebas más sofisticadas del mercado, que mide los anticuerpos producidos por el sistema inmune ante la presencia de una molécula llamada LPS, o lipopolisacárido. Es imposible hablar del microbioma, la inflamación y la salud cerebral sin tomar en cuenta el impacto de esta pequeña molécula.

LPS: El artefacto incendiario

Si alguna vez ha existido un villano biológico despiadado que activa las respuestas inflamatorias del cuerpo, sin duda es el lipopolisacárido. Se trata de una combinación de lípidos (grasas) y azúcares, y es uno de los principales componentes de la membrana exterior de ciertas bacterias. Además de brindarle suficiente integridad estructural a la bacteria, los LPS también protegen a estas bacterias de ser digeridas por la bilis producida por la vesícula. Las bacterias protegidas por los LPS, también llamadas bacterias Gram negativas —es decir, la clase de bacterias que no retienen el tinte púrpura que se utiliza en el método de tinción Gram utilizado para diferenciar bacterias—, por lo regular abundan en el intestino y representan hasta 50 o incluso 70% de la flora intestinal. Desde hace mucho sabemos que el LPS (el cual se clasifica como *endotoxina*, o toxina proveniente del interior de la bacteria) induce una respuesta inflamatoria agresiva en los animales si logra abrirse paso hasta el torrente sanguíneo.

El LPS suele usarse experimentalmente en investigaciones para generar inflamación instantánea en el laboratorio. Los modelos animales que se usan para estudiar padecimientos tan distintos como Alzheimer, esclerosis múltiple, enfermedades inflamatorias intestinales, diabetes, Parkinson, esclerosis amiotrófica lateral, artritis reumatoide, lupus, depresión y hasta autismo emplean LPS por su capacidad de encender con rapidez el botón de la inflamación en el cuerpo. Esto les permite a los científicos estudiar estos trastornos y examinar su vínculo con la inflamación. De hecho, los estudios en humanos muestran que en muchas de estas enfermedades se observan marcadores de LPS elevados.

Por lo regular, las uniones estrechas que existen entre las células que revisten el intestino impiden la entrada de los LPS al torrente sanguíneo. Sin embargo, como ya te imaginarás, cuando esas uniones se ven afectadas y el revestimiento se hace permeable, los LPS entran en circulación e intensifican la inflamación y causan estragos. Por esta razón, sabemos que los niveles de LPS en la sangre no sólo indican inflamación en general, sino también permeabilidad intestinal.

En uno de los estudios más alarmantes sobre LPS realizados hasta la fecha, la estudiante de posgrado Marielle Suzanne Kahn y sus colegas de la Universidad Cristiana de Texas demostraron que inyectarles LPS a animales de laboratorio en el cuerpo (no en el cerebro) provocaba abrumadores déficits de aprendizaje.[25] Asimismo, estos animales exhibieron niveles elevados de beta amiloide en el hipocampo, el centro de la memoria del cerebro. La beta amiloide es una proteína que está fuertemente implicada en la patología del Alzheimer. Los científicos se encuentran investigando formas de reducir la beta amiloide en el cerebro o incluso prevenir su formación.

En pocas palabras, los niveles elevados de LPS en la sangre podrían estar contribuyendo en gran medida al aumento de beta amiloide en el cerebro, la cual es característica del Alzheimer. Otros estudios han demostrado que ratones que recibieron inyecciones de LPS en el abdomen exhibieron serios problemas de memoria.[26,27] También se ha demostrado que los LPS reducen la producción de FNDC.[28] Además, ahora existen evidencias de que hay *tres veces más* LPS en el plasma de un paciente con Alzheimer que en el de los controles sanos.[29] Esta información poderosa nos habla de nuevo de la conexión entre intestino y cerebro, y del impacto de la inflamación y la permeabilidad intestinal. Es un hecho que todos tenemos LPS en los intestinos porque es un componente estructural importante de muchas de las bacterias que habitan ahí, pero no debería ser un hecho que termine en nuestro torrente sanguíneo, en donde puede ser muy destructivo.

La esclerosis amiotrófica lateral, también conocida como enfermedad de Lou Gehrig, es un padecimiento devastador y casi siempre fatal para el que no existe cura y para el cual sólo existe un medicamento aprobado (el cual ni siquiera es muy eficiente). Es cosa seria, pues afecta a más de 30 000 estadounidenses. Las investigaciones actuales empiezan a enfocarse en el papel del LPS y de la permeabilidad intestinal en esta enfermedad. No sólo hay mayores niveles de LPS en el plasma de los pacientes con esclerosis amiotrófica lateral, sino que el nivel de LPS se correlaciona directamente con la gravedad de la enfermedad. Estos hallazgos han llevado a algunos expertos a preguntarse si uno de los principales instigadores de la enfermedad no está en el cerebro ni en la espina dorsal, sino en el intestino. Dicho de otro modo, es posible que los científicos hayan estado buscando la respuesta en el lugar incorrecto todos estos años. La evidencia que apunta hacia el LPS y la inflamación que provoca es tan incriminatoria que científicos de la Universidad de San Francisco han declarado que esta información podría "representar nuevos objetivos de intervención terapéutica en pacientes con esclerosis amiotrófica lateral".

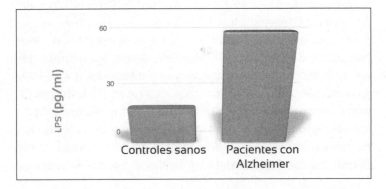

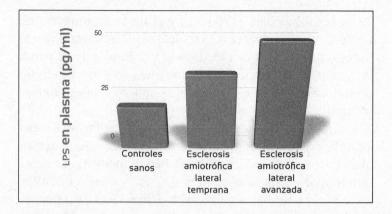

Permíteme darte un ejemplo más de la potencia del LPS: el doctor Christopher Forsyth y sus colegas del Centro Médico de la Universidad Rush, en Chicago, han explorado el LPS y la permeabilidad intestinal en relación con la enfermedad de Parkinson, y han encontrado correlaciones directas.[31] Los pacientes con Parkinson exhiben niveles mucho mayores de LPS que los controles sanos. En el siguiente capítulo te mostraré que los estudios más recientes en el campo de la depresión muestran que los niveles elevados de LPS están entre los principales sospechosos de desencadenar este trastorno del estado de ánimo.

La salud cerebral empieza en el intestino

Creo que ya podrías sacar la misma conclusión que yo. Debemos prestar mucha atención a cómo alimentamos y nutrimos a nuestras tribus intestinales, como también debemos garantizar la integridad del revestimiento intestinal. En mi anterior libro expuse que los principales instigadores de la inflamación en el cuerpo que pueden interferir con la función neurológica y la salud cerebral son ingredientes ubicuos como el gluten y el azúcar, y la falta de antídotos como el consumo de grasas saludables, el ejercicio y el sueño reparador. Pero ahora hay más evidencias científicas que demuestran que la historia no empieza con la respuesta inflamatoria al pan y las pastas, sino con un microbioma alterado y con los efectos desastrosos de moléculas como el LPS que causan estragos al entrar al torrente sanguíneo.

En los siguientes capítulos aprenderás que factores como los antibióticos y otros medicamentos, el agua clorada, ciertos alimentos y hasta el estrés intervienen al momento de determinar la diversidad y el equilibrio de las bacterias intestinales, y, por lo tanto, en el punto de referencia de la inflamación. Los microbios intestinales no sólo influyen en el ambiente del cuerpo, sino que también contribuyen a crear dicho ambiente al producir ciertas sustancias químicas que afectan la salud del cerebro y de todo el sistema nervioso. Asimismo, determinan la resistencia y fortaleza del revestimiento intestinal, e incluso son capaces de producir varias vitaminas esenciales para la salud cerebral, incluyendo la B12. Es bien sabido que los niveles bajos de vitamina B12 son un enorme factor de riesgo para desarrollar demencia, por no mencionar otros padecimientos neurológicos como la depresión.[32] Son incontables las veces que he visto mejorías notables en la depresión clínica de pacientes que empezaron a tomar complementos de vitamina B12. Las investigaciones muestran que la deficiencia de vitamina B12 en Estados Unidos afecta a entre 10 y 15% de las personas de más de 60 años,[33] y bien puede tener que ver con los cambios en la flora intestinal como consecuencia de una mala alimentación y de los medicamentos que estos individuos consumen para intentar mantenerse sanos. La conexión es clara: la síntesis de vitamina B12 dentro del cuerpo ocurre primordialmente en el intestino delgado, en donde las bacterias la producen usando cobalto y otros nutrientes. Aunque es posible obtenerla a través de la dieta, sobre todo en alimentos de origen animal como pescado, carne, pollo y huevo, parte de la B12 que se absorbe en el intestino para cumplir con los requerimientos nutrimentales diarios proviene de esas fábricas bacterianas.

No está de más enfatizarlo de nuevo: la salud y variedad de los bichos que tienes en la barriga dependen directamente de los alimentos que comas. Los alimentos altos en fibra, los cuales aportan combustible a la flora intestinal, y aquellos bajos en azúcares refinadas fomentan el robustecimiento de la mezcla de especies bacterianas, lo cual ayuda a conservar la integridad de la pared intestinal, a mantener los niveles de azúcar en la sangre a raya, a reducir la inflamación y a producir todas aquellas sustancias importantes y moléculas fundamentales para la salud y el funcionamiento del cerebro. Asimismo, hay una gran diferencia entre las grasas que promueven la inflamación y aquellas que ayudan a controlarla. Los ácidos grasos omega-6 que predominan en la dieta occidental actual son grasas que contribuyen a la inflamación y que están presentes en muchos aceites de origen vegetal. Estos aceites se han asociado con un mayor riesgo de trastornos neurológicos y de problemas cardiacos. Por el contrario, los ácidos grasos omega-3 —como los que se encuentran en el aceite de oliva, el pescado, la linaza y los animales silvestres alimentados con pasto— fortalecen la función cerebral, ayudan a apagar la inflamación y pueden incluso contrarrestar los efectos nocivos de los omega-6. Las investigaciones antropológicas revelan que nuestros ancestros cazadores-recolectores consumían ácidos grasos omega-6 y omega-3 en una proporción aproximada de 1:1.[34] Hoy en día consumimos entre 10 y 25 veces más ácidos grasos omega-6 que nuestros ancestros. Es aterrador.

Examinemos por un instante la idea de que el café es una sustancia que ayuda a proteger el cerebro, pues esto te convencerá más del poder que tienen las elecciones alimenticias en el cuidado de tu flora intestinal. Una publicación reciente del *Journal of Alzheimer Disease* reveló que hay una sorprendente reducción del riesgo de desarrollar la enfermedad si se bebe café. El estudio, realizado en Finlandia en colaboración con el Instituto Karolinska, dio seguimiento a 1 409 individuos de entre 65 y 79 años durante un promedio de 21 años.[35] La gente que bebía entre cero y dos tazas de café al día se calificaba como bebedores de cantidades "bajas" de café. Quienes consumían entre tres y cinco tazas diarias se calificaron como bebedores "moderados", mientras que quienes bebían más de cinco tazas al día entraron en la categoría de bebedores de cantidades "altas". Los bebedores moderados en la mediana edad mostraban una increíble reducción de 65% del riesgo de desarrollar Alzheimer, en comparación con quienes bebían cantidades bajas de café. (Aunque quienes consumían más de cinco tazas al día también tenían menor riesgo de desarrollar demencia, no había suficientes personas en este grupo como para sacar conclusiones significativas en términos estadísticos.) La directora del estudio, la doctora Miia Kivipelto, profesora de epidemiología geriátrica en Karolinska, comentó sobre su estudio: "Dada la gran cantidad de consumo de café a nivel mundial, estos resultados podrían tener importantes implicaciones para prevenir o retrasar la aparición de demencia/Alzheimer. Se requieren más estudios para confirmar estos hallazgos, pero abren la puerta a la posibilidad de que las intervenciones alimenticias modifiquen el riesgo de desarrollar demencia o Alzheimer".[36]

Permíteme llevar este razonamiento un paso más adelante. Los investigadores apenas están comenzando a descifrar los atributos neuroprotectores del café, y las investigaciones más recientes demuestran sin más ni más que esto ocurre al nivel del microbioma. La investigación en laboratorio es exhaustiva y muestra sin lugar a dudas que —gracias a la labor de los bichos de la barriga— el café reduce el riesgo de padecer diabetes tipo 2, apoplejías, Alzheimer, Parkinson y hasta cáncer y enfermedades cardiovasculares,[37,38] lo cual hace a través de una serie de mecanismos que incluyen a las bacterias intestinales.[39] Para empezar, las bacterias intestinales son capaces de digerir con facilidad la fibra de los granos de café que está presente en el líquido, de la cual extraen energía para su propio crecimiento y salud. También se ha demostrado que el café reduce la proporción de firmicutes a bacteroidetes, y más adelante exploraremos cómo este cambio de proporción se asocia con un menor riesgo de diabetes y obesidad, y, en consecuencia, con una disminución de la inflamación. Además, sabemos que el café es rico en polifenoles, que se ha demostrado que son moléculas buenas para la salud. De hecho, son los antioxidantes más abundantes en la dieta humana. Se ha estimado que consumimos hasta un gramo de polifenoles diarios, que es aproximadamente 10 veces más que el consumo diario de vitamina C y 100 veces más que nuestra ingesta diaria de vitaminas E y A. Los polifenoles no sólo están presentes en el café, sino también en el vino tinto y otros alimentos, y se han convertido en el eje de muchas investigaciones.

Pero he aquí el meollo del asunto: la capacidad que tiene el cuerpo para extraer y usar los polifenoles que consumimos está determinada en gran medida por las bacterias intestinales. Los bichos de la barriga toman de nuevo la batuta y coordinan tus procesos biológicos a favor de tu salud. Para obtener todos los beneficios de los polifenoles contenidos en tus alimentos, necesitas que tu microbioma esté sano.

LAS TRES FORMAS EN LAS QUE TUS AMIGOS MICROSCÓPICOS REDUCEN TU RIESGO DE DESARROLLAR TRASTORNOS CEREBRALES

1) **Ayudan a controlar la inflamación.** El equilibrio y la diversidad de bacterias intestinales regula la cantidad de inflamación del cuerpo. Los niveles sanos de una gama de bacterias buenas limita la producción de sustancias químicas inflamatorias en el cuerpo y el cerebro. La inflamación, como ya sabemos, es la base de los trastornos degenerativos en el cuerpo humano, incluyendo la diabetes, el cáncer, las cardiopatías y el Alzheimer.

2) **Refuerzan la integridad del muro intestinal y previenen la permeabilidad del intestino.** La permeabilidad del intestino provocada por el desequilibrio bacteriano permite que varias proteínas que suelen encontrarse en él se abran paso a través del muro intestinal y desafíen al sistema inmune. Esta situación activa una respuesta inmune que a su vez deriva en inflamación. En la actualidad reconocemos que hay diversos factores que aumentan la permeabilidad intestinal, incluyendo ciertos medicamentos, bacterias patógenas, estrés, toxinas ambientales, niveles altos de azúcar en la sangre e ingredientes como el gluten.

3) **Producen importantes sustancias químicas que favorecen la salud cerebral, incluyendo FNDC, varias vitaminas —incluyendo B12— y hasta neurotransmisores como glutamato y GABA.** También rompen ciertos componentes de origen alimenticio como los polifenoles en partículas antiinflamatorias más pequeñas, de modo que puedan ser absorbidas hacia el torrente sanguíneo y proteger al cerebro.

La inflamación, el intestino y las formidables mitocondrias

Para cerrar el círculo de la discusión sobre la inflamación debemos mirar más de cerca las virtudes de las mitocondrias. Son organelos diminutos que se encuentran en todas las células, excepto en los glóbulos rojos, y producen energía química en forma de ATP (adenosín trifosfato). Poseen su propio ADN, y la creencia actual es que se originaron a partir de bacterias, que alguna vez vagaban libres y terminaron asentándose en nuestras células, a las cuales les aportaron el beneficio de producir energía. Al igual que el ADN bacteriano, el ADN de las mitocondrias está acomodado en círculo, disposición muy distinta a la del material genético que se encuentra en el núcleo de la célula.

En la actualidad reconocemos que estos organelos intracelulares hacen más que producir energía. Las mitocondrias ejercen un control considerable sobre el ADN nuclear. Dado su origen bacteriano y su ADN único, las mitocondrias deben ser consideradas parte del microbioma humano, pues las mitocondrias sanas se reflejan en un ser humano saludable. Y ahora sabemos, por ejemplo, que juegan un papel determinante en trastornos degenerativos como Alzheimer, Parkinson y hasta cáncer.

En 1897 el doctor alemán Carl Benda fue el primero en observarlas. Estas partículas intracelulares parecían diminutos granos con hilos, de ahí el nombre *mitocondria*, que deriva del griego *mitos*, que significa "hilo", y *condrin*, que significa "grano". (Como dato curioso, mientras que el núcleo celular contiene exactamente dos copias de su ADN, la mitocondria puede contener entre 5 y 10 copias de su ADN.)

Sin embargo, no fue sino hasta 1949 que dos científicos estadounidenses, Eugene Kennedy y Albert Lehninger, explicaron el papel de las mitocondrias como fuente de energía celular. Básicamente, estos organelos son capaces de usar los carbohidratos como combustible y convertirlos en energía que alimenta la mayoría de las funciones celulares. La energía producida por medio de esta reacción se denomina metabolismo oxidativo, pues el oxígeno es necesario para el proceso, como en una fogata. No obstante, la respiración mitocondrial es distinta del consumo de oxígeno en una fogata porque, en lugar de liberar energía como parte de una reacción descontrolada, la energía mitocondrial se almacena en una forma molecular única llamada ATP. El ATP rico en energía puede entonces ser transportado a través de la célula y liberar energía según se requiera en presencia de enzimas específicas. Las células individuales del cerebro, el músculo esquelético, el corazón, los riñones y el hígado pueden contener miles de mitocondrias en su interior, a tal grado que hasta 40% del material celular puede consistir de mitocondrias.

Según el profesor Enzo Nisoli, de la Universidad de Milán, cada ser humano posee más de 10 billones de mitocondrias, las cuales comprenden 10% del peso corporal total.[40]

Un hecho fundamental que debemos comprender es que el uso de oxígeno en el proceso de producción de energía aumenta el nivel de eficiencia. Aunque las células tienen la capacidad de usar otras vías químicas para producir ATP en ausencia de oxígeno, este proceso —conocido como metabolismo anaeróbico— sólo es $1/18$ veces tan eficiente como el metabolismo oxidativo. Sin embargo, el consumo de oxígeno no es gratuito.

Un subproducto importante del trabajo realizado por las mitocondrias son sustancias químicas relacionadas con el oxígeno que se conocen como especies reactivas de oxígeno (ERO), las cuales son aún mejor conocidas como radicales libres. (Siendo científicamente estrictos, el término "radicales libres" no se refiere sólo a las especies reactivas de oxígeno, sino también a otra familia de radicales similarmente reactivos llamada especies reactivas de nitrógeno. Con la finalidad de simplificar el concepto y dado que se ha vuelto normativo en la literatura de difusión, usaré el término *radicales libres* para referirme a las especies reactivas de oxígeno.)

Casi todo el mundo ha oído hablar de los *radicales libres*, pues se les ha descrito innumerables veces en contextos mundanos, desde revistas de belleza hasta publicidad para productos dermatológicos antiarrugas. Aunque suelen ser satanizados por sus efectos negativos en el cuerpo, los radicales libres también desempeñan ciertos papeles positivos en la fisiología humana. Participan en la regulación de la apoptosis, el proceso por medio del cual las células se autodestruyen (se suicidan). Aunque puede parecer confuso al principio por qué el suicidio celular debería ser considerado un evento favorable, la apoptosis es una función celular fundamental y necesaria. Hipócrates usó el término *apoptosis* por primera vez y significaba en un inicio "la caída de las hojas". Pero no fue sino hasta la publicación en 1972 de un texto de Alastair R.

Currie en el *British Journal of Cancer* que el término ganó tracción en la comunidad científica. Desde entonces los investigadores lo utilizan para describir el proceso por medio del cual las células se eliminan de forma intencional.

Sin apoptosis no tendríamos dedos, por ejemplo, pues es el proceso por medio del cual nuestros dígitos toman forma y se distinguen de las extremidades durante el desarrollo embrionario, permitiendo que las manos se formen a partir de lo que en un inicio parece una manopla. La apoptosis es de esencial importancia, ya que permite al cuerpo deshacerse de la multitud de células cancerígenas que aparecen de manera espontánea en nuestro interior. Día con día 10 mil millones de células mueren para dar lugar a células nuevas y más saludables, y los radicales libres creados por las mitocondrias durante el proceso de producción de energía desempeñan un papel clave en este proceso.

Como ocurre con muchas cosas en la vida, la apoptosis también tiene un lado oscuro. Aunque hay muchas circunstancias en las que activar los genes destructores de una célula es algo bueno, cuando la función mitocondrial está dañada se puede inducir el suicidio celular de células normales y sanas. De hecho, éste es el mecanismo fundamental que deriva en la destrucción de neuronas en trastornos neurodegenerativos como el Alzheimer, la esclerosis múltiple, el Parkinson y la enfermedad de Lou Gehrig. La apoptosis de las neuronas no se limita sólo a estas dolencias, sino que ocurre en nuestro interior a lo largo de la vida y es responsable del deterioro general de la función cerebral propio del envejecimiento.

Hasta hace relativamente poco los científicos aceptaban el paradigma de que todas las funciones celulares, incluyendo la apoptosis, eran orquestadas por el núcleo celular. Sin embargo, como señala el bioquímico Nick Lane en su revelador libro *Power, Sex, and Suicide*: "Hubo un cambio en el énfasis tan grande como para armar una revolución que anulara el paradigma de que el núcleo era el centro de operaciones de la célula y controlaba su destino. Es cierto en muchos casos, pero no en el de la apoptosis. Curiosamente, las células sin núcleo pueden cometer apoptosis. El hallazgo radical en este sentido es que las mitocondrias controlan el destino de la célula y determinan si debe vivir o morir".[41]

Las mitocondrias son entonces más que simples organelos que convierten el combustible en energía: empuñan la espada de Damocles. Y no debería sorprendernos que la inflamación pueda dañarlas con mucha facilidad, en particular aquella que surge del caos en la comunidad microbiana del intestino. Finalmente, el intestino es un punto de origen de la inflamación debido a la compleja interacción entre sus habitantes microbianos y el sistema inmune. Por lo tanto, los procesos inflamatorios regulados por las bacterias intestinales, que dan como resultado moléculas inflamatorias que viajan por el torrente sanguíneo y que llegan a las células y los tejidos, atacarán las mitocondrias.

Asimismo, los subproductos de una comunidad intestinal desbalanceada también pueden infligir daño directo a las mitocondrias y, a su vez, provocar más inflamación. En la actualidad se están realizando estudios para investigar el vínculo entre el microbioma humano y las enfermedades mitocondriales, en particular aquellas que se pueden heredar a las siguientes generaciones. Las enfermedades mitocondriales comprenden una serie de trastornos neurológicos, musculares y metabólicos causados por mitocondrias disfuncionales. Estos trastornos son muy variados, pues tanto la diabetes como el autismo y el Alzheimer se han ligado con problemas mitocondriales. En el capítulo 5 ahondaré en cómo la disfunción mitocondrial en niños con autismo da pistas para entender dicha enfermedad, como también el papel de las bacterias intestinales puede darlas en el caso de trastornos neurológicos.

Con esta comprensión del valor de las mitocondrias resulta emocionante saber que todo el tiempo están surgiendo nuevas mitocondrias. Quizá lo más importante es que podemos hacer cambios en nuestro estilo de vida para incrementar su número en las células a través de un proceso llamado *biogénesis mitocondrial*, con lo cual reforzaríamos parte importante del microbioma humano. Los factores del estilo de vida que estimulan este proceso incluyen llevar una dieta que tome más energía o calorías de las grasas que de los carbohidratos (tema central de *Cerebro de pan*), reducir la ingesta calórica y hacer ejercicio aeróbico. Más adelante ahondaré más en las cosas que puedes hacer para aumentar tus mitocondrias y fortalecer todo tu microbioma.

Hay otro atributo más del ADN mitocondrial que, en mi opinión, tiene implicaciones profundas. Todo el ADN mitocondrial lo heredamos de nuestra madre. Durante la reproducción, mientras el ADN nuclear del espermatozoide se une con el del óvulo, las mitocondrias masculinas salen de la jugada. Piénsalo: las mitocondrias, la fuente de energía que te da la vida, son la encarnación de un código genético exclusivamente femenino. Este concepto ha impulsado a los científicos a imaginar una "Eva mitocondrial", la primera mujer humana de la cual todos heredamos algo de ADN mitocondrial. Se cree que esta Eva mitocondrial debe haber existido hace unos 170000 años en África oriental, cuando el *Homo sapiens* se desarrollaba como especie distinta de otros homínidos. Cuando tomamos en cuenta el hecho de que los habitantes originales de la Tierra son las bacterias, no sorprende que, cuando surgió la humanidad, los organismos multicelulares llevaran ya mucho tiempo forjando una relación simbiótica con muchas bacterias, algunas de las cuales terminaron en nuestras células y establecieron la "tercera dimensión" de nuestro mapa genético.

Obtener el control en enfermedades misteriosas

Quizá uno de los ejemplos más extraordinarios del empleo del poder de las bacterias intestinales para combatir las enfermedades inflamatorias que impactan el cerebro se observa en pacientes como Carlos.

Carlos, de 43 años, llegó a mi consultorio en junio de 2014. Necesitaba bastón para mantenerse en pie, y en ocasiones sentía como si las piernas no le funcionaran y pudiera perder el equilibrio con facilidad. Cuando le pregunté por su historial médico, me contó que una mañana de 1998 despertó sintiéndose "borracho y mareado". Fue a ver a un neurólogo, quien le mandó a hacer una resonancia magnética del cerebro, pero los resultados salieron normales. Durante las siguientes dos semanas Carlos siguió sintiéndose raro, pero luego empezó a mejorar. Dos semanas después de eso, mientras se ejercitaba sintió como si hubiera hormigas trepándole por la espalda y empezó a ver borroso. Con la esperanza de encontrar otra opinión que explicara sus síntomas, fue a ver a un naturópata. Fue ahí que empezó a tomar varios complementos alimenticios que lo ayudaron a sentirse un poco mejor.

Tres años después tuvo un ataque repentino de "adormecimiento en ambas piernas de la cintura para abajo". De nuevo recibió otra ronda de complementos alimenticios y, tres meses después, experimentó una cierta mejoría. Dos años más adelante tuvo otro episodio, el cual se resolvió con más complementos. No obstante, en 2010 notó cierto deterioro en su equilibrio que continuaba y se aceleraba a pesar de los complementos. En 2013 Carlos se sometió a más análisis con un neurólogo, incluyendo otra resonancia magnética cerebral. En esta ocasión los resultados revelaron anormalidades agresivas, en particular en la materia blanca en ambos hemisferios, y hasta en el tallo cerebral. Estos hallazgos, sumados a las anormalidades en la columna vertebral que mostró otra resonancia magnética, una punción lumbar y los resultados de estudios eléctricos, señalaban en dirección hacia un diagnóstico de esclerosis múltiple.

La esclerosis múltiple es una enfermedad inflamatoria que se caracteriza por daño del sistema nervioso en el cerebro y la médula espinal. La capa aislante que recubre estos nervios, llamada mielina, se daña, por lo que el sistema nervioso colapsa y provoca una amplia gama de síntomas: físicos, cognitivos y hasta psiquiátricos. Desde hace mucho tiempo los científicos se preguntan qué causa la esclerosis múltiple, aunque por lo regular se cree que es consecuencia de un fallo del sistema inmune. Aun así, no sabemos qué desencadena ese fallo, el cual hace que el cuerpo ataque a su propio sistema nervioso. Sin embargo, los estudios epidemiológicos han determinado que vivir en un ambiente urbano es un factor de riesgo significativo para desarrollar enfermedades autoinmunes, algo parecido al aumento de riesgo de desarrollar Alzheimer en ambientes urbanos occidentales.[42]

¿Podría la esclerosis múltiple —y muchos otros trastornos neurológicos— estar relacionada directamente con los cambios que ocurren en la comunidad bacteriana del intestino? Durante los últimos años he notado que los pacientes con esclerosis múltiple casi siempre nacieron por cesárea, no fueron amamantados o se les trató con antibióticos cuando eran bebés. (De hecho, datos publicados en 2013 muestran que el riesgo de desarrollar esclerosis múltiple se reduce en 42% en personas que fueron amamantadas.)[43] Al revisar las experiencias de infancia de Carlos encontré ese mismo patrón en su historial: sólo lo habían amamantado unos cuantos días.

Le expliqué que hoy en día sabemos más sobre el papel que desempeñan las bacterias intestinales en el sistema inmune, y que investigaciones recientes en animales han identificado claramente que los cambios en la flora intestinal pueden estar desempeñando un papel importante en esta enfermedad. Luego le ofrecí un plan de acción, el cual incluía un programa de enemas probióticos, técnica que describiré en el capítulo 9. Aceptó sin dudarlo y se sometió a los enemas llenos de probióticos dos o tres veces por semana. Dos semanas más tarde recibí una llamada suya. Comentó que podía caminar mejor y que llevaba días sin usar el bastón. Un mes después hablamos de nuevo. Seguía con los enemas probióticos tres veces por semana y sentía que se había "estabilizado".

En ese momento le planteé la idea de reconstruir una población intestinal saludable por medio de una técnica nueva y revolucionaria que se llama trasplante de microbiota fecal, la cual aceptó de inmediato (ya ahondaré en esta técnica, pero baste decir que no está disponible en Estados Unidos como tratamiento para la esclerosis múltiple). Eligió una clínica en Inglaterra en donde este procedimiento se realiza rutinariamente para tratar una serie de problemas inmunes e inflamatorios. Antes de irse le pedí que hiciera una crónica detallada de su experiencia en un diario y que al regresar me la compartiera.

Un mes después de volver de Inglaterra hablamos por teléfono nuevamente. Me comentó que tras el segundo tratamiento de trasplante fecal (recibió 10 en total) notó una mejoría sustancial en su capacidad para caminar, la cual iba en aumento. Me dijo: "Camino tan bien que la otra gente ni siquiera se da cuenta de que tengo un problema".

Estaba tan entusiasmado con las mejorías que me envió un video para demostrarme que podía caminar sin ayuda. Me emocionó ver cuánto había mejorado y le agradecí que me permitiera usar su video en conferencias y en mi página web (www.DrPerlmutter.com). Es verdaderamente esperanzador.

Llevo más de tres décadas ejerciendo la neurología y jamás había presenciado mejorías tan notables en pacientes con esclerosis múltiple como las que observo hoy en día con estas nuevas y revolucionarias técnicas. Mes con mes reviso las revistas médicas especializadas para mantenerme al tanto de los nuevos tratamientos para tan devastadora enfermedad, y es abrumador descubrir que los neurólogos convencionales no usan este enfoque. Sin embargo, cuando unimos los puntos y tomamos en cuenta la cantidad de información almacenada en los laboratorios de investigación, tiene mucho sentido hacerlo.

Para Carlos tuvo mucho sentido, pues su vida iba en picada hasta que básicamente presionamos el botón de reinicio de su sistema inmune. Para mí, estas experiencias son apasionantes, pues mi formación siempre me ha hecho creer que para tratar una enfermedad como la esclerosis múltiple o siquiera considerar la posibilidad de una cura la respuesta estaría en algún desarrollo farmacéutico novedoso. Pero ahora se hace cada vez más claro que quizá la terapia más poderosa para esta enfermedad no tenga patente, pues nadie puede adueñarse de ella. Es hora de que el mundo en general sepa que es necesario aceptar y adoptar una perspectiva distinta frente a esta enfermedad y otros trastornos neurológicos misteriosos.

Con todo esto en mente, es momento de conectarnos con nuestras emociones. Unamos los puntos entre un sistema digestivo irritable y una mente irritable. Lo que estás a punto de aprender probablemente cambie por completo aquello que creías saber sobre la depresión, la ansiedad y el TDAH. E irás adquiriendo las herramientas necesarias para cuidar y alimentar tu cerebro.

CAPÍTULO 3

¿Tu barriga está deprimida?

Cómo el intestino irritado influye en el mal humor
y la ansiedad

Para cuando Mary llegó a mi consultorio llevaba más de un año tomando múltiples antidepresivos y ansiolíticos, sin resultados. Lo que la motivó a visitarme fue que también sufría de graves lapsus de memoria que la hacían preguntarse si serían síntomas iniciales de Alzheimer. Pero descartamos esa posibilidad casi de inmediato después de que le mandé hacerse unas pruebas para darme una idea de su desempeño mental y le hice varias preguntas sobre sus hábitos y su estilo de vida.

¿Tomaba antibióticos cada tanto tiempo? Sí. ¿Llevaba una dieta alta en carbohidratos? Sí. (De hecho, luchaba por bajar de peso con una dieta baja en grasas.) ¿Tomaba otros medicamentos? Sin duda: estatinas para el colesterol alto, esomeprazol para el reflujo gástrico y píldoras para dormir, por aquello del insomnio. Eso me bastó para saber que el microbioma de esta mujer estaba enfermo y necesitaba con urgencia un programa de rehabilitación.

Tres meses más adelante, después de hacer unos ligeros cambios a su alimentación —sobre los cuales aprenderás en la tercera parte del libro—, Mary empezaba a dejar los medicamentos y se sentía "una mujer nueva". Recuperó su tranquilidad y agilidad mental, noche tras noche dormía plácidamente y ya no calificaba como depresiva. Incluso perdió el peso extra que durante más de una década la había abrumado. ¿Crees que fue una transformación atípica? Para nada. Algunos de mis estudios de caso más notables involucran a personas que cambian su vida y su salud mental a través de modificaciones simples de sus elecciones alimenticias. Estos cambios implican reducir los carbohidratos y añadir grasas saludables, sobre todo colesterol, que es un jugador clave de la salud neurológica y psicológica. He observado que este cambio alimenticio fundamental por sí solo extingue la depresión y a sus parientes cercanos, desde la ansiedad crónica y la mala memoria, hasta el TDAH. En este capítulo explicaré las conexiones entre la salud mental y la función intestinal. Resulta que, si tu intestino está de malas, también lo estará tu mente.

El alcance de la depresión

La próxima vez que estés en un evento masivo con muchas personas, ya sea en un auditorio o un estadio, mira a tu alrededor y piensa en lo siguiente: una de cada 10 personas presentes toma algún medicamento psiquiátrico para tratar un trastorno del estado de ánimo. Si hay mujeres de entre 40 y 60 años, una de cada cuatro de ellas toma antidepresivos.[1] Así es: hoy en día una cuarta parte de las mujeres de mediana edad toma medicamentos potentes para remediar síntomas que por lo regular caen en la categoría diagnóstica de depresión clínica: angustia persistente, malestar general, ansiedad, agitación interna, fatiga, falta de libido, mala memoria, irritabilidad, insomnio, desesperanza y la sensación de estar emocionalmente vacía, abrumada y atrapada. Según estadísticas recientes, en Estados Unidos 14% de los hombres blancos toma antidepresivos, en comparación con sólo

4% de la población masculina negra y 3% de la población de origen mexicano. Curiosamente, el uso de antidepresivos no está determinado por el ingreso.[2]

Como mencioné en la introducción, la depresión es ahora la principal causa de discapacidad en todo el mundo, pues afecta a más de 350 millones de personas (según la OMS, para 2020 la depresión sustituirá a las cardiopatías en términos del costo de cuidado de los pacientes). En Estados Unidos las cifras van en aumento. El año pasado a 30 millones de estadounidenses se les recetaron antidepresivos con valor total de 12 mil millones de dólares. Eso significa que en Estados Unidos se gasta el equivalente al PIB de más de la mitad de los países del mundo en antidepresivos.[3]

Desde que la FDA aprobó el uso de los inhibidores selectivos de la recaptación de serotonina (ISRS) hace casi tres décadas, como sociedad hemos llegado a creer que los medicamentos pueden mejorar los síntomas o hasta "curar" las enfermedades mentales, sobre todo la depresión y los trastornos y ataques de ansiedad, los cuales en conjunto son los padecimientos más medicados en Estados Unidos. El uso de estos fármacos ha aumentado brutalmente en 400% en las últimas dos décadas. De hecho, para 2005 los antidepresivos se habían convertido en el principal tipo de medicamento recetado en todo el país.[4]

No obstante, estos fármacos no tratan la depresión. Ya sea fluoxetina, duloxetina, sertralina, amitriptilina, escitalopram, anfebutamona o cualquier otro antidepresivo comúnmente recetado, estas medicinas no hacen más que paliar los síntomas, y a veces muy poco. Los medicamentos para tratar la depresión se publicitan y prescriben con mucho entusiasmo, basta con ver y oír los comerciales que proliferan en los medios de comunicación. Lo mismo ocurre con los medicamentos para el TDAH: 85% de los fármacos indicados para el TDAH se consumen en Estados Unidos. Aunque los niños son los principales consumidores de estos medicamentos, a

últimas fechas ha incrementado a gran velocidad la cantidad de adultos que también los usan. El porcentaje de niños
que los toman aumentó 18% entre 2008 y 2012, pero durante
ese periodo el porcentaje de adultos con seguro médico priva-
do que los consumían se disparó 53%.[5] Me entristece saber
que la multimillonaria industria de fármacos psicotrópicos
se fundamenta en la idea de que la gente topa píldoras para
tratar los síntomas, mientras que nadie le presta atención a
la causa subyacente. Por lo tanto, nunca hay un enfoque dirigido a la curación real o a mejorar la causa que originó la
enfermedad, mucho menos a que la gente deje de tomar los
medicamentos.

Desde un punto de vista mercantil tiene sentido, pues genera clientes permanentes o constantes. Nos han hecho creer
que esto es lo que debemos esperar de la medicina. Como médico que lee revistas especializadas a diario, es preocupante
encontrarlas llenas de anuncios de antidepresivos. No es sorprendente que en tiempos del racionamiento de los servicios de
salud, dada la presión que viven los médicos de ver tantos
pacientes como sea posible, la mentalidad de la solución rápida y el bloc de recetas se haya convertido en la norma. Pero
este enfoque está mal y conlleva muchas consecuencias potencialmente devastadoras. Lo más escalofriante es que muchas de las recetas de antidepresivos son hechas por médicos
generales, no por especialistas en salud mental.

Debemos enfocarnos en entender las causas de las enfermedades mentales, de modo que podamos hallar tratamientos
reales y curas que no impliquen medicamentos potencialmente peligrosos con terribles efectos secundarios. Ya sabes a
dónde quiero llegar con esto; se ha vuelto evidente que lo
que ocurre en el intestino determina, hasta cierto punto, lo que
ocurre en el cerebro. La investigación sobre la conexión entre
intestino y problemas psiquiátricos se está centrando en el microbioma. Una serie de mecanismos —algunos de los cuales
ya expliqué aquí— entran en juego, incluyendo los efectos

directos de las bacterias intestinales sobre el revestimiento intestinal y sus efectos sobre la producción de neurotransmisores que influyen en el bienestar mental.

Todos los fármacos antidepresivos que existen en el mercado actual están diseñados para alterar de forma artificial la actividad de los neurotransmisores en el cerebro. No obstante, cuando pensamos que esas mismas sustancias químicas que se hallan en el cerebro también se producen en el intestino, y que su disponibilidad a nivel cerebral está determinada en gran medida por la actividad de la flora intestinal, estamos obligados a aceptar que el epicentro de todo lo relacionado con el estado de ánimo es el intestino.

Como neurólogo, me parece intrigante descubrir que, por ejemplo, los antidepresivos actuales supuestamente funcionan incrementando la disponibilidad de serotonina[6] —un neurotransmisor—, pero aun así, el triptófano —precursor de la serotonina— es regulado estrictamente por las bacterias intestinales. De hecho, una bacteria en particular, la *Bifidobacterium infantis*, realiza la maravillosa tarea de facilitar el triptófano.[7]

En el capítulo anterior obtuviste un panorama general del poder del microbioma visto desde la óptica de la inflamación. Si le preguntaras a cualquier persona en la calle lo que sabe sobre la depresión te contestaría algo así como que es "un desequilibrio químico en el cerebro". Bueno, pues yo he venido a decirte que esa respuesta es incorrecta. Dos décadas de investigaciones científicas subrayan el papel de la inflamación en las enfermedades mentales, desde la depresión hasta la esquizofrenia. El campo de la psiquiatría ha sabido desde buena parte del siglo pasado que el sistema inmune está implicado en la aparición de la depresión, pero apenas hace poco empezamos a entender la conexión, gracias a las nuevas tecnologías y a los estudios longitudinales. Nuestra flora intestinal no sólo controla la producción de sustancias químicas inflamatorias que intervienen en la salud mental, sino que controla también nuestra capacidad de absorber ciertos nutrientes —como ácidos grasos omega-3— y produce vitaminas fundamentales para la salud mental. Hagamos un breve repaso de estos hallazgos recientes.

La depresión como trastorno inflamatorio

La conexión entre depresión e intestino no es novedad.[8] En la primera mitad del siglo xx científicos y médicos se comprometieron a investigarla, pues creían que las sustancias químicas tóxicas que se producen en el intestino podían afectar el estado de ánimo y la función cerebral. De hecho, nombraron "autointoxicación" a este proceso. Hace más de 80 años un equipo de científicos escribió: "Es difícil concebir que todos los trastornos mentales tengan el mismo factor etiológico, pero nos justificamos al reconocer la existencia de casos de trastornos mentales que tienen como factor etiológico básico la toxicidad proveniente del tracto digestivo".[9]

Desafortunadamente estudiar el intestino y los patrones alimenticios empezó a ser considerado "poco científico". Para mediados de siglo la noción de que los contenidos del intestino podían afectar la salud mental se había esfumado y fue remplazada por la creencia de que la depresión y la ansiedad eran factores importantes que influían en el sistema digestivo, no a la inversa. Con el auge de la industria farmacéutica estos científicos visionarios fueron desacreditados. Qué increíble que más de ocho décadas después estemos volviendo al mismo lugar.

En la actualidad muchos de los estudios se enfocan en demostrar el vínculo entre la disfunción intestinal y el cerebro, y, más específicamente, entre la presencia de marcadores inflamatorios en la sangre (que indican que el sistema inmune está en alerta máxima) y el riesgo de desarrollar depresión. Los niveles altos de inflamación incrementan considerablemente el riesgo de padecerla,[10] y entre más altos los niveles de marcadores inflamatorios, más intensa es la depresión.[11] Esto la coloca en la fila de trastornos inflamatorios, como Parkinson, esclerosis múltiple y Alzheimer.

La depresión ya no puede ser concebida sólo como un trastorno arraigado en el cerebro, pues ya hay evidencias que demuestran lo contrario. Por ejemplo, cuando los científicos les dan a personas sin síntomas de depresión una infusión de una sustancia que desencadena inflamación (sobre lo cual ahondaré más adelante), de inmediato se detonan síntomas clásicos de depresión.[12] De igual forma, se ha demostrado que cuando la gente recibe interferón para el tratamiento de hepatitis C, el cual incrementa la cantidad de citocinas inflamatorias, una cuarta parte de esos pacientes desarrolla depresión grave.[13] Los interferones son un grupo de proteínas de origen natural que forman parte integral del sistema inmune, pero también pueden producirse y administrarse en forma de medicamento para tratar ciertas infecciones virales.

Lo más emocionante es que las nuevas investigaciones demuestran que los antidepresivos pueden funcionar en algunas personas por su capacidad para disminuir las cantidades de sustancias químicas inflamatorias.[14] Dicho de otro modo, los mecanismos reales de los antidepresivos modernos pueden no tener nada que ver con su efecto sobre la serotonina y todo que ver con su capacidad para disminuir la inflamación. Desafortunadamente esto no significa que siempre sean eficaces. Aun si logran aliviar los síntomas por sus efectos antiinflamatorios (o por su efecto placebo), no llegan a la raíz del problema ni apagan el incendio. Son, en cierto sentido, vendajes mal hechos sobre heridas que no pueden sanar.

Cuando pienso en la abrumadora incidencia de la depresión me pregunto cuál es el impacto de nuestra vida sedentaria y nuestra dieta cargada de azúcares y ácidos grasos omega-6 pro inflamatorios, y carente de ácidos grasos omega-3 antiinflamatorios. Sabemos, por ejemplo, que la típica dieta occidental —alta en azúcares refinadas y grasas procesadas— se asocia con niveles elevados de proteína C reactiva, un popular marcador inflamatorio.[15] Una dieta en donde predominan alimentos con alto índice glicémico (IG) también se asocia con niveles más elevados de proteína C reactiva.[16] El índice glicémico es una escala de 0 a 100, y los alimentos que provocan las elevaciones más rápidas y persistentes de azúcar en la sangre tienen mayores índices glicémicos. La glucosa pura, la cual tiene un IG de 100, es el punto de referencia. Y los alimentos con índice glicémico alto incrementan la inflamación de manera considerable.

De hecho, los niveles elevados de azúcar en la sangre son uno de los principales factores de riesgo de depresión, pero también de Alzheimer.[17] Aunque solíamos creer que la diabetes y la depresión eran trastornos distintos, esta noción está cambiando. Un estudio longitudinal emblemático con duración de 10 años que dio seguimiento a más de 65 000 mujeres y se publicó en 2010 en *Archives of Internal Medicine*, descubrió que las mujeres con diabetes tenían cerca de 35% más probabilidades de desarrollar depresión.[18] Esto ocurría incluso cuando se tomaban en cuenta otros factores de riesgo, como sobrepeso y falta de ejercicio físico. Además, las mujeres que usaban insulina tenían 53% más probabilidades de desarrollar depresión. Creo que es revelador que, conforme hemos visto dispararse los índices de diabetes en los últimos 20 años, también han aumentado en similar medida los casos de depresión. No debería sorprendernos que la obesidad también se asocie con el aumento de marcadores inflamatorios, pues ésta se correlaciona con un aumento de 55% en el riesgo de depresión, mientras que la depresión se asocia con un aumento de 58% en el riesgo de desarrollar obesidad.[19]

Es tan poderosa la relación entre depresión e inflamación que en la actualidad los investigadores empiezan a explorar el uso de medicamentos que alteran el sistema inmune para tratar la depresión. Sin embargo, ¿de dónde viene esta inflamación? En palabras de un equipo de científicos belgas: "Existen evidencias hoy en día de que la depresión grave se acompaña de la activación de la respuesta inflamatoria, y de que las citocinas y los lipopolisacáridos (LPS) pueden inducir síntomas de depresión".[20] En caso de que hayas pasado por alto la palabra clave, ¡es LPS, el artefacto incendiario que conocimos en el capítulo anterior! En 2008 estos investigadores documentaron un aumento significativo en el nivel de anticuerpos contra LPS en el cuerpo de individuos con depresión severa. (Curiosamente, los autores también señalaron el hecho de que la depresión severa suele ir acompañada de síntomas gastrointestinales. Una posible explicación serían los efectos secundarios de una comunidad intestinal alterada.) Sus hallazgos eran tan incontrovertibles que los autores recomendaron enfáticamente que a los pacientes con depresión severa se les hicieran estudios para medir estos anticuerpos y determinar si padecen permeabilidad intestinal, para después recibir tratamiento para este problema.

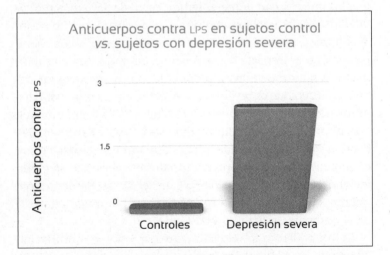

Investigadores en todo el mundo finalmente están estudiando el papel de los LPS en la depresión.[21] Como ya hemos discutido, los marcadores inflamatorios se correlacionan con la depresión, y los LPS aumentan la producción de estas sustancias inflamatorias. Y aquí es donde la cosa se pone interesante: los LPS no sólo hacen más permeable el intestino, sino que son capaces de cruzar la barrera hematoencefálica y permitir que las sustancias químicas inflamatorias bombardeen el cerebro. Esto también ocurre en la demencia, como lo demostraron los autores de un estudio publicado en 2013, quienes afirman: "Entre quienes padecen depresión, el riesgo subsiguiente de demencia o deterioro cognitivo leve es hasta dos veces mayor, y los investigadores siguen evaluando la inflamación de baja intensidad como detonante principal del deterioro cognitivo".[22]

En mi opinión, este tipo de estudios representan pruebas concluyentes. El paso de los LPS a través de la pared intestinal prende el fuego en el cuerpo y el cerebro, lo cual puede derivar en depresión y, posteriormente, en demencia. De hecho, la depresión es bastante más común en personas con otros trastornos inflamatorios o autoinmunes como síndrome de intestino irritable, síndrome de fatiga crónica, fibromialgia, resistencia a la insulina y obesidad. Todos estos trastornos se caracterizan por niveles elevados tanto de inflamación como de permeabilidad intestinal, razón por la cual debemos centrar nuestra atención en los intestinos.

Muchos estudios han comenzado a prestar atención a la responsabilidad que pueden tener tanto la dieta como la pérdida de diversidad bacteriana en el aumento de la permeabilidad intestinal. Y finalmente se están determinando los vínculos entre la alimentación y el riesgo de padecer depresión. La ciencia nos está demostrando que la gente que mantiene una dieta mediterránea, alta en grasas y proteínas saludables y antiinflamatorias, padece índices significativamente más bajos de depresión.[23] En sentido inverso, una dieta alta en carbohidratos y azúcares sienta las bases para un "microbioma inflamatorio". Incluso podemos examinar los

efectos de ingredientes específicos en las respuestas inflamatorias del cuerpo; por ejemplo, se ha demostrado que la fructosa incrementa en 40% la cantidad de LPS que circulan en
la sangre.[24] No obstante, esto puede revertirse si se elimina la
fructosa de la alimentación o se restringe en gran medida su
consumo, con lo cual también se puede ir restableciendo el
equilibrio bacteriano en el intestino. El jarabe de maíz alto en
fructosa representa 42% de todos los endulzantes calóricos, lo
cual quizá sea un factor crucial en el brutal aumento de los
índices de depresión y de demencia. Más adelante veremos
qué tipo de ingredientes —como el cacao, el café y la cúrcuma— tienen el efecto inverso de disminuir el riesgo de depresión al ayudar a equilibrar el microbioma.

Enfermedades autoinmunes, infecciones y depresión

Ya he insinuado que hay un vínculo entre las enfermedades
autoinmunes y el riesgo de padecer depresión. En 2013 un
grupo de científicos que colaboraron desde distintas instituciones en Dinamarca y la Escuela de Salud Pública de Johns
Hopkins dio seguimiento a un gran grupo de personas entre
1945 y 1996.[25] De los 3.56 millones de individuos monito-
reados durante ese periodo, 91 637 fueron hospitalizados por
trastornos del estado de ánimo. Estos investigadores realizaron cálculos precisos y lograron descifrar que ser hospitalizado por una enfermedad autoinmune incrementaba en 45%
el riesgo de ser hospitalizado por un trastorno del estado de
ánimo. Asimismo, cualquier historial de internamiento hos-
pitalario por una infección aumentaba el riesgo de un pos-
terior diagnóstico de trastorno del estado de ánimo en un
abrumador 62%. Y para quienes experimentaron hospitalización tanto por enfermedad autoinmune como infección, el
riesgo de desarrollar un trastorno del estado de ánimo se multiplicaba por más del doble.

Aunque en nuestro imaginario tendemos a aislar estas cuestiones y a no pensar que hay una conexión entre, digamos, haber tenido influenza durante la juventud y desarrollar depresión más adelante, las investigaciones de este tipo demuestran que sí existe un vínculo: la inflamación. En el caso de las infecciones, el sistema inmune atiza las llamas mientras intenta combatir la infección. Si los antibióticos entran a escena, degradan el microbioma y facilitan aún más el proceso inflamatorio. Los medicamentos para tratar enfermedades autoinmunes, como los esteroides, también pueden perturbar el equilibrio de la flora intestinal y alterar la funcionalidad del sistema inmune.

Los autores de ese estudio, publicado en *JAMA Psychiatry*, una revista especializada de la Asociación Médica Estadounidense, concluyeron que las enfermedades autoinmunes y las infecciones son factores de riesgo para desarrollar trastornos del estado de ánimo. Ciertamente tu historial médico —y me refiero al de *toda* tu vida— influye en si te diagnostican o no un trastorno psiquiátrico en el futuro. Un puñado de estudios sugiere que no haber sido amamantado en la infancia puede asociarse con un mayor riesgo de padecer depresión severa en la edad adulta. En uno de estos estudios realizado en 52 adultos con diagnóstico de depresión severa y 106 controles que nunca padecieron depresión, los científicos descubrieron que 72% de las personas que jamás habían tenido depresión fueron amamantadas, mientras que sólo 46% de los pacientes con depresión habían recibido leche materna.[26]

Restablece tu flora y sé feliz

Aunque desde hace tiempo se han hecho estudios que evidencian el eje intestino-cerebro y la relación entre el microbioma intestinal y la salud mental, pareciera que hasta hace poco los científicos empezaron realmente a profundizar en el estudio de esta conexión y en cómo se puede manipular la flora intestinal para mejorar la salud mental. En 2011 un estudio realizado en la Universidad McMaster, en Ontario, Canadá, fue de los primeros en demostrar que el intestino mismo se comunica con el cerebro e influye en el comportamiento.[27] En esta investigación, los científicos compararon el comportamiento de ratones cuyos intestinos habían sido privados de microbios con el de ratones normales. Los ratones libres de bacterias no sólo exhibían mayor temeridad, sino que también tenían niveles más elevados de cortisol —la hormona del estrés— y menores de FNDC. Estos últimos desde hace mucho se asocian con ansiedad y depresión en humanos.

Investigaciones posteriores de este mismo grupo han confirmado sus primeros hallazgos. En otro estudio, publicado en la revista *Gastroenterology*, demostraron que podían intercambiar las bacterias intestinales de un ratón por las de otro y alterar así su comportamiento de forma significativa.[28] Trasplantaron microbios de un grupo de ratones tímidos a los intestinos de un grupo de ratones temerarios y documentaron los cambios en la personalidad. Los ratones tímidos se volvían más extrovertidos, mientras que los otros se volvían aprehensivos. En palabras de la jefa del proyecto, Jane Foster: "Es evidencia sólida de que la microbiota alberga estos comportamientos".[29]

Un equipo de investigadores de la UCLA realizó un estupendo experimento en 2013, publicado también en *Gastroenterology*, el cual generó las primeras evidencias de que las bacterias benéficas que se consumen a través de los alimentos son capaces de afectar la función cerebral en humanos.[30] Aunque se trataba de un estudio pequeño, hizo a la comunidad médica reflexionar, pues mostraba cómo pequeños cambios en la flora intestinal afectan la forma en la que un individuo percibe el mundo.

El equipo dividió a 36 mujeres en tres grupos: el primero consumía una mezcla de yogurt con varios probióticos dos veces al día durante cuatro semanas; el segundo comía un producto lácteo que parecía yogurt y sabía igual, pero no tenía probióticos, y el tercer grupo no comía ninguno de los dos. Al comienzo del estudio a cada mujer se le realizó una resonancia magnética funcional del cerebro, la cual fue repetida después de cuatro semanas. En lugar de analizar las estructuras del cerebro, la resonancia magnética funcional evalúa la actividad cerebral, de modo que los científicos pueden determinar qué áreas del cerebro se activan y cuánto se activan en momentos específicos. Cuando los neurólogos observamos dicha actividad, le damos el nombre técnico de "excitabilidad" para referirnos a cómo responde el cerebro a los estímulos o cambios en el medio ambiente. Pasadas cuatro semanas, a las participantes se les mostraron imágenes diseñadas para inducir una respuesta emotiva. En particular, se les enseñaron series de fotografías de personas enojadas o asustadas que contrastaron con otros rostros que mostraban las mismas emociones.

Lo que descubrieron los científicos fue muy notable. Las mujeres que comían yogurt con probióticos mostraron una menor actividad tanto en la ínsula como en la corteza somatosensorial durante el test de reactividad emocional. La ínsula es la parte del cerebro que procesa e integra las sensaciones corporales internas, como las del intestino. Estas mujeres también exhibían menos actividad, o excitabilidad, en la extensa red cerebral relacionada con las emociones, la cognición y el procesamiento sensorial. Por otro lado, las mujeres de los otros dos grupos mostraban actividad estable o intensa en esta red, lo que indica que las imágenes les causaban cierto impacto emocional. Además, cuando los investigadores les hicieron las resonancias sin incluir el test de reactividad emocional, las mujeres que consumían probióticos mostraban una mayor conectividad entre una región clave del tallo cerebral y zonas de la corteza prefrontal asociadas con la cognición. Las mujeres que no consumían ningún producto mostraban mayor conectividad en regiones del cerebro asociadas a las emociones y las sensaciones. El grupo que consumía el lácteo sin probióticos exhibía resultados intermedios.

El investigador en jefe del estudio, el doctor Emeran Mayer, profesor de medicina, fisiología y psiquiatría, aclaró a la perfección las implicaciones de estos hallazgos en un comunicado de prensa de la UCLA: "El conocimiento de que las señales se envían del intestino al cerebro y de que pueden ser moduladas por cambios alimenticios podría derivar en una expansión de la investigación científica destinada a encontrar nuevas estrategias para prevenir o tratar trastornos digestivos, mentales y neurológicos".[31] Y más adelante expuso el eje de sus conclusiones: "Hay estudios que demuestran que lo que comemos altera potencialmente la composición y los productos de la flora intestinal; en particular, que la gente con dietas altas en verduras y basadas en fibras tiene una composición de la microbiota, o del ambiente intestinal, distinta que la gente con dietas más típicas occidentales que son altas en grasas y carbohidratos [...] Ahora sabemos que esto afecta no sólo al metabolismo, sino también a la función cerebral". Hace poco en un congreso hablé personalmente con el doctor Mayer sobre su investigación y lo felicité por sus hallazgos. Con modestia contestó que sí, que los resultados eran emocionantes, pero que hace falta hacer más investigaciones.

El hecho de que los cambios en nuestra flora intestinal afectan las reacciones de nuestro cerebro a la negatividad o a las imágenes conmovedoras es alucinante. Pero también es empoderador, pues significa que lo que nos llevamos a la boca y lo que les damos de comer a las bacterias de nuestro intestino afecta sin duda la funcionalidad de nuestro cerebro.

La relación opera en ambos sentidos

Es importante tener en cuenta que mientras exploramos la relación entre el intestino y el cerebro, un concepto relativamente nuevo para la medicina, no podemos olvidar que el cerebro también es capaz de blandir su propia espada contra el intestino.[32] Esto puede generar un círculo vicioso, en donde el estrés psicológico y la ansiedad aumenten la permeabilidad intestinal y cambien la complexión de las bacterias intestinales, lo que derivaría en mayor permeabilidad e inflamación más intensa. En fechas recientes se han realizado muchas investigaciones enfocadas en el eje hipotalámico-hipofisiario-adrenal. En términos generales, este eje estimula a las glándulas suprarrenales en momentos de estrés para producir cortisol. El cortisol es la principal hormona de estrés del cuerpo, producida por las glándulas suprarrenales, que se ubican encima de los riñones, y nos ayuda en circunstancias en las que debemos luchar o huir; es decir que es la respuesta fisiológica instintiva a una situación amenazante, la cual nos prepara para salir corriendo o enfrentar la amenaza. Pero nada en exceso es bueno: los niveles elevados de cortisol se correlacionan con diversos problemas de salud, incluyendo depresión y Alzheimer.

El cortisol elevado también tiene cierto efecto dañino en el intestino. En primer lugar, altera la mezcla de bacterias. En segundo, aumenta la permeabilidad del revestimiento al detonar la liberación de sustancias químicas celulares; múltiples estudios han demostrado que estas sustancias, incluyendo el TNF-α, atacan directamente el revestimiento intestinal.[33] Y, en tercera instancia, el cortisol fomenta la producción de sustancias químicas inflamatorias provenientes de las células del sistema inmune. Estas citocinas atizan la inflamación intestinal y provocan mayor permeabilidad, al tiempo que estimulan al cerebro directa y negativamente, con lo que lo hacen más susceptible a los trastornos del estado de ánimo.

Aunque la evidencia anecdótica por sí sola revela que estar estresado en ocasiones afecta el estómago y se asocia con enfermedades intestinales, hoy en día contamos con la evidencia científica que lo respalda y lo explica. Las investigaciones más recientes indican que el estrés crónico podría ser más dañino que el estrés agudo en términos de permeabilidad intestinal e inflamación. También confirman que las bacterias intestinales controlan en gran medida la respuesta del cuerpo frente al estrés. En un estudio especialmente significativo, publicado en 2004 en el *Journal of Physiology*, investigadores japoneses documentaron los efectos del estrés en ratones sin microbioma (ratones libres de gérmenes).[34] Estos ratones reaccionaban de forma desproporcionada al estrés. Exhibían una respuesta exagerada del eje hipotalámico-hipofisiario-adrenal, lo que implicaba un mayor flujo de cortisol dañino. La buena noticia es que podían revertir ese estado al darles el probiótico *Bifidobacterium infantis*. Con estas evidencias, no deja de maravillarme la noción de que sean los bichos de mi barriga —y no mi cerebro— quienes controlen mi reacción al estrés.

EL PAPEL DE LAS BACTERIAS INTESTINALES EN EL SUEÑO REPARADOR

El cortisol, la hormona del estrés, está estrechamente ligado a nuestro ritmo circadiano, que es el ir y venir de hormonas durante las 24 horas del día que interviene a nivel biológico en si nos sentimos alertas o cansados. El insomnio es un síntoma común de los trastornos relacionados con el estado de ánimo, y ahora se sabe que está relacionado con el microbioma. Las investigaciones recientes demuestran que muchas citocinas, como ciertas interleucinas y el TNF-α, son importantes para inducir el sueño, sobre todo el sueño profundo no REM, que es el más reparador. Y son las bacterias intestinales las que estimulan la producción de estas sustancias en coordinación con los niveles de cortisol.[35]

Se supone que los niveles de cortisol deben estar naturalmente en su nivel más bajo en las noches, y comienzan a aumentar en las primeras horas de la mañana. Las citocinas tienen ciclos circadianos dictados esencialmente por las bacterias intestinales.

> Cuando los niveles de cortisol suben en la mañana, las bacterias intestinales inhiben la producción de citocinas, y este cambio determina la transición entre sueño no REM y sueño REM. Por lo tanto, las alteraciones en las bacterias intestinales pueden tener efectos negativos significativos en el sueño y los ritmos circadianos. Equilibra el intestino y superarás el insomnio.

Bichos ansiosos

Con todo lo anterior en mente, volquemos un momento nuestra atención a la ansiedad, un pariente cercano de la depresión. Ambos padecimientos van de la mano; a alguien con ansiedad crónica se le puede diagnosticar depresión y recetársele antidepresivos en conjunto con los ansiolíticos. Es común padecer ansiedad y depresión al mismo tiempo, y a veces la ansiedad persistente es lo que deriva en síntomas depresivos debido a su impacto en la vida personal. Sin embargo, la principal diferencia entre los dos trastornos es que la ansiedad se caracteriza por miedo y aprehensión, pensamientos nerviosos y preocupaciones exageradas sobre el futuro. La depresión, por otro lado, no implica esos temores, sino que más bien gira en torno a una sensación de desesperanza. Por lo tanto, en lugar de pensar que "el cielo se me viene encima", la gente deprimida siente que el cielo ya se cayó, que la vida es terrible y que nada puede salir bien.

No obstante, la ansiedad y la depresión suelen confluir en las mismas conversaciones porque están relacionadas psicológicamente (es decir que ambas implican muchos pensamientos negativos) y comparten algunos síntomas (como jaquecas, dolor, náuseas, molestias gástricas). Hay muchos tipos de trastornos de ansiedad, y también la depresión abarca un espectro amplio, pero ambos padecimientos tienen mucho en común en términos del estado de la flora intestinal. Al igual que con la depresión, la ansiedad está muy relacionada con las alteraciones de la microbiota intestinal. Numerosos estudios han descubierto el mismo tipo de características en personas con trastornos de ansiedad que en personas con depresión: niveles elevados de inflamación intestinal, niveles elevados de inflamación sistémica, niveles bajos de hormona de crecimiento cerebral FNDC (sobre todo en el hipocampo), niveles altos de cortisol y una reacción al estrés excesiva, así como mayor permeabilidad intestinal.[36,37,38,39] ¿Te suena familiar?

Es natural sentirse ansioso o hasta deprimido en algunas ocasiones, pero cuando estas emociones son constantes y causan tanto malestar que interfieren con la calidad de vida, se vuelven problemas de salud mental. Los trastornos de ansiedad afectan a cerca de 40 millones de adultos estadounidenses al año. Entre ellos está el trastorno de pánico, el trastorno obsesivo compulsivo, la fobia social y el trastorno de ansiedad generalizada.[40] Pero mientras las investigaciones siguen en pañales, en la práctica se vuelve evidente que los trastornos de ansiedad, como también la depresión, son causados por una combinación de factores que sin duda incluyen el estado y funcionamiento del intestino y sus habitantes.

Aunque la gota que derrame el vaso en el desarrollo de algún trastorno de ansiedad sean los fallos en las partes del cerebro que controlan el miedo y otras emociones, no podemos negar el hecho de que dichas transmisiones neuronales dependen en parte de la salud del microbioma. Cuando la flora intestinal no está bien equilibrada, otros procesos biológicos —sean hormonales, inmunitarios o neuronales— tampoco funcionan bien. Y los centros de procesamiento del cerebro, como los que se encargan de las emociones, pueden verse bastante afectados. En mi propia experiencia, he tenido pacientes que afirman nunca haber sentido ansiedad o depresión hasta que empezaron a tener problemas intestinales. ¿Será mera coincidencia? Yo creo que no. Por fortuna, empiezan a surgir investigaciones que evidencian la conexión.

En un estudio de 2011 publicado en *Proceedings of the National Academy of Sciences* se reportó que ratones alimentados con probióticos tenían niveles significativamente menores de corticosterona —otra hormona de estrés— que los ratones alimentados con caldo regular. Los ratones que recibieron bacterias exhibían menos comportamientos relacionados con estrés, ansiedad y depresión que los que recibieron caldo regular.[41] Lo que también resulta interesante es que los estudios tanto en animales como en humanos han demostrado que ciertos probióticos, los cuales detallo en el capítulo 10, pueden aliviar la ansiedad al balancear el microbioma.[42] Por ejemplo, en una investigación reciente, neurobiólogos de la Universidad de Oxford descubrieron que darles prebióticos a las personas —que es "comida" para las bacterias buenas— tenía efectos psicológicos positivos.[43] Cuarenta y cinco adultos saludables de entre 18 y 45 años tomaron un prebiótico o un placebo a diario durante tres semanas. A los participantes se les hicieron estudios para que los investigadores pudieran evaluar su capacidad de procesamiento de la información emotiva. La teoría subyacente es que si desde el comienzo eres ansioso, serás más reactivo a la negatividad, ya sea en forma de imágenes o palabras con una fuerte carga emocional.

Este grupo de investigadores de Oxford documentó que, en comparación con el grupo que recibió el placebo, los individuos que tomaron el prebiótico prestaban más atención a la información positiva que a la información negativa. Este efecto, el cual se ha observado entre individuos que toman antidepresivos o ansiolíticos, sugiere que el grupo que consumió prebióticos experimentaba menos ansiedad al enfrentar los estímulos negativos. Curiosamente, los investigadores también descubrieron que quienes tomaban los prebióticos tenían niveles menores de cortisol (medido en saliva durante la mañana, que es cuando se supone que está en su nivel más elevado). Este estudio no es muy distinto del realizado en la UCLA con un producto lácteo fermentado, pero lo importante es que se suma a la gama de estudios realizados en humanos que exhiben un vínculo entre bacterias intestinales y salud mental, sobre todo en relación con la ansiedad.

Debo agregar otro dato importante que ayude a definir qué ocurre en el cuerpo de una persona con ansiedad (y posible depresión). Como recordarás, la serotonina es un neurotransmisor importante, el cual suele relacionarse con sentimientos de bienestar. Se sintetiza a partir del aminoácido triptófano, pero cuando ciertas enzimas degradan el triptófano en el cuerpo, éste deja de estar disponible para la producción de serotonina. Uno de los subproductos del triptófano fracturado es la kinurenina, por lo que los niveles elevados de kinurenina indican que los de triptófano andan bajos.

Los niveles altos de kinurenina suelen documentarse no sólo en pacientes con depresión y ansiedad, sino también en personas con Alzheimer, enfermedades cardiovasculares y hasta tics. Tengo la esperanza de que en el futuro empecemos a tratar estos padecimientos con probióticos, pues ya se sabe que, por ejemplo, el probiótico que mencioné antes, el *Bifidobacterium infantis* —el mismo que calma la respuesta de estrés— se asocia con niveles bajos de kinurenina.[44] Esto significa que hay más triptófano disponible para la producción de serotonina, la cual es clave para ahuyentar no sólo la depresión, sino también la ansiedad.

Tomemos el caso de Martina, una mujer de 56 años que llegó a mi consultorio por problemas de ansiedad y depresión. Su historia es una muy útil ilustración del vínculo entre la salud mental y el microbioma.

Martina estaba cansada de tomar medicamentos que durante 10 años no le habían funcionado, pero temía dejarlos. Tomaba simultáneamente un antidepresivo y un antiinflamatorio no esteroideo para el dolor crónico en brazos y piernas cuyo diagnóstico previo era fibromialgia. Al examinar su historial clínico noté que empezó a tener problemas de depresión pasados los 20 años, pero no empezó a tomar medicamentos sino hasta después de los 40. Había nacido por parto natural, pero no fue amamantada. De niña tomó varios tratamientos de antibióticos para infecciones en la garganta que derivaron en una amigdalectomía. Durante su adolescencia tomó el antibiótico tetraciclina durante 18 meses para tratarle el acné. Siempre había tenido problemas gástricos; Martina afirmaba haber padecido estreñimiento crónico o diarrea "desde que tenía uso de razón".

Lo primero que le pedí fueron algunos estudios de laboratorio, y ahí descubrí que tenía una intolerancia al gluten significativa. Sus niveles de vitamina D eran bajos, mientras que el nivel de LPS —marcador de permeabilidad intestinal e inflamación— estaba por los cielos.

Le expliqué que nuestra principal misión era restablecer su salud intestinal. Le recomendé que adoptara una dieta libre de gluten y un programa intenso de probióticos orales, junto con alimentos prebióticos y complementos de vitamina D. Le sugerí algunos otros cambios de hábitos, incluyendo hacer ejercicio aeróbico regular y dormir más horas.

Cité a Martina seis semanas después y, antes de que pudiera hablar, noté que era evidente la transformación. Se veía radiante. En la clínica fotografiamos a todos nuestros pacientes durante la consulta inicial. En esa segunda visita le tomé otra foto, la cual ahora comparo con la primera. ¡Es impresionante! (Puedes corroborarlo en www.DrPerlmutter.com.)

Aunque no se lo había recomendado, dejó de tomar el antidepresivo un mes antes de la cita, y para la fecha de nuestro encuentro había dejado todos los medicamentos. "Siento como si la neblina por fin se hubiera disipado", afirmó. Su ansiedad crónica se había esfumado. Dormía mejor, disfrutaba ejercitarse y, por primera vez en décadas, defecaba con regularidad. Le pregunté sobre el dolor de la fibromialgia, y comentó que ya hasta se le había olvidado.

Jóvenes, distraídos y drogados

Quizá no hay mejor forma de comprender la relación entre un sistema digestivo irritable y una mente inestable que imaginando a un grupo específico de personas: niños con TDAH. Aunque es casi rutinario que se diagnostique TDAH en adultos, en mi opinión son los niños quienes están en riesgo porque su cerebro aún está en desarrollo. A pesar de que la depresión y el TDAH no suelen figurar en las mismas conversaciones, tienen mucho en común. Finalmente, algunos de sus síntomas son los mismos, y comparten el mismo mecanismo subyacente: la inflamación descontrolada.[45] Además, ambos trastornos se tratan con fármacos potentes que alteran la mente, y no a través de la alimentación. De hecho, en ciertos casos el TDAH se trata con antidepresivos.

Hoy en día, a más de 11% de los niños entre cuatro y siete años se les ha diagnosticado TDAH, y $^2/_3$ de estos niños toman medicamentos. ¡Es abrumador! En la página web de los Centros de Control y Prevención de Enfermedades la sección principal sobre el TDAH incluye datos sobre síntomas y diagnóstico, y de ahí se pasa directamente a las opciones de tratamiento, ninguna de las cuales contempla un protocolo alimenticio. Y tampoco se menciona la prevención una sola vez.

Los niños estadounidenses no son distintos genéticamente a los de otras nacionalidades en donde rara vez se diagnostican casos de TDAH (como ya mencioné, la gran mayoría de los medicamentos para el TDAH que se consumen en el mundo se usan en Estados Unidos, lo cual no es motivo de orgullo). Nadie hace la evidente pregunta del millón: ¿por qué en las culturas occidentales hay tantos casos de niños con déficit de atención, dificultades de aprendizaje y problemas para controlar la impulsividad? Es obvio que el trasfondo es ambiental; algo ha cambiado, algo que podríamos modificar. Datos recientes y aterradores revelan que más de 10000 infantes norteamericanos (de entre dos y tres años) están recibiendo medicamentos para TDAH.[46] Tratar a los niños a tan corta edad con fármacos va totalmente en contra de los lineamientos pediátricos establecidos, y prácticamente no hay evidencias de los efectos que tienen estos potentes medicamentos en el cerebro en desarrollo. Aún más perturbador es el hecho de que los niños estadounidenses con seguro médico estatal tienen más probabilidades de recibir medicamentos estimulantes como metilfenidato o fenetilamina que los de familias de clase media o alta.[47] Esto implica que es más probable que los médicos con poca ética traten a los niños de bajos recursos con fármacos.

Aunque las inquietudes sobre el uso de estos medicamentos han popularizado el enfoque "no estimulante" al tratamiento del TDAH, los medicamentos alternativos tampoco son inofensivos. Fármacos como la atomoxetina traen su propio costal de efectos secundarios indeseables (mareo, falta de energía, pérdida de apetito, náuseas, vómito, cólicos, problemas para dormir, boca seca, etc.). Y más allá de los efectos secundarios, las investigaciones muestran que este medicamento estimula la expresión de 114 genes, mientras silencia otros 11.[48] Aun así, los médicos lo siguen recetando. En palabras de un equipo de investigadores cuyo estudio resalta estos cambios genéticos, "se sabe poco sobre las bases moleculares de su efecto terapéutico".[49]

Paso bastante tiempo en mi consultorio tratando a niños con TDAH. Parte del examen clínico que les realizo implica preguntarles su historial médico. Como es de esperarse, los padres de niños con TDAH suelen decirme que su hijo tenía infecciones de oído frecuentes, para las cuales se le recetaron antibióticos. A algunos de estos niños les quitaron las amígdalas, y muchos de ellos no fueron amamantados por mucho tiempo, o a veces nunca. Y buena parte de ellos nacieron por cesárea.

En 2000 se dio a conocer un estudio publicado en el *American Journal of Clinical Nutrition*, en el cual la doctora Laura J.

Stevens, de la Universidad Purdue, reveló que es menos probable que se diagnostique TDAH en niños que fueron amamantados. También señaló la existencia de una correlación entre el tiempo que el niño fue amamantado y su riesgo de desarrollar TDAH.[50] Lo más revelador fue el hallazgo de que tener muchas infecciones de oído y estar expuesto a antibióticos se asocia fuertemente al aumento de riesgo de TDAH. En otro estudio notable que mencioné en el capítulo 1 se concluye que los niños nacidos por cesárea tienen el triple de riesgo de padecer TADH. Dicho de otro modo, este trastorno no es fortuito.[51]

Todas estas correlaciones señalan en dirección hacia los cambios en la flora intestinal. Como ya sabes, el método de nacimiento y la lactancia son fundamentales para establecer el equilibrio adecuado de organismos intestinales, lo cual sienta las bases para un ambiente estable en el que el cuerpo reaccione de forma adecuada a los desafíos inmunitarios. Los antibióticos cambian la constitución bacteriana, con lo que ponen en peligro al muro intestinal y modifican la respuesta neurológica a lo que ocurre en el intestino. Esto puede alterar los niveles de neurotransmisores importantes y aumentar la producción de sustancias químicas inflamatorias que irritan el cerebro y afectan la función neurológica. La producción de vitaminas esenciales para la función cerebral también se ve afectada, y el efecto acumulativo de todos estos sucesos es la inflamación, la cual es dañina para el cerebro tanto a corto como a largo plazo. En el caso del TDAH, los individuos con predisposición genética al trastorno que sufren de inflamación crónica tienen altas probabilidades de desarrollarlo. No me sorprende que el aumento de casos de TDAH vaya a la par del aumento en la obesidad infantil, otro trastorno inflamatorio relacionado con la flora intestinal que exploraremos en el capítulo 4.

No te imaginas con cuánta frecuencia mis pacientes con TDAH se quejan de molestias digestivas. El estreñimiento crónico está presente en casi todos los casos, incluso entre quienes no toman fármacos estimulantes, los cuales también fomentan el estreñimiento. Pero no soy el único que ha hecho esta conexión. En una publicación reciente de la revista *Pediatrics*, un grupo de científicos evaluó a 742 939 niños, 32 773 de los cuales (4.4%) tenían TDAH.[52] La prevalencia de estreñimiento era casi tres veces mayor en niños con el trastorno. La incontinencia fecal era 67% mayor en este mismo grupo. Y no había diferencias entre los niños que tomaban medicamentos para el TDAH y quienes no.

Este tipo de datos de gran escala deja en claro que hay algo mal en el aparato digestivo de estos niños, y que se vincula directamente con la función neurológica. Asimismo, investigadores alemanes revelaron recientemente una alta prevalencia de intolerancia al gluten entre niños con TDAH. Los participantes del estudio que eran intolerantes al gluten recibieron una dieta sin gluten, y "tras iniciar la dieta libre de gluten, los pacientes o sus padres reportaron mejorías de comportamiento y funcionamiento, en comparación con el periodo anterior".[53] Los autores recomendaron entonces hacer pruebas de intolerancia al gluten como parte del proceso diagnóstico del TDAH. También afirmaron que no se le debe considerar un trastorno en sí mismo, sino más bien un *síntoma* de otros tantos problemas. Y yo estoy totalmente de acuerdo: el TDAH no es más que una manifestación de inflamación fuera de control por culpa de detonantes como el gluten y los efectos derivados de un microbioma enfermo.

De hecho, se ha señalado que los factores alimenticios por sí solos están implicados en el desarrollo del TDAH. Además de los efectos que ya sabemos que tiene la alimentación en el microbioma, los investigadores han demostrado que muchos desafíos conductuales en niños pueden remediarse de manera efectiva con cambios de dieta. Según un estudio publicado en 2011 en la revista *Lancet*, los investigadores documentaron una mejoría impresionante de los síntomas de TDAH con el uso de una dieta restrictiva.[54] Aunque no es la primera vez que la alimentación se vincula con el desarrollo (y permanencia) del TDAH, sí fue el primer estudio en enfatizar el impacto de la dieta en un trastorno neurológico como éste. Estos científicos incluso se atrevieron a sugerir que más de la mitad de los niños diagnosticados con TDAH podría estar experimentando una hipersensibilidad a alimentos como los lácteos, el trigo y algunos productos procesados con ingredientes artificiales y colorantes de comida. Aunque este estudio ha sido criticado y se requieren mayores investigaciones para confirmar sus hallazgos, comenzó el debate sobre la verdadera influencia de la alimentación en el TDAH. También reitera la posibilidad de que un trastorno conductual como éste se origine por factores externos (como la alimentación), y por lo tanto que pueda ser tratado con cambios ambientales. Esto incluiría modificaciones al microbioma, pues el cambio de alimentación modifica también la composición de la flora intestinal, la que a su vez puede tener impacto en el comportamiento.

Permíteme compartirte otra pieza del rompecabezas que conecta todo con el intestino. Se trata del GABA, el importante neurotransmisor que mencioné con anterioridad. Hay una fuerte carencia de esta sustancia química en el cerebro de niños con TDAH. Un ingenioso estudio realizado por el doctor Richard Edden, profesor asociado de radiología de la Facultad de Medicina de la Universidad Johns Hopkins, utilizó cierta tecnología muy sofisticada llamada espectroscopia de resonancia magnética que, en sentido figurado, abre una ventana al cerebro y permite a los científicos medir las cantidades de distintas sustancias en humanos vivos.[55] Los investigadores usaron esta tecnología en dos grupos de niños de entre ocho y 12 años, uno con TDAH y otro de control, y notaron una diferencia significativa en las concentraciones cerebrales del GABA en ambos grupos. El grupo de niños con TDAH tenía niveles mucho menores de GABA, en comparación con el control, por lo que los científicos concluyeron que el TDAH bien podría ser resultado de la deficiencia de GABA.

¿Qué desencadena esta falta de GABA y cómo podemos aumentar sus niveles en el cerebro de estos niños? El GABA se produce en el cuerpo a partir del aminoácido glutamina. No obstante, convertir la glutamina en GABA requiere la presencia de los llamados cofactores, que son sustancias necesarias para que se produzca cierta reacción química. La conversión requiere específicamente tanto zinc como vitamina B6, dos ingredientes que deben provenir de la comida. Entonces ciertas variedades de bacterias intestinales pueden usar estos cofactores para producir GABA, aunque los científicos aún están tratando de descifrar qué cepas bacterianas están implicadas en este proceso. En una investigación publicada en el *Journal of Applied Microbiology* se ha descubierto que tipos específicos de lactobacilos y bifidobacterias producen GABA en abundancia.[56] Asimismo, estudios que usan estas bacterias en forma de probióticos han tenido resultados prometedores para reducir la ansiedad.[57,58]

En la actualidad se están haciendo muchas investigaciones sobre el GABA y su relación con componentes específicos de cierta impulsividad semejante al TDAH.[59] Los científicos también están explorando el GABA y su potencial conexión con otro trastorno neurológico: el síndrome de Tourette.[60] El consenso generalizado sobre por qué la falta de GABA puede tener un impacto tan importante en el cerebro es que parece ser que se trata de un neurotransmisor inhibidor que disminuye la carga eléctrica de las neuronas y hace menos probable la excitación de neuronas aledañas. La deficiencia de actividad del GABA implicaría que algunas áreas del cerebro se sobrerrevolucionan, y esto coincidiría sin duda con lo que se observa en niños con la excesiva actividad motriz y la pérdida de control de impulsos que caracterizan el síndrome de Tourette (ahondaré en el tema en el capítulo 9).

Como ya he dicho, debemos divorciarnos de la noción de que podemos arreglar nuestros problemas neurológicos con remedios farmacéuticos que interfieren con los síntomas pero pasan por alto la causa subyacente, sobre todo en el caso de los niños. Imagina cómo serían las cosas si pudiéramos tratar a niños con TDAH con una alimentación saludable, probióticos y otros complementos alimenticios, en lugar de administrarles metilfenidato. Un prometedor estudio al respecto se publicó en 2003, cinco años antes de que comenzara el Proyecto del Microbioma Humano. Los investigadores evaluaron a 20 niños con TDAH:[61] la mitad de ellos recibió metilfenidato, mientras que la otra mitad recibió probióticos como *Lactobacillus acidophilus* y complementos nutricionales, incluyendo ácidos grasos esenciales.

Para sorpresa de los científicos, los probióticos y los complementos daban el mismo resultado que el metilfenidato. Los autores señalaron que los "lípidos esenciales" que repararon las células del revestimiento intestinal, junto con la "reinoculación de flora benéfica y la administración de probióticos", podrían explicar el resultado positivo de este protocolo en niños. Esta información, publicada hace más de una década, ofrece una alternativa al uso de fármacos potencialmente peligrosos. Aunque fue un estudio pequeño y se requieren mayores investigaciones al respecto, espero que surjan más trabajos como éste que refuercen la evidencia de que hay una fuerte conexión entre el TDAH y el equilibrio de la flora intestinal saludable.[62] Ya contamos con 35 años de investigación sobre el vínculo entre intolerancias alimenticias y síntomas de TDAH.[63] Ahora sólo nos falta documentar más el papel de las bacterias intestinales en este panorama global.

Mencioné con anterioridad que el aumento en la incidencia del TDAH refleja la espiral creciente de obesidad infantil. Durante las últimas dos décadas he observado las cifras de ambos padecimientos alcanzar máximos insospechados. Como ya he demostrado, sin duda comparten vínculos con el microbioma. Pero ahora que ya tienes idea de cómo influyen las bacterias en los trastornos de ansiedad y del estado de ánimo, es hora de mirar a los ojos al otro elefante en la sala. ¿Es el microbioma —y no nuestra inclinación hacia los pasteles y los refrescos— el responsable de la epidemia de obesidad, incluyendo aquella que aqueja a nuestros niños? ¡No perdamos más tiempo!

CAPÍTULO 4

La flora intestinal puede engordarte y degenerar tu cerebro

Sorprendentes vínculos entre las bacterias intestinales y el apetito, la obesidad y el cerebro

Como yo, sabes bien lo terrible que es la epidemia de obesidad, pues con demasiada frecuencia nos encontramos con encabezados al respecto en revistas y periódicos. Las cifras son tan abrumadoras que dan ganas de ignorarlas. A nivel mundial, la cantidad de gente con sobrepeso u obesa pasó de 857 millones en 1982 a 2 100 millones en 2013, un crecimiento de más de 145%.[1] Otra manera de entender la inmensidad del problema es pensar que en 1990 menos de 15% de la población estadounidense de casi todos los estados era obesa. Para 2010, 36 estados tenían índices de obesidad de 25% o mayores, y 12 de esos estados tenían índices de 30% o mayores. A nivel nacional, aproximadamente dos de cada tres adultos tienen sobrepeso o son obesos.[2] Los estándares actuales consideran que una persona con índice de masa corporal (IMC, una medida de peso relativa a la altura del individuo) de entre 25 y 29.9 tiene "sobrepeso", mientras que quien tiene un IMC de 30 o más se considera obeso.

La obesidad afecta ligeramente más a mujeres que a hombres, y en la actualidad 26% de los niños estadounidenses se clasifican como obesos. Es una enfermedad que cada año le cuesta al país 147 mil millones de dólares. A nivel mundial, 3.4 millones de personas mueren al año por causas relacionadas con el sobrepeso o la obesidad.[3] Y las consecuencias de salud van más allá de la carga psicológica de lidiar con el padecimiento. Además de cobrarle una factura emocional al individuo, quien es víctima de prejuicios y discriminación por su obesidad, y enfrenta a diario el estigma de ser obeso, el sobrepeso y la obesidad también se asocian con cardiopatías, cáncer, diabetes, osteoartritis, enfermedad renal crónica y enfermedades neurodegenerativas, incluyendo Alzheimer. Desafortunadamente los efectos de la obesidad en el cerebro no suelen ser parte de la discusión, aunque deberían serlo. En la actualidad contamos con evidencia inconfundible e irrefutable de que el sobrepeso o la obesidad aumentan significativamente las posibilidades de sufrir deterioro cognitivo, pérdida de tejido cerebral y una gran variedad de trastornos neurológicos, desde depresión hasta demencia. La obesidad puede incluso reconfigurar al bebé en el útero; un estudio publicado en la revista *Cell* a principios de 2014 demostró que la obesidad durante el embarazo puede causar que el feto desarrolle circuitos neuronales anormales relacionados con el control del apetito, lo que a su vez aumenta las probabilidades de que el niño tenga sobrepeso o desarrolle diabetes en su vida.[4] Para colmo de males, investigadores de la Universidad de Oregón publicaron un artículo a finales de 2014 en donde demuestran que la obesidad durante el embarazo daña las células madre del feto, las cuales son responsables de la creación de la sangre y el mantenimiento de las funciones del sistema inmune.[5]

Durante décadas los científicos han intentado hallar una solución para terminar con la obesidad. Las farmacéuticas gastan miles de millones de dólares con la esperanza de encontrar una pastilla milagrosa que permita bajar de peso con rapidez y de forma segura, sin efectos secundarios. Y millones de personas han vaciado sus bolsillos para comprar "curas" prometedoras —desde libros y revistas, hasta complementos y productos televisivos— que les desinflen las llantitas. Nada ha revolucionado esta industria aún. Pero yo creo que hay algo que podría hacerlo, y quizá ya te imaginas qué es: restablecer el microbioma. Los hallazgos científicos recientes apuntan hacia el poder del microbioma para controlar el apetito, la salud metabólica y el peso. Tener éxito en la aventura de alcanzar el peso óptimo depende de si albergas o no microbios "grasosos".

Tribus grasas *vs.* tribus flacas

Antes de entrar en detalles sobre la obesidad en el contexto del microbioma, reflexionemos de nuevo sobre la diferencia entre el niño occidental promedio y un niño del África subsahariana rural. Ten en mente que la obesidad y el sobrepeso son algo prácticamente desconocido en esta población africana, comparada con las poblaciones occidentales. Reconozco que parte de esta discrepancia se debe al acceso a los alimentos en general, pero parte de la conversación que estamos teniendo gira en torno a la composición de la flora intestinal en cada población. En un estudio muy citado publicado por la Universidad de Harvard en 2010, los investigadores estudiaron el efecto de la alimentación en el microbioma al evaluar las bacterias intestinales de niños de zonas rurales de África.[6] Estos niños llevan una alimentación alta en fibra, "similar a las de los primeros grupos humanos sedentarios, en la época del nacimiento de la agricultura". A través de estudios genéticos, los científicos identificaron los tipos de bacterias presentes en la materia fecal de estos niños. Además, observaron el total de ácidos grasos volátiles, los cuales son producidos por las bacterias intestinales cuando digieren fibra de origen vegetal (polisacáridos).

Como ya hemos discutido, los dos principales grupos de bacterias son las firmicutes y las bacteroidetes, y entre ambos representan más de 90% de la población bacteriana en el intestino. La proporción que guardan estos grupos determina el nivel de inflamación y se relaciona de manera directa con padecimientos como obesidad, diabetes, enfermedad coronaria e inflamación en general. Aunque no hay proporción perfecta que equivalga a salud óptima, sabemos que una mayor proporción de firmicutes (es decir, más firmicutes que bacteroidetes en el intestino) se asocia con mayor inflamación y obesidad.

¿Por qué? Como ya señalé con anterioridad, las firmicutes son excepcionalmente hábiles para extraer calorías de los alimentos, por lo que aumentan la absorción calórica del cuerpo. Si puedes absorber más calorías de los alimentos que van pasando por tu tracto gastrointestinal, tienes más probabilidades de subir de peso. Las bacteroidetes, por el contrario, se especializan en digerir almidones de origen vegetal y fibras en moléculas de ácidos grasos más cortas, las cuales el cuerpo aprovecha como energía. La proporción de firmicutes a bacteroidetes es lo que hoy en día se considera un "biomarcador de obesidad".[7]

El estudio de la Universidad de Harvard ya mencionado descubrió que en los intestinos de la población occidental dominan las firmicutes, mientras que la población africana alberga mayores cantidades de bacteroidetes. Miremos esta información de cerca:

Que las firmicutes lleven las de ganar tiene sus consecuencias, pues múltiples estudios han demostrado que este tipo de bacterias ayuda a regular los genes metabólicos. Esto significa que las bacterias de esta familia, las cuales son muy abundantes en humanos con sobrepeso, en realidad controlan los genes que tienen un impacto negativo en el metabolismo. Básicamente secuestran nuestro ADN y arman un escenario en el que el cuerpo cree que necesita retener calorías.

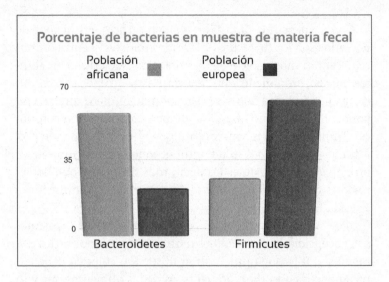

Porcentaje de bacterias en muestra de materia fecal

Como afirman los autores de un estudio publicado en 2011: "Los microorganismos no sólo aumentan la cosecha energética en el intestino, sino que también afectan la regulación del almacenamiento de dicha energía y el funcionamiento del sistema inmune. Esto último es importante porque desequilibra la composición de la comunidad bacteriana intestinal y puede derivar en enfermedades inflamatorias, inflamación que se vincula con la obesidad".[8] Además, a inicios de 2015 el *American Journal of Clinical Nutrition* publicó un estudio que ofrecía mayores evidencias de que los niveles elevados de firmicutes cambian la expresión de nuestros genes y que señalaba que esto sienta las bases para padecer obesidad, diabetes, cardiopatías e inflamación. Sin embargo, como se demuestra en este estudio, es posible cambiar la situación. Algo tan sencillo como consumir más fibra dietética puede modificar la proporción bacteriana.[9]

Cuando los científicos examinaron los ácidos grasos volátiles hallados en las muestras de cada grupo —europeos y africanos—, encontraron otra diferencia notable:[10]

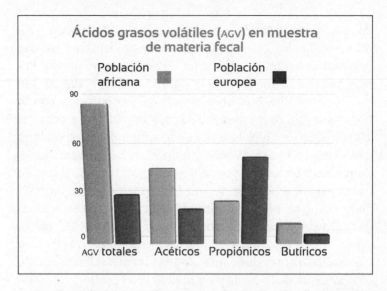

Ácidos grasos volátiles (AGV) en muestra de materia fecal

Población africana · Población europea

AGV totales · Acéticos · Propiónicos · Butíricos

En el capítulo 5 analizaremos el significado de estas distintas proporciones. Por ahora bastará decir que lo deseable es que haya más ácidos butíricos y acéticos que propiónicos. Las concentraciones altas de ácidos propiónicos indican que el intestino está gobernado por bacterias poco amigables. De ahí que el perfil africano refleje un microbioma mucho más saludable que el europeo, y estas diferencias tienen todo que ver con la alimentación. La dieta africana es alta en fibra y baja en azúcares, mientras que la europea es justo al revés. ¿Podría esto ayudar a explicar por qué la obesidad —y hasta enfermedades como el asma— no es habitual en las zonas rurales africanas?

Cuando doy conferencias sobre el tema de obesidad y flora intestinal disfruto compartir un estudio innovador publicado en *Science* en 2013 sobre gemelos, el cual fue uno de los primeros de su clase en revelar la conexión entre tipos de microbios intestinales y el desarrollo de la obesidad.[11] Cuando científicos de la Universidad de Washington trasladaron bacterias intestinales de un gemelo obeso al tracto gastrointestinal de ratones delgados, estos últimos engordaban. Pero cuando se trasplantaban bacterias del gemelo delgado a los ratones delgados, éstos se mantenían igual, siempre y cuando llevaran una alimentación sana. Investigaciones previas habían ya notado una diferencia significativa en la disposición bacteriana de los humanos obesos en comparación con la flora intestinal de personas en su peso ideal. En un estudio de 2006 publicado en *Nature*, el mismo grupo de investigadores de la Universidad de Washington documentó que los individuos obesos tenían, en promedio, 20% más firmicutes que los individuos de peso normal, y casi 90% menos bacteroidetes.[12] Otros estudios han demostrado además que los individuos diabéticos y obesos tienden a carecer de diversidad bacteriana.[13,14] Asimismo, investigaciones realizadas en la Clínica Cleveland han revelado que algunas bacterias metabolizan componentes de la carne y los huevos para producir un compuesto que promueve la obstrucción de las arterias.[15] Por lo tanto, si tienes muchas de estas bacterias, tienes mayor riesgo de padecer cardiopatías. Esto explicaría por qué algunas personas que se atascan de alimentos "tapa arterias" jamás desarrollan problemas cardiacos, mientras que otras con la microbiota desbalanceada sí los padecen. Esto no significa que debas evitar la carne y los huevos; por el contrario, estos alimentos son fuentes importantes de nutrientes y parte del programa de *Alimenta tu cerebro*. La clave aquí es que los desequilibrios de la flora intestinal originan problemas de salud. Por lo tanto, si vas a culpar a alguien de tus problemas cardiacos, que sea en parte a los bichos malos que viven en tu barriga.

Antes de explorar los fundamentos científicos detrás de la relación entre tus colonias intestinales y tu talla de cintura, revisemos ciertas nociones básicas que aclaran la conexión entre salud cerebral y obesidad: los efectos de niveles altos de azúcar en la sangre, la resistencia a la insulina y la diabetes.

La obesidad es una enfermedad inflamatoria, como los trastornos neurológicos

Aunque es difícil imaginar que la obesidad sea una enfermedad inflamatoria, como también lo es concebir que la demencia y la depresión lo sean, la inflamación está en el origen de todas ellas. Para empezar, la obesidad se asocia con una mayor producción de sustancias inflamatorias, o citocinas.[16] Estas moléculas provienen en su mayoría del tejido adiposo mismo, el cual actúa como un órgano que produce hormonas y sustancias inflamatorias. Las células adiposas hacen más que simplemente almacenar unas cuantas calorías extra e influyen más en la fisiología humana de lo que solíamos creer. Si tienes más grasa de la que necesitas, en particular alrededor de los órganos viscerales como el hígado, el corazón, los riñones, el páncreas y los intestinos, tu metabolismo sufrirá.

Este tipo de "grasa visceral", la cual suele acentuarse en individuos obesos, es sumamente peligrosa. No sólo tiene la capacidad única de provocar reacciones inflamatorias, sino que activa moléculas señalizadoras que pueden interferir con las dinámicas hormonales normales del cuerpo.[17] Asimismo, la grasa visceral hace más que inducir inflamación por medio de una cadena de eventos biológicos; esa misma grasa visceral también se inflama. Este tipo de grasa hospeda hordas de glóbulos blancos inflamatorios. Además, cuando la grasa visceral produce moléculas hormonales e inflamatorias, éstas van directo al hígado, el cual responde con otra ronda de municiones, en particular reacciones inflamatorias y sustancias que alteran las hormonas.

En pocas palabras: la grasa visceral es más que un enemigo mal encarado. Es un enemigo armado y peligroso. La cantidad de padecimientos que hoy en día se relacionan con la grasa visceral es tremenda, desde las más obvias como la obesidad y el síndrome metabólico, hasta las no tan evidentes: cáncer, trastornos autoinmunes y enfermedades neurológicas.

Esto explica por qué la medida de tu cintura es un referente de tu "salud", pues la redondez de tu barriga predice futuros problemas de salud y hasta la muerte. Esto quiere decir que, entre mayor sea la circunferencia de la cintura, mayor será el riesgo de enfermar y morir, pero también mayor el riesgo de que haya cambios estructurales adversos a nivel cerebral.

En otro artículo bastante citado de 2005, un equipo de científicos de la Universidad de California en Berkeley y en Davis, y de la Universidad de Michigan examinaron las proporciones de cintura a cadera en más de 100 individuos y las compararon con los cambios estructurales que sufrió su cerebro conforme fueron envejeciendo.[18] El estudio intentaba determinar si había un vínculo entre la estructura del cerebro y el tamaño del abdomen de las personas, y los resultados generaron gran conmoción en la comunidad médica. Entre más grande es el abdomen de una persona, más pequeño es su hipocampo, el centro de memoria del cerebro. La función del hipocampo depende de su tamaño, así que si el hipocampo se encoge, también se encoge tu memoria.

Lo más sorprendente es que los investigadores descubrieron que entre mayor sea la proporción de la cintura a la cadera, habrá mayor riesgo de pequeños derrames, los cuales se asocian con el deterioro de la función cognitiva. En palabras de los autores: "Los resultados son consistentes con un creciente corpus de evidencia que vincula la obesidad, la enfermedad vascular y la inflamación con el deterioro cognitivo y la demencia". Otros estudios, incluyendo uno de 2010 realizado en la Universidad de Boston, han confirmado el hallazgo. El peso excesivo del cuerpo es indirectamente proporcional al volumen del cerebro.[19] Ahora bien, habrá quienes argumenten que el tamaño no importa, pero cuando se trata del hipocampo, el tamaño es *fundamental*.

Ten en cuenta que las citocinas generadas por las células adiposas son las mismas que figuran en altas cantidades en todos los trastornos inflamatorios, desde la artritis y las cardiopatías, hasta los trastornos autoinmunes y la demencia. Y como ya sabes, podemos hacer pruebas de inflamación gracias a marcadores como la proteína C reactiva (PCR). Como se ha expresado en el *New England Journal of Medicine*, tener concentraciones altas de PCR se correlaciona con el triple de riesgo de desarrollar demencia y Alzheimer. También se vincula con el deterioro cognitivo y con los problemas para pensar.[20]

Creo que los puntos son fáciles de conectar: si el nivel de inflamación predice la incidencia de trastornos neurológicos, y el exceso de grasa corporal aumenta la inflamación, la obesidad es un factor de riesgo para desarrollar enfermedades neurológicas. Y dicha inflamación es responsable de muchos de los trastornos que le achacamos a la obesidad, no sólo neurológicos. Es tan fundamental en la diabetes como lo es en la hipertensión, por ejemplo. Estos padecimientos pueden tener síntomas distintivos y entrar en categorías distintas (la diabetes es un problema metabólico, mientras que la hipertensión es cardiovascular), pero comparten la misma cualidad subyacente: la inflamación.

Azúcar en la sangre y su relación con el cerebro

Puesto que la obesidad es el resultado de una disfunción metabólica, es imposible tocar el tema sin hablar del control de los niveles de azúcar en la sangre. Comenzaré esta discusión dándole un breve vistazo a la insulina, la cual ya sabes que es una de las hormonas más importantes que produce el cuerpo. Ésta desempeña un papel protagónico en el metabolismo, ya que nos ayuda a trasladar la energía de los alimentos a las células para su uso. Este proceso es único y muy complejo. Nuestras células sólo pueden aceptar la glucosa con ayuda de la insulina, la cual actúa como vehículo y se produce en el páncreas. La insulina, entonces, lleva la glucosa del torrente sanguíneo a las células, en donde se usa como combustible.

Cuando una célula está sana posee gran cantidad de receptores de insulina, por lo que no tiene problemas para responder a su presencia. No obstante, si la célula se ve expuesta sin piedad a niveles demasiado altos de insulina debido a una presencia casi permanente de glucosa —causada por el consumo excesivo de carbohidratos y azúcares refinadas—, la célula hace algo extraordinario para adaptarse: reduce la cantidad de receptores de insulina en su superficie. Es como si la célula cerrara algunas puertas para ignorar el llamado de la insulina. En última instancia, esto provoca que la célula se desensibilice o se vuelva "resistente" a la insulina. Cuando una célula se vuelve resistente a la insulina es incapaz de absorber glucosa de la sangre, dejando a ésta en el torrente sanguíneo. Como sucede con la mayoría de los procesos biológicos, un sistema de respaldo libre de fallas está listo para activarse. El cuerpo quiere solucionar este problema, pues sabe que la glucosa no puede estar deambulando en la sangre. Entonces ordena al páncreas incrementar la producción de insulina para limpiar tanta insulina como sea posible, y de esta manera empujar la glucosa hacia las células. Así, niveles más altos de insulina son necesarios porque las células ya no responden correctamente a la insulina.

Esto, como es de esperarse, pone en marcha un círculo vicioso que suele culminar en el desarrollo de diabetes tipo 2. Por definición, un diabético es alguien que tiene concentraciones altas de azúcar en la sangre porque su cuerpo es incapaz de trasladar dicha glucosa hacia las células. Y si permanece ahí, se convierte en un arma que inflige mucho daño. La diabetes es una de las principales causas de muerte prematura, enfermedad coronaria, apoplejías, enfermedades renales, ceguera y trastornos neurológicos; podríamos incluso llegar a decir que es uno de los principales causantes de Alzheimer si no se trata durante años. Aunque la mayoría de la gente que padece diabetes tipo 2 tiene sobrepeso, muchas personas normales o hasta delgadas caminan por las calles sin saber que tienen desequilibrios crónicos en sus niveles de azúcar en la sangre. El camino a la diabetes —y la carretera a la enfermedad neurológica— comienza con estos desequilibrios, independientemente del peso corporal. Y a lo largo de esta cadena de eventos el cuerpo debe soportar el disturbio inflamatorio.

La insulina también desempeña un papel importante en las reacciones corporales cuando los niveles de azúcar no se pueden mantener bajo control. Considerada una hormona anabólica, la insulina fomenta el crecimiento celular, la formación y retención de grasa, y el aumento de la inflamación. Tener niveles altos de insulina acelera o frena a otras hormonas, con lo que el sistema hormonal del cuerpo se desbalancea, y este desequilibio tiene repercusiones que empujan al cuerpo hacia la orilla del barranco biológico, por decirlo de alguna manera.

Los picos de azúcar en la sangre tienen efectos negativos directamente en el cerebro, los cuales provocan más inflamación. El aumento de la concentración de glucosa en la sangre deriva en el agotamiento de neurotransmisores importantes, incluyendo serotonina, epinefrina, norepinefrina, GABA y dopamina. También se gastan los materiales necesarios para producir estos neurotransmisores, como vitaminas B. Asimismo, los niveles de magnesio se reducen, con lo que afectan tanto al sistema nervioso como al hígado. Pero lo más importante es que los niveles altos de azúcar en la sangre desencadenan una reacción llamada "glicación", la cual detallé en el capítulo 2. Como recordatorio, la glicación es el proceso biológico en el cual las moléculas de azúcar se adhieren a proteínas y a ciertas grasas para formar nuevas estructuras letales llamadas productos finales de glicación avanzada (AGE), los cuales contribuyen más que cualquier otro factor a la degeneración del cerebro y su funcionamiento. Este proceso puede incluso derivar en el encogimiento de tejido cerebral fundamental. De hecho, los científicos ahora saben que la resistencia a la insulina puede precipitar la formación de las infames placas que se encuentran en el cerebro de los pacientes con Alzheimer. No olvides que las personas con diabetes tienen el doble de posibilidades de desarrollar Alzheimer, y que la gente obesa tiene mucho mayor riesgo de padecer deterioro de la función cerebral.

Para dejar algo en claro, la diabetes no provoca Alzheimer directamente. Sin embargo, ambas enfermedades comparten el mismo origen: la diabetes y el Alzheimer son resultado de una arremetida alimenticia contra el cuerpo que lo obliga a adaptarse y desarrollar procesos biológicos que a la larga derivan en disfunción y, posteriormente, en enfermedad. La diabetes y hasta problemas ligeros de glucosa en la sangre por debajo del umbral de la diabetes se asocian de manera directa con el aumento en el riesgo de encogimiento cerebral y Alzheimer. El incremento en paralelo en las cifras de personas con diabetes tipo 2, obesidad y Alzheimer en la última década sin duda está conectado.

Pero ¿qué ha provocado tantos casos de diabetes? Los datos muestran que el vínculo entre un alto consumo de carbohidratos y la diabetes es casi indiscutible. En 1994, cuando la Asociación Estadounidense de Diabetes recomendó que los norteamericanos consumieran entre 60 y 70% de calorías provenientes de carbohidratos, la epidemia de diabetes (y obesidad) se disparó. Entre 1997 y 2007 la cantidad de casos de diabetes en Estados Unidos se duplicó. De 1980 a 2011 las cifras prácticamente se *triplicaron*. Para 2014 los Centros de Control y Prevención de Enfermedades estimaron que más de 29 millones de estadounidenses —una de cada 11 personas— tienen diabetes, y casi 28% de esas personas no lo saben; es decir, no han sido diagnosticadas.[21] Creo que es posible afirmar que la cantidad de prediabéticos —quienes empiezan a tener desequilibrios de glucosa en la sangre, pero no lo saben— también se ha disparado.

Es culpa de los bichos, no de los bombones

No quiero que haya confusión: la regulación del azúcar en la sangre es la prioridad número uno cuando se trata de preservar la función cerebral y prevenir el desarrollo del Alzheimer. Y los niveles de glucosa en la sangre no sólo reflejan el consumo de azúcar y carbohidratos alimenticios, sino también el equilibrio de las bacterias intestinales. Las nuevas investigaciones realizadas en los últimos años nos indican que ciertos tipos de bacterias intestinales en realidad ayudan al cuerpo a controlar los niveles de azúcar en la sangre. (Un poco más adelante ahondaré en los detalles de estos estudios.)

Se están realizando investigaciones sobre cómo ciertos probióticos podrían revertir la diabetes tipo 2 y los problemas neurológicos asociados. En el simposio sobre el microbioma realizado en Harvard en 2014 me dejó anonadado el trabajo del doctor M. Nieuwdorp de la Universidad de Ámsterdam, quien ha realizado investigaciones increíbles relacionadas con la obesidad y la diabetes tipo 2.[22] Él ha logrado mejorar con éxito los niveles descontrolados de azúcar en la sangre de más de 250 pacientes con diabetes tipo 2 a través del trasplante fecal, procedimiento que también ha utilizado para mejorar la sensibilidad a la insulina.

Para la medicina alópata, ambos logros son casi inauditos. No hay medicamentos disponibles para revertir la diabetes ni para mejorar significativamente la sensibilidad a la insulina. Con su presentación, el doctor Nieuwdorp tenía al público en la palma de su mano, prácticamente en silencio. En sus experimentos, trasplantó materia fecial de un individuo sano y delgado a un paciente con diabetes. Lo que hizo para controlar el experimento fue muy inteligente: simplemente retrasplantó el microbioma de los participantes en sus propios cólones, de modo que éstos no sabían si los habían "tratado" o no. Para quienes a diario vemos los efectos devastadores de la diabetes en nuestros pacientes, los resultados obtenidos en proyectos como los del doctor Nieuwdorp son un rayo de esperanza. Y como neurólogo que reconoce la relación estrecha entre niveles altos de azúcar en la sangre y degeneración cerebral, creo que este innovador trabajo de investigación abre las puertas a un nuevo mundo de posibilidades en términos de prevención y tratamiento de trastornos neurológicos.

Parecería que a diario surge una nueva dieta o complemento que promete ayudarte a perder peso. Las personas con obesidad son señaladas como culpables de sus propios problemas de peso, pues pareciera que no pueden contenerse de comer los alimentos que engordan. Por lo regular, reconocemos que la dieta occidental moderna, la cual es alta en carbohidratos y azúcares refinadas, así como en grasas procesadas, es responsable de la epidemia de obesidad. Pero también creemos que la gente con sobrepeso es floja y no quema suficientes calorías en relación con las que consume.

Sin embargo, ¿qué pasaría si tener sobrepeso u obesidad tuviera menos que ver con la voluntad o la carga genética, y más con el perfil microbiano del intestino? ¿Y si en realidad le debemos nuestros problemas de obesidad a una congregación enferma y disfuncional de bichos intestinales?

Millones de personas sentirían alivio de saber que su aumento de peso podría no ser su culpa. Las investigaciones recientes demuestran que nuestra flora intestinal no sólo ayuda a la digestión, como ya te habrás dado cuenta, sino que también desempeña un papel crucial en el metabolismo, lo cual se relaciona directamente con si perdemos o ganamos peso. Dado que influyen en la manera en la que almacenamos grasa, equilibran los niveles de glucosa en la sangre, expresan genes que se relacionan con el metabolismo y responden a hormonas que nos hacen sentir hambrientos o satisfechos, las bacterias intestinales son las directoras de orquesta del cuerpo, en más de un sentido. Desde nuestro nacimiento, ayudan a sentar las bases para determinar si tendremos obesidad, diabetes y problemas neurológicos, o si seremos delgados y tendremos un cerebro sano y veloz, y una vida larga y plena.

Ahora es un hecho aceptado que la comunidad bacteriana de la gente delgada se parece a una selva llena de diversas especies, mientras que la de las personas obesas es mucho más limitada. Solíamos creer que el sobrepeso y la obesidad eran cuestiones matemáticas: exceso de calorías ingeridas menos las pocas calorías gastadas. Pero estas nuevas investigaciones revelan que el microbioma desempeña un papel crucial en las dinámicas energéticas del cuerpo, las cuales influyen en la ecuación de calorías ingeridas/calorías gastadas. Si albergas demasiadas bacterias que extraen eficientemente más calorías de tus alimentos, adivina qué: absorberás más calorías de las que necesitas, lo que promoverá la absorción de grasas.

Para darte una mejor idea de cómo le hacen los científicos para documentar las diferencias microbianas entre personas delgadas y gordas, y para correlacionarlo con la obesidad, es útil mirar más de cerca las investigaciones de Jeffrey Gordon, de la Universidad de Washington en St. Louis.[23] Él y sus colegas están entre los científicos que realizan experimentos innovadores con ratones "humanizados". En su ya famoso estudio de 2013 sobre gemelos que mencioné con anterioridad, Gordon de nuevo demostró el poder de la dominación de tribus "grasientas" y tribus "delgadas" en el intestino, y su vínculo con el riesgo de obesidad.[24] Luego de que su equipo diseñara genéticamente ratones bebé con microbios de una mujer obesa o de su hermana delgada, les permitían a los roedores comer lo mismo en las mismas cantidades. Fue ahí cuando observaron que los ratones se diferenciaron en términos de peso. Los animales que recibieron las bacterias de la mujer obesa no sólo engordaron más que los ratones con bacterias de la mujer delgada, sino que sus microorganismos intestinales eran mucho menos diversos.

Luego repitieron el experimento, pero esta vez el equipo de Gordon dejó que ambos grupos de ratones bebé compartieran la misma jaula después de haberlos modificado para que contuvieran microbios "grasientos" o "delgados" en los intestinos. Esto les permitió a los ratones que llevaban los microbios de la mujer obesa que adquirieran algunos de los microbios de sus contrapartes delgadas, principalmente a través del consumo de heces fecales de los ratones delgados, el cual es un comportamiento habitual entre ratones. ¿Cuál fue el resultado? Que ambos grupos de ratones se mantuvieron delgados. Gordon llevó el experimento un paso más lejos al transferir cepas bacterianas de los ratones delgados a aquellos destinados a volverse obesos, los cuales, en vez de engordar, desarrollaron un peso normal. En palabras de Gordon: "En conjunto, estos experimentos aportan pruebas bastante convincentes de que existe una relación causa-efecto, y que fue posible prevenir el desarrollo de la obesidad".[25]

¿Cómo interpretan los resultados Gordon y su equipo? Él sugiere que las bacterias intestinales en los ratones obesos carecen de microbios que tienen papeles estelares en el mantenimiento de un metabolismo normal y un peso saludable. Sus estudios, junto con los de otros, están aportando información nueva sobre qué implican dichos papeles. Por ejemplo, un microbio faltante que se asocia con la regulación del apetito es *Helicobacter pylori*, el cual ayuda a controlar el hambre al afectar los niveles de ghrelina, la principal hormona que estimula el apetito. *H. pylori* tuvo una relación simbiótica con los humanos durante los últimos 58 000 años, pero nuestros tractos digestivos occidentales ya no la albergan en igual proporción debido a las condiciones de vida higiénica y el uso indiscriminado de antibióticos.

El equipo de Gordon está entre los científicos pioneros que también están descifrando la conexión entre calidad de la dieta, calidad y diversidad de las bacterias intestinales, y riesgo de obesidad. Al usar ratones como modelos, ha demostrado

que, si los ratones humanizados reciben una dieta occidental
—baja en fibra, frutas y verduras, y alta en grasas—, los ratones con microbios que favorecen la obesidad engordan, aun
si comparten espacio con sus contrapartes delgadas. Dicho de
otro modo, la dieta poco saludable impide que las bacterias
"adelgazantes" intervengan y tengan un impacto positivo.
Dichos resultados señalan hacia el poder de la alimentación
para controlar la composición de la flora intestinal y, en última instancia, el control de peso. Sin duda se requieren estudios adicionales, sobre todo en humanos, pero el trabajo de
Gordon ha atraído mucha atención en los círculos médicos y
ha inspirado la realización de más investigaciones.

En 2013 otro equipo de investigadores, provenientes del
MIT y de la Universidad Aristóteles de Tesalónica, en Grecia,
aportó mayores evidencias cuando examinaron por qué un
yogurt lleno de probióticos tenía un efecto adelgazante tan
poderoso.[26] Alimentaron ratones con una diversidad de
dietas, aunque no se trataba de ratones comunes, sino de animales con una predisposición genética a la obesidad. Los
ratones que comían "comida rápida" —alta en grasas y azúcares dañinas, y baja en fibra y vitaminas B y D— engordaban con rapidez. Sus microbiomas cambiaban después de
unas cuantas semanas de llevar la dieta de comida rápida.
Por el contrario, los ratones que recibían tres porciones a
la semana de yogurt con probióticos de una marca comercial se mantuvieron delgados. Pero había un giro inespera-
do: los ratones que comían yogurt también podían comer
tanta comida rápida como quisieran. El encabezado de sus
resultados era muy revelador: "Llevar una dieta de 'comida
rápida' occidentalizada restructura el microbioma intestinal
y acelera la obesidad asociada con envejecimiento en ratones". No quiero que te quedes con la impresión de que tomar
probióticos te da libertad de comer lo que se te dé la gana,
pero es un hecho que este trabajo tiene implicaciones impor-
tantísimas.

Uno de los peores enemigos de nuestro microbioma, el cual ya mencioné de pasada y sobre el cual ahondaré un poco más a detalle, es la fructosa procesada. El estadounidense promedio consume jarabe de maíz alto en fructosa en cantidades que van de las 132 a las 312 calorías diarias.[27] (Ya detallaré cómo el consumo de este producto ha ido aumentando de manera constante al mismo tiempo que la creciente epidemia de obesidad.) Muchos científicos han sugerido que la fructosa procesada contribuye a la obesidad y que es uno de los principales factores que interfiere en el desarrollo del microbioma intestinal occidental, aquel que tiene muy poca diversidad microbiana y demasiados tipos de bacterias que alimentan a las células adiposas.

¿Por qué es tan dañina la fructosa? No sólo porque alimenta a las bacterias patógenas y de ese modo altera el equilibrio microbiano saludable, sino porque no estimula la producción de insulina como lo hace la glucosa. Por esta razón se procesa inmediatamente en el hígado, lo cual significa que disminuye la producción de leptina, otra importante hormona vinculada con la supresión del apetito. Como no te sientes satisfecho, sigues comiendo. Este mismo resultado —la falta de saciedad— se observa tras el consumo de edulcorantes artificiales. Aunque solíamos creer que los sustitutos de azúcar como la sacarina, la sucralosa y el aspartame no tenían impacto en el metabolismo porque no elevaban los niveles de insulina, resulta que pueden causar estragos metabólicos y provocar los mismos trastornos metabólicos que el azúcar real. ¿Cómo es eso posible? Porque cambian el microbioma de tal manera que favorecen la disbiosis, los desequilibrios de glucosa en la sangre y una falta generalizada de salud metabólica. Y sí, la industria productora de alimentos y bebidas se está arrancando el cabello ante esta noticia, la cual se publicó en 2014 en la revista *Nature*.[28] En el capítulo 6 exploraré los detalles de este estudio, el cual aporta evidencias de que las bacterias intestinales son responsables de ayudar a controlar el azúcar en la sangre, pero también el peso y el riesgo de desarrollar enfermedades.

¿POR QUÉ FUNCIONA EL *BYPASS* GÁSTRICO? POR TUS BICHOS

Se han popularizado acercamientos agresivos a la pérdida de peso, como la cirugía de *bypass* gástrico, la cual reorganiza físicamente el sistema digestivo. Estas cirugías suelen implicar la reducción del estómago y el desvío del intestino delgado. Aunque solíamos creer que desencadenaba una pérdida de peso veloz principalmente porque obligaba a la persona a comer menos, un estudio monumental publicado en 2014 en *Nature* planteó la idea de que el microbioma determina el éxito de la cirugía gástrica.[29]

En la actualidad contamos con evidencias sorprendentes de que buena parte de la pérdida de peso se debe a los cambios en la microbiota intestinal. Estos cambios ocurren después de la cirugía como respuesta no sólo a los cambios anatómicos, sino a las modificaciones alimenticias que suelen ocurrir cuando la persona consume alimentos más saludables que favorecen el crecimiento de distintas bacterias. No tengo duda alguna de que cuando observemos los detalles de por qué los pacientes diabéticos con *bypass* gástrico suelen experimentar la inversión absoluta de su diabetes poco después de la cirugía, nos encontraremos de nuevo frente al microbioma.

Como ya hemos discutido, la proporción de tipos de bacterias intestinales es importante. Muchos estudios demuestran que cuando la cantidad de firmicutes disminuye, también se reduce el riesgo de problemas metabólicos como diabetes. Por otro lado, cuando la cantidad de bacteroidetes es baja, hay una mayor permeabilidad intestinal, la cual a su vez aumenta todos los riesgos, algunos de los cuales son el caos inmunológico, la inflamación y, más adelante, los trastornos neurológicos, desde depresión hasta Alzheimer.

También debo agregar que el ejercicio promueve el balance adecuado de microorganismos intestinales. Desde hace mucho tiempo sabemos que el ejercicio tiene beneficios en general, pero resulta que su impacto en la pérdida y el manejo de peso no proviene sólo de la quema de calorías. Los hallazgos científicos recientes revelan que el ejercicio influye positivamente en el equilibrio de bacterias intestinales para favorecer el crecimiento de colonias que previenen el aumento de peso. En estudios de laboratorio realizados en ratones, los mayores niveles de ejercicio se correlacionaban con una reducción de firmicutes y un aumento de bacteroidetes. Dicho de otro modo, el ejercicio redujo de manera efectiva la proporción de firmicutes a bacteroidetes. Aunque se requieren más investigaciones en humanos, las cuales están en proceso, ya contamos con evidencias convincentes de que lo mismo nos ocurre a nosotros: el ejercicio promueve la diversidad microbiana.

En 2014 investigadores de la Universidad College Cork, de Irlanda, examinaron muestras de sangre y heces para comparar las diferencias entre la diversidad microbiana de jugadores profesionales de rugby y hombres saludables, aunque no atléticos.[30] Algunos de los no atletas estaban en su peso ideal, mientras que otros tenían sobrepeso. (Los análisis de sangre aportaban información sobre daño muscular e inflamación, que son signos de cuánto ejercicio habían hecho los individuos recientemente.) En términos generales, los 40 atletas que participaron en el estudio exhibían mayor diversidad de microbios que cualquier otro de los hombres. En su artículo, publicado en la revista *Gut*, los investigadores atribuyeron estos resultados al ejercicio extenuante y a la alimentación de los atletas, la cual era más alta en proteína (22% de calorías de proteínas, contra 15 o 16% de calorías de proteína que consumían los no atletas). Otro hallazgo clave fue que además de documentar una mayor diversidad de microbios intestinales en los atletas, los investigadores reportaron que entre los microorganismos encontrados en los jugadores de rugby había una cepa bacteriana ligada a bajos índices de obesidad y trastornos relacionados con la obesidad.

La ciencia habla por sí misma: desde el día en que nacemos la interacción entre la flora intestinal y nuestra alimentación puede hacernos vulnerables a disfunciones metabólicas y enfermedades neurológicas. Para los médicos ya no es un misterio por qué los bebés que no son expuestos a una amplia gama de bacterias benéficas al comienzo de su vida suelen exhibir a lo largo de su vida un riesgo mucho mayor de obesidad, diabetes y problemas neurológicos que sus semejantes con microbiomas saludables. Estos bebés en riesgo suelen ser los que nacieron por cesárea, fueron alimentados principalmente con fórmula y suelen sufrir infecciones crónicas para las cuales reciben antibióticos. En un estudio particularmente revelador, científicos canadienses descubrieron que los bebés alimentados con fórmula desarrollan ciertas cepas bacterianas en el intestino que los bebés amamantados no desarrollan sino hasta que empiezan a consumir alimentos sólidos.[31] Dichas cepas no necesariamente son patógenas, pero la exposición temprana a ciertos tipos de bacterias puede no ser benéfica, puesto que el intestino y el sistema inmune del infante siguen en desarrollo, hecho reforzado por investigadores en esta área que coinciden en que ésta podría ser una razón por la cual los bebés alimentados con fórmula son más susceptibles a trastornos autoinmunes como asma, alergias, eccema y celiaquía, así como obesidad.

Dicho lo anterior, hablaré sobre las mujeres que alimentan a sus bebés con fórmula. Para algunas, amamantar no es opción; también hay mujeres que eligen o requieren reducir el tiempo de lactancia. ¿Esto significa que están condenando a sus hijos? Para nada. Aunque sabemos hoy en día que los bebés amamantados tienen un microbioma mucho más diverso y menor riesgo de desarrollar una serie de enfermedades que los bebés alimentados con fórmula, también sabemos que hay mucho que puede hacerse para fomentar el desarrollo de un microbioma saludable en ausencia de la leche materna. Te dará gusto descubrir que el microbioma es muy receptivo a rehabilitarse a través de cambios de hábitos básicos. En el capítulo 8 les daré a las mamás algunas ideas sobre cómo hacerlo.

Las inquietudes sobre el uso exagerado de antibióticos en niños no han hecho más que intensificarse ante la epidemia creciente de obesidad infantil. En la actualidad contamos con evidencia suficiente para culpar en parte al uso de antibióticos por su capacidad de modificar el equilibrio microbiano en el intestino. El doctor Martin Blaser, del Proyecto del Microbioma en la Universidad de Nueva York, ha demostrado también que cuando los ratones jóvenes reciben bajas dosis de antibióticos, similares a las que recibe el ganado, retienen 15% más grasa corporal que los animales no expuestos a esos fármacos.[32] Piénsalo y toma en cuenta lo siguiente: el niño estadounidense promedio recibe tres tratamientos de antibióticos durante el primer año de vida. Blaser enfatizó estos datos durante su presentación en 2014 en el simposio sobre probióticos realizado en Harvard.

En las convincentes palabras de la doctora María Gloria Domínguez-Bello, también de la Universidad de Nueva York (y esposa del doctor Blaser), "los antibióticos son como un incendio en el bosque. El bebé está formando el bosque, pero si hay un incendio en ese recién creado bosque, el resultado es la extinción".[33]

En un estudio aledaño, cuando un estudiante de posgrado del laboratorio del doctor Blaser alimentó ratones con una dieta alta en grasas y les administró antibióticos, los ratones engordaron. Estos resultados sugieren que hay una "sinergia" entre los antibióticos y la dieta.[34] Curiosamente, Blaser señala que el uso de antibióticos varía en Estados Unidos y que, al observar un mapa, salta a la vista un patrón: en los estados en donde los índices de obesidad son mayores, también lo es el uso de antibióticos. Y el sur del país se lleva las palmas por ser la región con más sobrepeso y más antibióticos recetados.

Antes de que te abrumen estos datos y quieras cerrar el libro, sobre todo si te sientes identificado, permíteme aclarar algo: lo que estos novedosos y sorprendentes datos nos comunican es que podemos controlar nuestro metabolismo y, a su vez, las respuestas inflamatorias y la salud cerebral con sólo nutrir nuestro microbioma. Aun si no tuviste la fortuna de nacer por parto natural o si has tomado antibióticos varias veces (¿quién no?) o has llevado una dieta alta en carbohidratos, te propondré soluciones para revertir los daños causados por estas circunstancias.

En las próximas páginas abordaré las estrategias prácticas. Por ahora fijemos nuestra atención en otro trastorno que está en boca de todos: el trastorno del espectro autista. Finalmente, en el siglo XXI podemos hallar algunas medidas preventivas para mejorar los tratamientos individualizados para este padecimiento neurológico en algunos pacientes. Aunque sigue habiendo muchas preguntas sobre este enigmático trastorno neurológico, el papel del microbioma intestinal se va haciendo cada vez más evidente. Como verás más adelante, los hallazgos científicos recientes están sentando las bases para una nueva forma de pensar la medicina.

CAPÍTULO 5

Autismo y digestión

Sobre las fronteras de la medicina neurológica

Casi no pasa un día sin que responda alguna pregunta sobre autismo, uno de los trastornos más debatidos en la última década. ¿Qué lo causa exactamente? ¿Por qué hay tantos niños que lo padecen en la actualidad? ¿Alguna vez encontraremos la cura o una medida preventiva exitosa? ¿Por qué hay un rango tan amplio de intensidades? Casi 60 años después de que este trastorno fue identificado por primera vez, el número de casos sigue en aumento. La Organización de las Naciones Unidas estima que hasta 70 millones de personas en el mundo entran en el espectro autista, tres millones de las cuales se encuentran en Estados Unidos.[1]

En primer lugar, aclararé que, para los fines de esta discusión, usaré el término *autismo* para comprender todos los grados incluidos en el espectro. Tanto *trastorno del espectro autista* (TEA) como *autismo* se usan como términos generales para describir una familia amplia y diversa de trastornos complejos del desarrollo cerebral. Estos trastornos comparten tres características clásicas: dificultad para la interacción social, problemas de comunicación verbal y no verbal, y comportamientos repetitivos. Según los Centros de Control y Prevención de Enfermedades, los niños o adultos con autismo pueden:[2]

- No señalar objetos para demostrar su interés (por ejemplo, no señalar un avión en el cielo).
- No voltear a ver los objetos señalados por alguien más.
- Tener problemas para vincularse con otros o carecer de interés en otras personas.
- Evitar el contacto visual y preferir estar solos.
- Tener problemas para comprender las emociones ajenas o para hablar de sus propios sentimientos.
- Preferir no ser abrazados, o sólo hacerlo cuando *ellos* lo desean.
- No contestar cuando la gente les habla, pero sí reaccionar a otros sonidos.
- Estar muy interesados en la gente, pero no saber cómo hablarles, jugar con ellos o vincularse con ellos.
- Repetir o hacer eco de palabras o frases que se les dicen, o repetir palabras o frases en lugar de hablar normal.
- Tener problemas para usar palabras o movimientos comunes para expresar sus necesidades.
- No involucrarse en típicos juegos de "imitación" (como, por ejemplo, intentar alimentar a una muñeca).
- Repetir acciones una y otra vez.
- Tener dificultades para adaptarse cuando una rutina se modifica.
- Tener reacciones inusuales a olores, sabores, apariencias, sensaciones o sonidos.
- Perder habilidades que solían tener (por ejemplo, dejar de decir palabras que solían usar).

Aunque antes se reconocían distintos subtipos, incluyendo el síndrome de Asperger y el trastorno autista, en 2013 todos los trastornos autistas se fundieron en un solo diagnóstico generalizado: trastornos del espectro autista. Sin embargo, no hay dos pacientes iguales; una persona podría tener indicios leves y ciertas dificultades sociales, pero sobresalir en matemáticas o artes, mientras que otra podría tener dificultades motoras, déficits intelectuales y problemas de salud física graves, como insomnio, diarrea crónica o estreñimiento. El doctor Stephen Scherer, director del Centro de Genómica Aplicada del Hospital de Toronto para Niños Enfermos y el Centro McLaughlin de la Universidad de Toronto, quien recientemente concluyó el estudio más grande hasta la fecha sobre el genoma autista, utiliza una analogía bastante adecuada: "Cada niño con autismo es como un copo de nieve: único en su clase".[3] Su estudio más reciente ha revelado que los cimientos genéticos del trastorno son aún más complejos de lo que solía creerse. Contrario a lo que los científicos supusieron durante mucho tiempo, la mayoría de los hermanos que comparten a los mismos padres biológicos y un diagnóstico de autismo no siempre tienen los mismos genes ligados al autismo.[4] Este estudio ha suscitado nuevas sospechas sobre el trastorno, incluyendo la posibilidad de que no sea heredado, aunque sea común en algunas familias.

A pesar de las sustanciales diferencias entre personas con autismo, hay algo seguro: entre todas representan una comunidad de individuos cuyos cerebros funcionan un poco distinto. Durante el desarrollo temprano del cerebro, algo desencadenó cambios en su fisiología y neurología que derivaron en el trastorno. Ahora que el autismo es tan común y tiene parámetros tan amplios, ha habido un cambio cultural en nuestra forma de concebirlo. Algunos prefieren hablar de este trastorno, sobre todo cuando se trata de individuos bastante funcionales con autismo, como si fuera un estilo de personalidad y no una enfermedad. Es similar a cómo muchos miembros de la comunidad de gente sorda no se consideran discapacitados, sino simplemente se conciben como personas con distintos modos de comunicación. Es valioso este cambio hacia una postura más humanista, aunque no conozco un solo padre de un niño autista que elegiría evitar la cura o el tratamiento efectivo si existieran. Aun los niños con capacidades visuales, musicales y académicas extraordinarias pueden enfrentar ciertos desafíos.

Ya sea que veamos el autismo como estilo de personalidad o como enfermedad, es imposible negar que va en aumento. Los síntomas de autismo suelen aparecer entre los dos y tres años de edad, aunque algunos médicos identifican ciertas señales durante el primer año de vida. Uno de cada 68 niños estadounidenses entra dentro del espectro autista, lo cual significa un aumento 10 veces mayor de su incidencia durante los últimos 40 años, incremento demasiado grande como para justificarlo solamente con el hecho de que la gente tiene mayor conciencia del autismo y busca que se diagnostique. Uno de cada 42 niños y una de cada 189 niñas se ven afectados, lo cual significa que el autismo es entre cuatro y cinco veces más común en niños que en niñas. En Estados Unidos hay dos millones de individuos con diagnóstico confirmado. Sé que no soy el único que cree que se trata de una epidemia. Para demostrarlo, veamos el siguiente cuadro que exhibe el incremento de casos entre 1970 y 2013:[5]

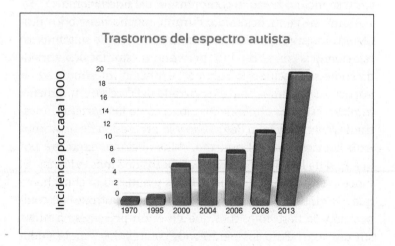

Hace unos años no se me habría ocurrido tocar el tema del autismo. Era demasiado tenso; la conversación se centraba en la controversia sobre la conexión entre el autismo y las vacunas, la cual ha sido refutada por la ciencia.[6] En ese entonces seguíamos en la edad de la ceguera en la que contestábamos "no sé" a la pregunta de qué causa el autismo. Para algunos fue más fácil culpar por completo a las vacunas que examinar otros elementos —quizá improbables— que contribuyen al trastorno, como un microbioma poco saludable. Sin embargo, hoy en día las cosas han cambiado mucho. Estudios legítimos realizados en instituciones de prestigio empiezan a develar la conexión entre bichos intestinales y autismo. Las investigaciones empiezan a darnos respuestas sorprendentes y esperanzadoras. Lo que se empieza a descubrir sobre el autismo tiene implicaciones que van más allá de entender y tratar el trastorno. Contrario a lo que dicta la sabiduría popular, los hallazgos científicos recientes en este campo se traslapan significativamente con aquellos relativos a otros achaques neurológicos. Investigar el autismo implica estar en la frontera de la medicina neurológica, sobre todo cuando la balanza científica se inclina hacia la comprensión del microbioma.

Como ya he mencionado, durante mucho tiempo los problemas intestinales se consideraron una serie de síntomas no relacionados con el cerebro, pero ahora estamos descubriendo cómo se vinculan la salud y la función intestinal —y en particular la flora— con el desarrollo del cerebro. Finalmente también estamos abriendo los ojos a cómo las bacterias intestinales contribuyen al desarrollo y la progresión de trastornos neurológicos como el autismo.[7] Más adelante explicaré por qué una de las piezas del rompecabezas que más evidencia el vínculo entre microbios intestinales y autismo es el hecho de que los niños con autismo exhiben ciertos patrones de composición de flora intestinal que no están presentes en niños sin autismo.[8] Para los neurólogos como yo, quienes ayudamos a padres de familia a tratar a sus hijos que padecen tan incomprensible trastorno, esta observación es una bandera roja enorme que se suma al hecho de que los individuos con autismo casi sin falta sufren de problemas gástricos.

Asimismo, las especies específicas de bacterias intestinales que suelen observarse en individuos con autismo crean compuestos que son dañinos para el sistema inmune y el cerebro, pues pueden incitar al sistema inmune e incrementar la inflamación. En una persona joven cuyo cerebro se está desarrollando con rapidez, la exposición a dichos compuestos, aunada al aumento en la inflamación, bien podría tener que ver con un trastorno cerebral como el autismo. Los científicos que están en las fronteras de esta investigación, algunos de los cuales conocerás en este capítulo, se encuentran estudiando las relaciones entre bacterias intestinales, sus subproductos y el riesgo de autismo. Esta investigación también observa el papel de los sistemas inmune y nervioso, dos de los protagonistas del desarrollo de cualquier trastorno neurológico.

Así como no hay un tipo único de autismo, tampoco hay una causa única. Los científicos han identificado, por ejemplo, una gran cantidad de cambios genéticos extraños —o mutaciones— que se asocian con el autismo. De hecho, mientras escribo estas líneas, dos extensos estudios recientes han exhibido conexiones entre más de 100 genes y el autismo.[9,10] Estas mutaciones parecen alterar las redes neuronales del cerebro, y no todas ellas se las debemos a mamá o papá, sino que muchas ocurren de manera espontánea en el espermatozoide o el óvulo justo antes de la concepción.

Aunque es probable que una pequeña cantidad de estas mutaciones sea suficiente para causar autismo por sí sola, también es probable que la mayoría de los casos —como ocurre con muchas enfermedades y trastornos— se deban a una combinación de riesgo genético de autismo y factores ambientales que influyen en el desarrollo del cerebro a temprana edad. Eso también permite explicar por qué los hermanos biológicos con autismo no necesariamente cargan los mismos genes ligados al autismo. Está pasando algo más desde el punto de vista ambiental. Por lo que he observado en mi consultorio y he extraído de las investigaciones más recientes, considero que el impacto ambiental es mayor que el genético. Así como los cambios en la flora intestinal pueden afectar los sistemas inmune y nervioso de un individuo sano, y contribuir al riesgo de enfermedades como esclerosis múltiple y demencia, así también estos cambios se traducen en mayores probabilidades de autismo en el infante en desarrollo. Finalmente, la mayoría de los niños con autismo tienen un historial de al menos uno o dos traumas tempranos, de ahí que surjan títulos en revistas de salud como: "Preeclampsia durante el embarazo se asocia con mayor riesgo de autismo", "Uso del fármaco X durante el embarazo se vincula con mayor riesgo de autismo", "Niños prematuros tienen mayor riesgo de desarrollar autismo", "Inflamación materna se correlaciona con autismo en descendientes", etc. Estos eventos no sólo influyen en el desarrollo del sistema inmune y del cerebro del niño, sino que, si dicho infante careció del bautizo microbiano durante el nacimiento y luego enfrentó muchas infecciones para las cuales le recetaron antibióticos, el microbioma en desarrollo se verá muy afectado. Y dado que estos impactos comienzan en el útero, descifrar exactamente en qué momento se activa el botón de autismo en cualquier individuo es difícil —si no es que imposible—. Para cuando se le diagnostica autismo, el niño ha estado expuesto a muchos posibles detonantes del trastorno en su cuerpo, y el desarrollo de autismo sin duda refleja la confluencia de estas fuerzas. Sé que las investigaciones futuras lo evidenciarán, como tampoco me sorprendería descubrir que mucha gente que tiene factores de riesgo genético para autismo *nunca lo desarrolla* porque los genes nunca tuvieron la oportunidad de expresarse. Dicho de otro modo, estos genes pueden ser silenciados por el medio ambiente. De hecho, eso es justo lo que pasa en muchas enfermedades. Es posible que traigas genes que aumenten tu riesgo de padecer obesidad, cardiopatías y demencia, en comparación con quien no tiene esa misma susceptibilidad genética, pero quizá nunca padezcas estas afecciones porque los genes se mantienen inactivos gracias al medio ambiente.

En este capítulo haremos un viaje de exploración a este misterioso padecimiento: el autismo. Te presentaré los hallazgos científicos más recientes y las correlaciones que se han descubierto, aunque muchas más siguen emergiendo conforme escribo este libro. La ciencia que vincula el autismo con cambios en la flora intestinal sigue en pañales, pero se está desarrollando con rapidez. Me siento obligado a compartir lo que ya sabemos, pues los reportes hasta la fecha son potentes y esperanzadores, y creo que mucha gente que busca con desesperación respuestas y orientación tiene derecho a conocerlos. Confío en que las pistas que están surgiendo a la larga serán demostradas con estudios humanos longitudinales y rigurosos que deriven en tratamientos significativos para muchas personas que padecen el trastorno. Lo único que pido es que estés abierto a un nuevo punto de vista que quizá nunca antes habías considerado. Imagino que cuando termines este capítulo te sentirás con más poder que nunca, aun si no has tenido que enfrentar que a un ser amado le diagnostiquen autismo. Mucha de esta información refuerza el eje central de este libro: el poder —y la vulnerabilidad— del microbioma. (Para conocer las últimas actualizaciones sobre el tema, visita mi página web www.DrPerlmutter.com.)

La historia de Jason

Antes de entrar en detalles sobre la conexión entre intestino y autismo, permíteme detallar un caso que es emblemático de lo que he observado con algunos de mis pacientes que padecen autismo. Aunque pueda sonar descabellado, es un reflejo de lo que he empezado a experimentar con frecuencia en el consultorio, y sé que no soy el único. He hablado con colegas que ahora recomiendan protocolos de tratamiento similares a aquellos que leerás aquí, los cuales han tenido resultados sorprendentes. Al leer la historia de Jason, toma notas mentales sobre los eventos que durante su vida puedan haber afectado su microbioma. Esto te preparará para identificar los detalles más sutiles de la conexión entre un intestino disfuncional y un cerebro igual de disfuncional.

A mi consultorio llegó el pequeño Jason, de 12 años, de la mano de su madre, pues se le había diagnosticado un trastorno del espectro autista. Mi primera tarea fue obtener todo su historial médico hasta ese momento de su vida. Me enteré de que Jason nació por parto natural, pero que su madre había tomado una dosis diaria de antibióticos durante todo el tercer trimestre por "infecciones persistentes de vías urinarias". Poco después del nacimiento, él también empezó a tomar varias series de antibióticos para infecciones persistentes del oído. Su madre comentó que durante el primer año de vida Jason pasó más tiempo tomando antibióticos que no tomándolos. También me compartió que su hijo fue un bebé que padeció cólicos fuertes y que lloró todo el tiempo durante su primer mes de vida. Debido a las infecciones de oído crónicas, con el tiempo se optó por colocarle tubos en las orejas, procedimiento que se le realizó dos veces. Al cumplir dos años, un periodo de diarrea crónica llevó a los médicos a sospechar que padecía celiaquía, lo cual nunca se confirmó. Para cuando tenía cuatro, había tomado antibióticos para muchas infecciones, incluyendo faringitis estreptocócica. Algunas de sus enfermedades eran tan graves que los antibióticos se le debían inyectar.

Los padres de Jason se preocuparon por problemas del desarrollo cuando el niño tenía entre 13 y 14 meses de vida. Lo metieron entonces a terapia física y ocupacional. Jason tuvo un retraso enorme en su capacidad para hablar; a los tres años se comunicaba por lenguaje de señas, pero enunciaba apenas unas cuantas palabras.

Como era de esperarse, sus padres lo llevaron con múltiples médicos a lo largo de los años y recopilaron gran cantidad de información. Le hicieron monitoreo de video EEG, resonancias magnéticas del cerebro y gran cantidad de análisis de sangre, ninguno de los cuales aportó información reveladora. Jason se obsesionaba con cosas, como encender y apagar las luces, y hacía movimientos repetitivos con las manos. Carecía de habilidades sociales y no interactuaba con otros de forma significativa. Su madre también me comentó que cuando Jason estaba en un ambiente en el que se sentía inestable o que ponía en peligro su equilibrio, se volvía ansioso e inquieto.

Noté durante la revisión del historial clínico de Jason que había múltiples anotaciones a lo largo de los años por parte de sus médicos tratantes, no sólo de infecciones de garganta y oído que requerían antibióticos, sino también de problemas gastrointestinales. "Dolor de estómago", por ejemplo, aparecía como una razón frecuente de visita al médico, y en una ocasión terminó en el consultorio por "vómito explosivo".

Al examinar a Jason, el muchacho pasó el examen neurológico con facilidad. Tenía buena coordinación, equilibrio sólido y capacidad normal para caminar y correr. No obstante, durante las pruebas parecía ansioso y se retorcía las manos de manera repetitiva. No podía permanecer sentado durante mucho tiempo, no podía sostenerme la mirada mientras lo examinaba y no podía hablarme en oraciones completas.

Cuando me senté con su madre a discutir mis hallazgos y recomendaciones, lo primero que hice fue confirmar el diagnóstico de autismo, pero de inmediato ahondé en cómo podíamos empezar a enfrentar los distintos problemas de salud de Jason. Pasé un buen rato explicándole el impacto que había tenido su frecuente exposición a antibióticos, tanto antes como después del nacimiento. Le describí el papel de las bacterias intestinales en el control de la inflamación y la regulación del funcionamiento cerebral, y le conté sobre la correlación recién revelada por la ciencia entre autismo y el tipo de bacterias que se encuentran en el intestino. Aunque tuve cuidado de no achacarle el autismo de Jason a un solo detonante y le reafirmé a su madre que es probable que el trastorno sea resultado de una constelación de factores tanto genéticos como ambientales, enfaticé la importancia de hacer todo lo que estuviera en nuestras manos para controlar tantas variables como fuera posible que pudieran influir en la funcionalidad de su cerebro. Y como imaginarás, eso incluía el estado del microbioma de Jason. A sabiendas de que las investigaciones recientes —algunas de las cuales describiré más adelante— empiezan a mostrar patrones en la flora intestinal de individuos con autismo, y de que el microbioma puede tener una fuerte influencia en el desarrollo neuroconductual, tenía un punto de partida para ofrecer soluciones. Nos enfocaríamos en el intestino de Jason.

No sentía que fuera necesario hacerle muchos análisis de laboratorio, aunque sí solicité un análisis de heces para darme una idea del estado de salud de su intestino. Y fue ahí cuando descubrí lo que imaginé desde un principio: el intestino de Jason casi no tenía lactobacilos, lo cual es indicativo de un golpe fuerte al microbioma.

El primer seguimiento con la madre de Jason lo hice tres semanas después. Para entonces había iniciado un tratamiento intenso de probióticos orales y vitamina D. La señora tenía buenas noticias: la ansiedad de Jason había disminuido considerablemente y por primera vez había sido capaz de atarse las agujetas por sí mismo. Asombrosamente, fue capaz de subirse a una montaña rusa y, también por primera vez, pasó una noche fuera de casa. Cinco semanas después, la madre me informó que las mejorías habían continuado, pero que tenía la curiosidad de intentar con trasplantes fecales para obtener más beneficios. Al parecer había hecho su tarea y se había informado bastante al respecto.

El trasplante de microbiota fecal (FMT, por sus siglas en inglés) es la terapia más agresiva que existe hasta el momento para reiniciar y recolonizar un microbioma muy enfermo. Como recordarás, fue la terapia que le receté a Carlos para su esclerosis múltiple. (Explicaré este procedimiento a detalle en el epílogo, en donde ahondo en el futuro de la medicina;

como mencioné anteriormente, no está disponible en muchas partes de Estados Unidos y se utiliza sólo para el tratamiento de ciertas infecciones por *Clostridium difficile* [*C. diff*]. Pero es probable que esto cambie, dada la acumulación de información sobre su utilidad y efectividad en el tratamiento de gran cantidad de enfermedades, en particular del sistema nervioso.)

Antes de que saques conclusiones sobre este procedimiento, cuyo desagradable nombre no deja mucho a la imaginación, permíteme explicar en qué consiste el FMT. Así como tratamos el fallo renal o hepático con trasplantes, hoy en día existe una forma increíblemente eficiente para restablecer el balance y la diversidad del microbioma intestinal: trasplantar bacterias benéficas de un individuo sano al colon de otra persona. Esto se hace extrayendo materia fecal en la que se desarrollan bacterias benéficas e introduciéndola al intestino enfermo. (Quiero aclarar que yo no realizo este procedimiento, aunque sí les ofrezco a mis pacientes información sobre clínicas en donde se lleva a cabo. Ésta es una industria que está creciendo con rapidez, por lo que se requiere una investigación cuidadosa por parte del paciente y del donador antes de proceder, así como médicos experimentados. Véase el epílogo para más información al respecto.) La madre de Jason procedió a realizar el trasplante fecal, y su donadora fue la hija saludable de una amiga.

Mi siguiente contacto con la familia fue a través de un video que me enviaron al celular mientras daba una conferencia en Alemania un mes después. Este breve clip me dejó sin aliento y me llenó los ojos de lágrimas. Mostraba a Jason vibrante y feliz, saltando de arriba abajo en un trampolín, hablando con su madre con más fluidez que nunca. No había mensaje alguno acompañando el video, pues no era necesario.

Cuando volví de Europa llamé a la madre de Jason para que me compartiera las actualizaciones más recientes. La siguiente es una instantánea de lo que ella me describió: "Jason está mucho más parlanchín, y ahora es él quien inicia las conversaciones. Ya no se comunica por escrito ni habla sólo consigo mismo. Está tan tranquilo y participativo. El otro día se sentó en una silla durante 40 minutos a conversar conmigo mientras me cortaban el cabello. Nunca lo había visto así... También recibimos el informe de su profesora, quien dice que Jason está 'presente' y conversa bastante. Por primera vez canta en misa, y nos sentimos muy bendecidos... Gracias por ayudar a sanar a mi hijo".

Quiero aclarar una cosa: no estoy diciendo que el trasplante fecal sea la solución infalible para cualquiera que tenga autismo, pero resultados como éste me inspiran a seguir intentando utilizar esta terapia en pacientes con autismo, con la esperanza de que algunos de ellos se beneficien. Finalmente, hay mucha evidencia científica sólida que sustenta que las alteraciones de la flora intestinal son un factor importante de este trastorno. Y en mi propia experiencia como médico, reconstruir el microbioma desde cero funciona.

La reacción de Jason a la combinación de mi protocolo y el FMT fue sanadora tanto para él como para su familia. El video que me envió su madre ilustra el cambio de paradigma en nuestra capacidad para tratar el autismo. Mis conversaciones con ella ahora se centran en qué más podemos hacer para que otros aprendan sobre esta nueva visión del tratamiento del autismo. Por lo tanto, me ha dado autorización para escribir sobre el caso de Jason no sólo en este libro, sino también en mi sitio web, y me ha permitido compartir el video que demuestra su increíble recuperación, el cual he publicado en mi página web: www.DrPerlmutter.com/BrainMaker.

Disfunción intestinal que contribuye a la disfunción cerebral

Muchos estudios actuales demuestran que los trastornos del tracto gastrointestinal están entre los sínomas distintivos del autismo. Los padres de niños con autismo suelen comentar que sus hijos sufren de dolor abdominal, estreñimiento, diarrea y distensión. En 2012 investigadores de los Institutos Nacionales de Salud de Estados Unidos evaluaron a niños con autismo y observaron que 85% de ellos padecía estreñimiento, y 92% exhibía algún tipo de molestia gastrointestinal.[11] El principal propósito del estudio era contestar esta pregunta: ¿los niños con autismo tienen problemas gastrointestinales, o es una observación errada de los padres? Las notas concluyentes de los investigadores declaraban: "Este estudio valida las inquietudes parentales de disfunción gastrointestinal en niños con algún trastorno del espectro autista". Además, indicaban que habían hallado "una fuerte asociación entre estreñimiento y trastornos en el lenguaje". Hoy en día los Centros de Control y Prevención de Enfermedades estiman que los niños con autismo tienen 3.5 más probabilidades de padecer diarrea crónica y estreñimiento que sus semejantes sin autismo, estadística que no debe ser pasada por alto.

Otro estudio ha determinado que existe un patrón más en individuos con autismo: la permeabilidad intestinal.[12] Como ya sabes, esto puede derivar en una respuesta inmune excesiva y en inflamación que se abre camino al cerebro. Un estudio de 2010 incluso encontró un patrón de niveles elevados

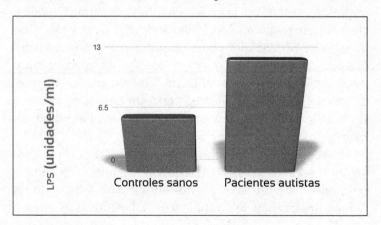

de LPS —la molécula inflamatoria— en pacientes con autismo grave.[13] Como recordarás, el LPS no debería ser capaz de llegar al torrente sanguíneo, pero lo logra si el muro intestinal está dañado. Gracias a este tipo de hallazgos muchos expertos, entre los que me incluyo, recomiendan que los niños con autismo lleven una dieta que no ponga en riesgo el revestimiento intestinal (es decir, una dieta libre de gluten).

Los estudios también han mostrado un incremento del tejido linfático en hasta 93% de los pacientes con autismo.[14] Como parte del sistema inmune, mucho de este tejido se encuentra en los espacios del tejido conectivo laxo, debajo de las membranas epiteliales, como aquellas que revisten el tracto gastrointestinal y el sistema respiratorio. Los científicos observan con atención esta anormalidad, la cual puede extenderse desde el esófago hasta el intestino grueso.

Sin duda ocurren muchas cosas en los intestinos de personas autistas. Si damos un paso atrás y nos preguntamos qué podría estar causando todos estos problemas, debemos tomar en cuenta el microbioma. Las investigaciones más innovadoras han hallado que el ecosistema de individuos autistas es muy distinto al de la gente sin autismo.[15] La gente con autismo, en particular, tiende a tener niveles más altos de especies clostridiales que anulan los efectos equilibradores de otras bacterias intestinales, lo cual deriva en la disminución de bichos benéficos como las bifidobacterias.[16,17] Los niveles altos de especies clostridiales podría explicar por qué muchos niños con autismo experimentan antojos de carbohidratos —sobre todo de azúcares refinadas, que son el alimento predilecto de estos bichos—, lo que crea un círculo vicioso que fomenta la proliferación de más bacterias de la familia *Clostridium*.

La especie clostridial más famosa es la *C. diff*, de la cual ya hablé en el capítulo 1. Cuando se le permite crecer en exceso, puede resultar letal. Ciertos antibióticos, sobre todo las fluoroquinolonas y los antibióticos a base de sulfuro, así como ciertas cefalosporinas, pueden desencadenar dicho crecimiento y alterar el equilibrio de bacterias intestinales. Irónicamente, el tratamiento de infección por *C. diff* incluye el uso de vancomicina, otro antibiótico que cambia el equilibrio bacteriano en el intestino, el cual mata las *C. diff* pero no es absorbido por el intestino. De hecho, estudios de alto nivel han demostrado que en algunos niños con autismo el tratamiento con vancomicina oral puede provocar mejorías sustanciales de los síntomas conductuales, cognitivos y gastrointestinales en algunos pacientes.[18,19] La pregunta evidente es: ¿algunas especies de *Clostridium* son una potencial causa en varios casos de autismo? O si no son estos bichos los causantes del autismo, ¿podrían incrementar el riesgo de autismo, contribuir a su desarrollo, fomentar algunos de los síntomas y exacerbar el trastorno una vez que se ha desarrollado? Otra posibilidad que la ciencia debe explorar es si las alteraciones de la flora intestinal son resultado —en lugar de agente causante— del autismo. Sea cual sea la respuesta a estas importantes preguntas, hay una sencilla verdad que prevalece: las investigaciones hasta el momento demuestran que el poder de balancear el microbioma para disminuir los síntomas de autismo es espectacular en muchos casos.

La correlación entre el crecimiento excesivo de bacterias potencialmente patógenas y el autismo fue propuesta por primera vez en un artículo publicado en 2000 en el *Journal of Child Neurology* por el doctor Richard Sandler y sus colegas.[20] El doctor Sandler ha realizado estudios piloto de tratamiento con antibióticos en 11 niños a quienes se les ha diagnosticado autismo. Aunque fue pequeña la cantidad de niños que participó en el estudio, el cual fue realizado en el Centro Médico Rush-Presbyterian-St.Luke en Chicago, los resultados tomaron al mundo de la medicina por sorpresa. Fue el primer estudio en su clase que presentó evidencia de que las alteraciones en las bacterias intestinales pueden provocar ciertos tipos de autismo, y que tratar dicha alteración puede aliviar significativamente los síntomas del trastorno. En el artículo, el doctor Sandler y su equipo describen el caso de Andy Bolte, cuya madre, Ellen, sospechaba que el autismo de su hijo estaba vinculado con una infección bacteriana en el intestino. Aparentemente, la señora había estado haciendo sus propias investigaciones. A Andy le diagnosticaron autismo en 1994, después de haberse desarrollado normalmente hasta recibir un tratamiento con antibióticos para una infección del oído a los 18 meses de edad. Ellen tenía la corazonada de que los antibióticos habían aniquilado las bacterias benéficas del intestino de su hijo y habían permitido que las bacterias dañinas tomaran el control. En 1996 Ellen Bolte finalmente puso a prueba su hipótesis con ayuda de un médico que estuvo dispuesto a tratar al niño con el mismo antibiótico utilizado para tratar las infecciones por *C. diff*, con lo que el muchacho recuperó el equilibrio de su flora intestinal. Andy mejoró de inmediato y su historia se volvió el eje de un documental llamado *El enigma del autismo*, el cual se proyectó en el extranjero y llegó al mercado estadounidense en 2012.

Desde entonces otros estudios han hecho hallazgos similares. El doctor Sidney Finegold, profesor emérito de medicina en la UCLA, quien fue uno de los coautores del estudio pionero del doctor Sandler, realizó otro pequeño análisis con 10 niños diagnosticados con autismo. En ese grupo, encontró que ocho de ellos exhibían cambios en sus habilidades conductuales y de comunicación con el mismo tratamiento con antibióticos, y que recayeron tan pronto terminó el tratamiento.[21] El doctor Finegold ha descubierto una y otra vez cifras muy elevadas de especies clostridiales en las heces de niños con autismo, en comparación con las heces de niños sin autismo (usados como controles en sus estudios).[22] En uno de estos trabajos, los niños con autismo tenían nueve especies de *Clostridium* no halladas en los controles, mientras que los controles sólo exhibían tres especies no identificadas en niños con autismo.

Para comprender la conexión entre niveles elevados de especies clostridiales y autismo, debemos entender el papel que desempeñan los ácidos grasos volátiles en el intestino. Estos ácidos grasos son productos metabólicos creados por las bacterias intestinales al momento de procesar la fibra dietética. Los tres principales ácidos grasos que producen los microbios intestinales —acético, propiónico y butírico— son excretados o absorbidos por el colon, y usados como fuente de energía en las células. Por mucho, el ácido butírico es el combustible más importante para las células que revisten el colon; es la fuente de energía primaria de las células del colon y tiene propiedades tanto anticancerígenas como antiinflamatorias. La proporción de estos ácidos grasos depende de la variedad de bacterias intestinales, así como de la dieta. Dicho de otro modo, los distintos tipos de bacterias producen distintos ácidos grasos volátiles. Las especies clostridiales producen ácido propiónico en abundancia, y, como verás a continuación, no es bueno si el ácido propiónico llega al torrente sanguíneo. De hecho, la exposición del cerebro al ácido propiónico, así como a otras moléculas producidas por ciertas bacterias intestinales, podría ser clave importante para descifrar el rompecabezas del autismo.

La conexión con el ácido propiónico

En términos generales, el ácido propiónico producido por las bacterias *Clostridium* es tóxico para el cerebro, y sus efectos empiezan en un intestino dominado por estas especies bacterianas. Para empezar, aumenta la permeabilidad intestinal al debilitar las uniones estrechas que mantienen juntas las células del revestimiento intestinal. Sin el equilibrio adecuado de microbios intestinales que mantenga intacta esta barrera, el ácido propiónico puede fácilmente abrirse paso hacia el otro lado, en donde entra al torrente sanguíneo, activa los mecanismos que provocan inflamación y pone en alerta al sistema inmune. El ácido propiónico también afecta las señalizaciones entre células, y en esencia altera la forma en la que una célula se comunica con la siguiente. Este ácido graso también deriva en afectaciones de la función mitocondrial, lo que implica que interviene en la capacidad del cerebro para usar la energía. También aumenta el estrés oxidativo, el cual a su vez daña las proteínas, las membranas celulares, las grasas vitales y hasta el ADN. Y agota diversas moléculas importantes para el cerebro, como antioxidantes, neurotransmisores y ácidos grasos omega-3, las cuales son necesarias para su adecuado funcionamiento. Quizá el efecto más fascinante del ácido propiónico es lo que se ha demostrado que hace para desencadenar síntomas de autismo.

El doctor Derrick F. MacFabe se encuentra entre los investigadores más destacados en esta área del conocimiento médico.[23] Ha realizado algunos estudios notables que han sido publicados en revistas científicas de prestigio. Durante más de una década MacFabe y su grupo de investigación sobre autismo en la Universidad de Western Ontario han investigado cómo ciertas bacterias intestinales como las de la familia *Clostridium* pueden interferir con el desarrollo y el funcionamiento del cerebro. Cuando hablé con él, incluso llamó a estos bichos dañinos "causas infecciosas del autismo". Permíteme resaltar algunos de sus estudios para que entiendas por qué llegó a una conclusión tan aventurada.

En uno de ellos, alimentaron a ratas embarazadas y a sus crías con dietas altas en ácido propiónico.[24] Para cuando los cachorros tenían entre cuatro y siete semanas, sus cerebros mostraban cambios en el desarrollo similares a los observados en niños con autismo. MacFabe también documentó efectos más inmediatos de dicho ácido graso. Cuando él y su equipo se lo inyectaron a los animales, éstos exhibieron casi de inmediato síntomas comúnmente asociados con autismo. Las ratas desarrollaron comportamientos repetitivos e hiperactividad, y se observó que corrían en círculos, se retraían y perdían el deseo de socializar con otros animales. Exhibieron un aumento de la ansiedad y se "obsesionaban con objetos, en lugar de con otros animales"; incluso tenían objetos "favoritos". Los efectos del ácido propiónico aparecían *dos minutos después* de la inyección y duraban unos 30 minutos, después de los cuales los animales volvían a comportarse de manera normal.

El grupo de MacFabe también documentó aumento de inflamación en varias de las neuronas de estos animales. Me comentó que por estas razones cree que el autismo puede ser un "trastorno adquirido que implica alteraciones del metabolismo del ácido propiónico". Una cosa es leer un artículo científico que detalle experimentos como los suyos, pero otra muy distinta es ver a los animales en video. MacFabe grabó su experimento para que el mundo pudiera ver la diferencia. Es algo impresionante, y tú también puedes verlo en mi página web, en donde el doctor MacFabe me ha dado autorización de publicarlo.

¿Hay forma de contrarrestar los efectos del ácido propiónico y revertir los daños? El doctor MacFabe sugiere el uso de complementos alimenticios que contengan biomoléculas importantes de las que la gente con autismo suele carecer. Entre ellas están la L-carnitina, un aminoácido esencial para el funcionamiento cerebral saludable; ácidos grasos omega-3, y n-acetilcisteína (NAC), la cual mejora la producción de glutatión. Y tenemos suficiente evidencia para demostrar que los individuos con autismo suelen presentar deficiencias de glutatión, un antioxidante clave en el cerebro que ayuda a controlar el daño oxidativo y la inflamación.[25] En un estudio de 2013 publicado en el *Journal of Neuroinflammation* se demostró que ratas tratadas con NAC no exhibían los cambios adversos en la química cerebral característicos del autismo una vez que se les inyectaba ácido propiónico.[26] La NAC impidió que hubiera cambios neuroquímicos, inflamación, desintoxicación y hasta daño al ADN, todo lo cual habría ocurrido con la exposición al ácido propiónico. Los autores concluyeron que si este ácido sí desempeña un papel central en el autismo, la NAC "podría ser un candidato terapéutico prometedor para la quimioprevención contra la toxicidad del ácido propiónico". Además, citan un estudio que "demuestra la utilidad potencial de la NAC para tratar la irritabilidad y las perturbaciones conductuales en niños con autismo".

En 2012 la Facultad de Medicina de la Universidad de Stanford reportó sus propios hallazgos, que demuestran que un complemento de NAC disminuyó la irritabilidad y los comportamientos repetitivos en un grupo de niños con autismo. Muchas otras investigaciones durante los últimos cinco años han mostrado resultados prometedores al tratar a niños autistas con NAC y L-carnitina por vía oral, pero se requieren todavía más estudios.[27] Yo invito a cualquiera que tenga curiosidad de poner a prueba estos enfoques a que los discuta con su médico.

El autismo como enfermedad mitocondrial

Si el trasfondo del autismo fuera sólo cosas como el exceso de *Clostridium* y de ácido propiónico, erradicarlo sería relativamente sencillo. Sin embargo, sabemos que el autismo es sumamente complejo y que las investigaciones siguen en etapas iniciales. Creo que se identificarán más agentes infecciosos vinculados con el desarrollo del trastorno, pues *Clostridium* probablemente no es la única especie bacteriana que puede multiplicarse en exceso y producir cantidades abrumadoras de moléculas tóxicas para el cerebro si logra entrar al torrente sanguíneo, estimular el sistema inmune y agravar el sistema neural. Tengo la teoría de que las investigaciones futuras encontrarán otros microorganismos tan dañinos para el cerebro como *Clostridium* y que pueden estar implicados en el desarrollo de un trastorno como el autismo. Es interesante notar que la incidencia de autismo es muy baja en algunas poblaciones en vías de desarrollo, como Camboya, un lugar menos higiénico que las naciones occidentales, en donde la variedad y cantidad de microbios se ha visto mermada por la limpieza y los hábitos alimenticios.

Los autores de estudios poblacionales han acuñado un término, "teoría del agotamiento del bioma", para describir la falta de microbios y hasta parásitos en las sociedades urbanas y posindustriales, en donde los índices de autismo son relativamente altos. La falta de estos organismos en las culturas occidentales implica que los sistemas inmunes de la población occidental no interactúan con estos microorganismos para construir un sistema inmune más fuerte e ingenioso que mantenga a los microbios patógenos como *Clostridium* a raya. Ésta podría ser la razón por la cual los sistemas inmunes de los niños de culturas occidentales reaccionan en exceso y desencadenan una respuesta inflamatoria que se manifiesta como síntomas de autismo en personas vulnerables.

Para este fin, quiero resaltar brevemente otra serie de estudios que subraya la importancia del microbioma en el autismo. En 2012 Elaine Hsiao, microbióloga de Caltech, participó en el equipo que llevó a cabo un experimento fascinante.[28] Se basó en evidencia previa que demostraba que las mujeres que enferman de gripa durante el embarazo duplican el riesgo de dar a luz un niño con autismo. Modificó ratones inyectándoles a las hembras embarazadas un "virus de imitación" para obtener crías con síntomas similares a los del autismo. El virus de imitación funcionó, y las hembras dieron a luz a crías que exhibían síntomas clásicos de autismo (en ratones), como lamerse obsesivamente, enterrar canicas en su jaula y negarse a socializar con otros ratones. También tenían síndrome de intestino permeable. ¡Bingo! (Cabe aclarar que el virus no necesariamente tiene un efecto grave en la futura madre, sino que desencadena una respuesta inmune similar a la de una infección, la cual afecta a las crías en formación.)

Lo que Hsiao quería descifrar en realidad era cómo las bacterias intestinales de los ratones modificados influían en su comportamiento. Analizó la sangre de los ratones y descubrió que la de los ratones "autistas" contenía 46 veces más una molécula similar al ácido propiónico, producida por las bacterias intestinales y que se sabe que induce síntomas de autismo cuando se le deja pasar de los intestinos a la sangre.

Entonces, Hsiao mezcló la comida de los animales con *B. fragilis*, un probiótico que se ha demostrado que sirve para tratar problemas intestinales en ratones, y los resultados fueron alucinantes. Cinco semanas después, la permeabilidad intestinal de los ratones "autistas" se había revertido, y los niveles en sangre de la molécula maligna cayeron al suelo. Su comportamiento también cambió, pues los animales exhibían menos síntomas de autismo. Se volvieron menos ansiosos y más sociables, y abandonaron los comportamientos repetitivos.

Sin embargo, para decepción de Hsiao, los ratones tratados se mantuvieron distantes cuando se introdujo un nuevo ratón a su jaula. Esto evidencia la complejidad del autismo. Los déficits de interacción social observados entre muchos niños autistas son el eje del trastorno. Evidentemente, ni *B. fragilis* ni ningún otro probiótico por sí solo sirve como tratamiento garantizado. Sin embargo, estoy seguro de que las terapias futuras para el autismo incluirán probióticos, algunos de los cuales harán maravillas con algunos síntomas en ciertos pacientes. También tengo el presentimiento de que en el futuro comenzaremos a concebir los trastornos cerebrales —por ejemplo, el autismo— como enfermedades mitocondriales que tienen vínculos estrechos con las tribus que habitan en nuestros intestinos.

A lo largo del libro he establecido conexiones entre enfermedades que quizá en un principio no creías que estuvieran relacionadas entre sí, como el vínculo entre diabetes y demencia. También te he compartido detalles sobre denominadores comunes a casi todos los trastornos neurológicos, en particular la inflamación. Hasta un trastorno como el autismo tiene mucho en común con otras enfermedades del cerebro si nos fijamos en la historia de las mitocondrias.[29] Trastornos neurológicos tan distintos como el autismo, la esquizofrenia, el trastorno bipolar, el Parkinson y el Alzheimer han sido vinculados con fallos mitocondriales.[30] Ésta es una nueva pista importante para comprender estas dolencias, en particular en relación con el autismo, pues el espectro abarca grados muy distintos de gravedad.

En 2010 el *Journal of the American Medical Association* publicó un estudio revelador que añade otra importante pieza al rompecabezas del autismo.[31] Investigadores de la Universidad de California en Davis descubrieron que los niños con autismo tienen más probabilidades de tener déficits en la capacidad para producir energía celular que los niños sin autismo durante la etapa del desarrollo, lo cual sugiere la existencia de un vínculo fuerte entre autismo y defectos mitocondriales. Aunque estudios anteriores habían señalado una conexión entre autismo y disfunción mitocondrial, éste fue el primero en verdaderamente establecer el vínculo e inspirar a otros a explorar aún más esta área de conocimiento.

El equipo de la Universidad de California en Davis reunió a 10 niños autistas de entre dos y cinco años de edad, y a 10 niños de las mismas edades y de contextos similares que no padecían autismo. Después de tomar muestras de sangre de cada niño, los investigadores se concentraron en observar las mitocondrias de los linfocitos —células del sistema inmune— y analizar sus procesos metabólicos. En particular se concentraron en estudiar las mitocondrias de las células del sistema inmune porque estudios previos habían examinado las mitocondrias de las células musculares, pero ahí no siempre se observan los fallos mitocondriales. Las células musculares pueden generar mucha energía sin depender de las mitocondrias gracias a un proceso llamado glicólisis anaeróbica. Los linfocitos, por el contrario, al igual que las neuronas, dependen en gran medida de la respiración aeróbica mitocondrial como fuente de energía.

Los resultados hablaban por sí mismos: los niños con autismo exhibían señales de actividad mitocondrial reducida, pues sus mitocondrias consumían mucho menos oxígeno que las de los niños del grupo control. Dicho de otro modo, las mitocondrias de los niños con autismo no podían mantenerse al corriente con la exigencia energética de sus células. Como podrás imaginarte, el cerebro es uno de los principales consumidores de energía en el cuerpo, que está sólo por debajo del corazón. Los autores del estudio plantearon la hipótesis de que la incapacidad para proveer energía a las neuronas podía derivar en ciertos impedimentos cognitivos asociados con autismo.

Recuerda que las mitocondrias contienen sus propias instrucciones genéticas y son la principal fuente de producción de energía celular. Los investigadores documentaron niveles mucho más altos de estrés oxidativo en los niños con autismo, el cual se determina por niveles elevados de peróxido de hidrógeno en las mitocondrias. Además, dos de los niños autistas mostraban supresiones de los genes del ADN mitocondrial, fenómeno no observado en los niños del grupo control. Por lo tanto, los científicos concluyeron que todas estas anormalidades mitocondriales encontradas en los niños con autismo sugieren que el estrés oxidativo en estos organelos vitales podría interferir en el desarrollo del autismo y determinar su nivel de gravedad.

Aunque estos hallazgos no señalan la causa que provoca el autismo —los investigadores no saben, por ejemplo, si la disfunción mitocondrial ocurrió en un inicio antes o después del nacimiento de estos niños—, sin duda ayudan a refinar la búsqueda del origen de dicha enfermedad. El doctor Isaac Pessah, director del Centro Infantil de Salud Ambiental y Prevención de Enfermedades, investigador del Instituto MIND de la Universidad de California en Davis y profesor de biociencias moleculares en la Facultad de Veterinaria de la misma universidad, afirma: "Ahora el verdadero desafío es intentar comprender el papel de la disfunción mitocondrial en los niños con autismo [...] Muchos estresores ambientales pueden causar daño en las mitocondrias. Dependiendo de cuándo ocurrió la exposición, si fue maternal o neonatal, y qué tan intensa fue, ésta podría explicar el rango de síntomas de autismo".[32]

Este tipo de afirmaciones son significativas cuando miramos el panorama completo y también tomamos en cuenta la flora intestinal. Recuerda que en el capítulo 2 mencioné que la flora intestinal y las mitocondrias comparten una interacción compleja, y son como los segundos y terceros conjuntos de ADN que se suman a nuestro propio ADN nuclear. No sólo las acciones de las bacterias intestinales promueven la salud de las mitocondrias, sino que, cuando los microbios intestinales están desequilibrados o regidos por cepas patógenas, éstas pueden infligir daño directo a las mitocondrias a través de sus subproductos patógenos (como el ácido propiónico), o daño indirecto a través de procesos inflamatorios.

La idea de que el autismo se caracteriza por patrones únicos tanto del microbioma como de la función mitocondrial irá ganando más atención y tracción en los círculos científicos. Se trata de un campo emocionante y floreciente, y confío en que proveerá mejores herramientas diagnósticas y tratamientos. Aunque quizá nos lleve años descifrar la compleja interrelación entre todas las variables —los factores ambientales, los cambios en mitocondrias y en el microbioma, así como las acciones de los sistemas nervioso e inmune—, no debería tomarnos tanto tiempo valorar el poder de una comunidad intestinal saludable. Ya sea que los microbios intestinales intervengan o no en el desarrollo del autismo, o de cualquier trastorno neurológico, sí son los protagonistas de nuestra compleja fisiología, y ayudarlos tanto como podamos es quizá la principal forma de influir en nuestra salud neurológica, e incluso quizá en la expresión de nuestro ADN.

Toma el control de tus genes

La noción de que el medio ambiente quizá desempeña un papel central en el desarrollo del autismo, y de que las raíces del autismo se remontan a los primeros días de la vida del infante, tal vez incluso antes de la concepción, requiere más atención de nuestra parte. Aunque los genes codificados en nuestro ADN están esencialmente estáticos (para prevenir mutaciones), la expresión de los genes puede ser muy dinámica en respuesta a las influencias ambientales. Este campo de estudio, llamado epigenética, es en la actualidad una de las áreas de investigación más populares. Quienes trabajamos en ciencia creemos que las fuerzas epigenéticas nos afectan desde que estamos en el útero hasta el día en que morimos. Es probable que haya muchos periodos durante la vida en los que somos sensibles a los impactos ambientales, y el tiempo que pasamos en el útero y los primeros años de vida representan un periodo único de gran vulnerabilidad a las influencias que pueden modificar nuestra biología y tener efectos negativos sustanciales, desde autismo hasta otros desafíos neurológicos durante la juventud y más adelante. Al mismo tiempo, la multitud de acciones neuronales, inmunológicas y hormonales que son controladas por el microbioma —y que, a su vez, gobiernan nuestra fisiología— son susceptibles a alteraciones y adaptaciones, en especial frente a los cambios ambientales.

La epigenética, definida en términos más técnicos, es el estudio de secciones del ADN (llamadas "marcas" o "marcadores") que básicamente les dicen a tus genes cuándo y con cuánta intensidad expresarse. Como los directores de una orquesta, estos marcadores epigenéticos no sólo controlan tu salud y longevidad, sino también cómo heredas tus genes a las generaciones futuras. Ciertamente, las fuerzas que influyen en la expresión de tu ADN hoy pueden ser heredadas a tus hijos biológicos en el futuro y afectar cómo se comportarán sus genes y si sus propios hijos enfrentarán o no mayores riesgos de desarrollar trastornos neurológicos como autismo.

Se requieren aún muchos años de investigaciones para comprender a cabalidad la relación entre bacterias intestinales y autismo. Creo que los estudios subrayados en este capítulo son prometedores, y podrían llevarnos a encontrar nuevas medidas preventivas y terapias que ayuden a que el autismo deje de ser un trastorno debilitante y se convierta en un padecimiento manejable. Lo mejor de todo es que estas nuevas terapias no necesitan ser medicamentos con efectos secundarios. En su mayoría derivarán de las elecciones alimenticias y de los tratamientos con probióticos para reequilibrar el microbioma, o serán también intervenciones al estilo de vida que sean muy accesibles y económicas para todos.

Conforme nos acercamos al final de la primera parte y nos dirigimos hacia la segunda parte del libro, en donde describiré los factores ambientales que alteran el microbioma, quiero que tengas en cuenta que las elecciones diarias y los hábitos tienen un fuerte efecto en nuestra biología y hasta en la actividad de nuestros genes. Lo más empoderador de todo esto es que podemos cambiar el destino de nuestra salud y de la de nuestros hijos si tomamos las decisiones adecuadas. Ahora que tenemos evidencias que sugieren que los alimentos, el estrés, el ejercicio y el sueño —y el estado de nuestro microbioma— afectan cuáles de nuestros genes se activan y cuáles se mantienen inactivos, podemos ejercer algo de control en todos estos ámbitos. Debe quedar claro que quizá nunca erradicaremos por completo la posibilidad de desarrollar autismo u otros trastornos neurológicos, pero sin duda podemos hacer todo lo que esté en nuestras manos para disminuir los riesgos. Y ahora que sabemos que las bacterias intestinales

SEGUNDA PARTE

Problemas en Microlandia

¿Tu medicamento para el dolor de cabeza es tóxico para las bacterias intestinales? ¿El refresco normal o de dieta es capaz de asesinar a las tribus microbianas saludables? ¿Los alimentos hechos con organismos modificados genéticamente fomentan los problemas en el cuerpo?

Ahora que tienes una visión panorámica del microbioma, es momento de fijar nuestra atención en los factores comunes que son capaces de corromperlo. Entre ellos están no sólo los alimentos y los fármacos, sino también las sustancias químicas que se encuentran en el medio ambiente, el agua que bebemos, la ropa que compramos y los productos de cuidado personal que usamos. Aunque pareciera que casi todo es capaz de alterar el microbioma, en esta parte del libro me enfocaré en los principales villanos, algunos de los cuales podemos controlar. Ninguno de nosotros vive en una burbuja o puede evitar estar expuesto a las sustancias que amenazan el microbioma, pero es útil estar conscientes de cuáles son las más dañinas. Al final del día, el conocimiento es poder. Con las lecciones que aprendas en esta sección estarás bien preparado para emprender las recomendaciones que describo en la tercera parte del libro.

CAPÍTULO 6

Un puñetazo en la barriga

La verdad sobre la fructosa y el gluten

Cuando la gente me pide que enumere todas las cosas que pueden destruir el microbioma sano de un adulto, le explico que todo se resume a aquello a lo que te expones y lo que te llevas a la boca. Evidentemente, para cuando llegas a la edad adulta ya tienes una pila de cartas a tu favor o en tu contra, dependiendo de cómo hayas llegado al mundo y de cómo hayan sido tus primeros años de vida. Aunque es imposible revertir la historia personal, puedes tomar las riendas —a partir de hoy— para cambiar el estado de tu intestino y el destino de tu cerebro. Y todo empieza con la alimentación.

Cualquiera que haya leído *Cerebro de pan* sabe cuál es mi postura con respecto al poder de la alimentación para efectuar cambios positivos en la salud humana de cara a la enfermedad. Sin embargo, no soy el único que piensa así, y mi punto de vista dista mucho de ser una opinión casual basada en evidencia anecdótica. Estas ideas están sustentadas en estudios científicos rigurosos, algunos de los cuales son recientes y muy sorprendentes. Lo que los hallazgos recientes demuestran es que las modificaciones a la alimentación humana no sólo son responsables de muchas de las dolencias más comunes, sino que éstas se correlacionan directamente también con los cambios en la flora intestinal.

En una revisión elocuente y bien informada de lo que se sabe hasta el momento sobre la compleja ecuación dieta-flora-salud, investigadores canadienses afirman lo siguiente: "En general, los cambios alimenticios podrían explicar 57% de las variaciones estructurales totales en la microbiota intestinal, mientras que los cambios genéticos serían responsables de no más de 12%. Esto indica que la dieta tiene un papel predominante en la configuración de la microbiota intestinal, y cambiar las poblaciones clave podría transformar la microbiota saludable en una entidad generadora de enfermedades".[1]

Si no quedó claro, ahí va de nuevo: *la dieta tiene un papel predominante en la configuración de la microbiota intestinal, y cambiar las poblaciones clave podría transformar la microbiota saludable en una entidad generadora de enfermedades*. Si acaso vas a quedarte con una sola idea después de leer este libro, que sea esa oración. El doctor Alessio Fasano, de Harvard, una de las autoridades en términos de la conexión entre intestino y cerebro, y a quien mencioné desde el principio del libro, ha hecho eco de esta misma noción. De hecho, me compartió durante un congreso que aunque los antibióticos y el método de nacimiento son factores importantes para el desarrollo y la manutención de un microbioma sano, las elecciones alimenticias son, por mucho, el factor más importante.

Entonces, ¿qué tipo de dieta permite generar un microbioma óptimo? En el capítulo 9 ahondaré en esos detalles. Por ahora concentrémonos en los dos principales ingredientes que debemos evitar para conservar la salud, el equilibrio y el funcionamiento de nuestros bichos intestinales.

La fructosa

Como ya mencioné, la fructosa se ha convertido en una de las fuentes calóricas más comunes de la dieta occidental. Se le puede encontrar naturalmente en la fruta, pero no es de ahí de donde la estamos tomando; la mayor parte de la fructosa que consumimos proviene de alimentos procesados. Nuestros ancestros prehistóricos comían fruta, pero sólo durante las temporadas del año en las que estaba disponible; nuestros cuerpos aún no evolucionan lo suficiente como para manejar sin problemas las grandes cantidades de fructosa que consumimos hoy en día. Ahora bien, la fruta fresca tiene relativamente poca azúcar en comparación con, digamos, una lata de refresco regular o jugo concentrado. Una manzana mediana, por ejemplo, contiene poco más de 70 calorías de azúcar mezclada con mucha fibra; por el contrario, una lata de 330 ml de refresco regular contiene el doble: 140 calorías de azúcar. Un vaso de 330 ml de jugo natural de manzana (sin pulpa) tiene más o menos la misma cantidad de calorías de azúcar que el refresco. Sin embargo, tu cuerpo es incapaz de distinguir si el azúcar viene de una bolsa de manzanas hecha jugo o de una fábrica de refrescos.

De todos los carbohidratos existentes en la naturaleza, la fructosa es el más dulce. Por eso nos gusta tanto. Sin embargo, contrario a lo que podrías imaginar, su índice glicémico no es alto. De hecho, tiene el IG más bajo de todas las azúcares naturales porque en su mayoría se metaboliza en el hígado. Por lo tanto, no tiene efecto inmediato en nuestros niveles de azúcar o de insulina en la sangre, a diferencia del azúcar de mesa o del jarabe de maíz alto en fructosa, cuya glucosa termina circulando en el cuerpo y aumenta los niveles de azúcar en la sangre.

Sin embargo, eso no significa que la fructosa sea nuestra mejor amiga. La fructosa tiene efectos a largo plazo cuando se consume en grandes cantidades provenientes de fuentes no naturales. Diversos estudios han demostrado que la fructosa se asocia con mala tolerancia a la glucosa, resistencia a la insulina, altos niveles de lípidos en la sangre e hipertensión. Además, representa una gran carga para el hígado, el cual se ve obligado a gastar tanta energía convirtiendo la fructosa en otras moléculas que se arriesga a que no le alcance para sus otras funciones. Una de las desventajas de este agotamiento de energía es la producción de ácido úrico, una consecuencia ligada a problemas de hipertensión, gota y piedras en los riñones. Asimismo, dado que la fructosa no desencadena la producción de insulina y leptina —dos hormonas clave para la regulación del metabolismo—, las dietas altas en fructosa suelen provocar obesidad y sus repercusiones metabólicas. Debo agregar que la fibra de las frutas y las verduras hace más lenta la absorción de fructosa en el torrente sanguíneo. Sin embargo, el jarabe de maíz alto en fructosa y la fructosa cristalina alteran el metabolismo del intestino, lo cual, junto con el exceso de glucosa, genera picos de azúcar en la sangre y fatiga al páncreas. Ahora bien, el jarabe de maíz alto en fructosa en realidad no proviene de la fruta; como lo indica su nombre, es un edulcorante hecho a base de jarabe de maíz. Para su manufactura, la maicena se procesa para producir una especie de glucosa que puede procesarse aún más con enzimas que dan como resultado una sustancia transparente alta en fructosa que tiene más vida útil que el azúcar de mesa normal. El jarabe de maíz alto en fructosa termina siendo una mezcla de alrededor de 50% fructosa y 50% glucosa, y esta última eleva los niveles de azúcar en la sangre.

Como mencioné en el capítulo 4, las investigaciones recientes evidencian que la obesidad podría ser un reflejo de los cambios en el microbioma *causados por exposición a fructosa*. Dichos cambios pueden haberles sido de utilidad a los humanos paleolíticos para aumentar la producción de grasa hacia finales del verano, cuando la fruta maduraba y entonces consumían fructosa. El exceso de grasa les permitía sobrevivir el invierno, cuando la comida era escasa, pero este mecanismo se ha vuelto en nuestra contra en el mundo moderno, en donde la fructosa abunda.

Curiosamente, el hecho de que las bacterias intestinales se vean afectadas por el azúcar que consumimos ha sido revelado hace relativamente poco en estudios sobre edulcorantes artificiales. El cuerpo humano no puede digerirlos, razón por la cual no tienen calorías. Sin embargo, eso no los libra de pasar por el tracto digestivo. Durante mucho tiempo supusimos que los edulcorantes artificiales eran, en su mayoría, ingredientes inertes que no afectaban nuestra fisiología. Pero nos equivocábamos. En 2014 se publicó un artículo en *Nature* que cayó como una bomba.[2]

El profesor Eran Segal, biólogo computacional del Instituto Weizmann de Ciencias en Israel, dirigió una serie de experimentos para contestar una pregunta: ¿los edulcorantes artificiales afectan la flora intestinal saludable? Segal y sus colegas empezaron agregando azúcares falsas como sacarina, sucralosa o aspartame al agua potable de distintos grupos de ratones. A otros grupos de ratones les dieron agua con azúcares reales como glucosa o sacarosa —una combinación de glucosa y fructosa—. El grupo control bebió agua natural, sin endulzar. Once semanas después, los ratones que habían recibido el agua con edulcorantes artificiales exhibían señales de que no podían procesar bien el azúcar real, puesto que sus niveles de intolerancia a la glucosa eran superiores a los de otros grupos. Para medir si las bacterias intestinales tenían algo que ver con el vínculo entre beber azúcar falsa y desarrollar intolerancia a la glucosa, los investigadores les dieron a los ratones antibióticos durante cuatro semanas para exterminar casi por completo su flora intestinal. ¡Oh, sorpresa! Después de la aniquilación bacteriana, todos los grupos de ratones podían metabolizar el azúcar igual de bien.

A continuación, los científicos trasplantaron bacterias intestinales de ratones que habían consumido sacarina a ratones libres de gérmenes sin flora intestinal propia. Seis días después, los ratones intervenidos habían perdido parte de su capacidad para procesar el azúcar. El análisis genético de sus colonias bacterianas hablaba por sí mismo, pues revelaba cambios en la composición de las bacterias intestinales ante la exposición al edulcorante artificial. Algunos tipos de bacterias se volvían más abundantes, mientras que otros disminuían.

Ahora se están realizando investigaciones en humanos y, como es de esperarse, los resultados preliminares muestran que el azúcar artificial no es lo que durante mucho tiempo nos hicieron creer: una alternativa saludable e inofensiva al azúcar real. Están surgiendo estudios que demuestran que la flora intestinal de personas que con frecuencia consumen edulcorantes artificiales es distinta a la de personas que no los consumen. También se han hallado correlaciones entre quienes usan edulcorantes artificiales y quienes pesan más y tienen niveles más elevados de azúcar en la sangre en ayunas, situación que ahora sabemos que conlleva muchos efectos negativos para la salud. Asimismo, en otro estudio parteaguas publicado en 2013, investigadores franceses que dieron seguimiento a más de 66 000 mujeres desde 1993 descubrieron que el riesgo de desarrollar diabetes se multiplicaba por *más del doble* en personas que consumían bebidas endulzadas artificialmente que en mujeres que consumían bebidas endulzadas con azúcar.[3] Échale un vistazo a la siguiente gráfica (pero no interpretes sus resultados como una luz verde para tomar bebidas endulzadas con azúcar):

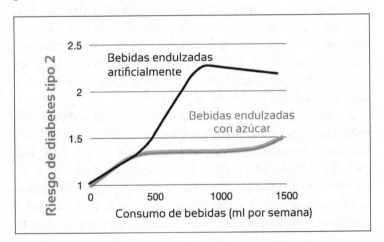

No perdamos de vista que estamos hablando de la fructosa. El estadounidense promedio consume 80 gramos de fructosa al día, por lo regular en forma de jarabe de maíz alto en fructosa proveniente de alimentos procesados. Es imposible que toda esa fructosa sea absorbida por el intestino y llevada al torrente sanguíneo. A los bichos intestinales les encanta la fructosa procesada tanto como al humano común, o quizá incluso más, y se deleitan cuando la hay en exceso. Estas bacterias la fermentan rápidamente, dando como resultado ácidos grasos volátiles sobre los que hablamos en el capítulo 5, así como un popurrí de gases, incluyendo metano, hidrógeno, dióxido de carbono y sulfuro de hidrógeno. Como te imaginarás, los gases de la fermentación se acumulan y provocan distensión, incomodidad y dolor abdominal. El exceso de fructosa requiere además mucha agua, lo cual puede tener un efecto laxante. Para colmo de males, estos ácidos grasos volátiles también atraen más agua al intestino.

Contrario a lo que podrías pensar, el gas metano no es inerte. Una serie de experimentos han demostrado que el exceso de metano en el intestino grueso se vuelve biológicamente activo. Eso significa que puede afectar las acciones del colon e impedir la digestión y el movimiento de las heces, lo que también causa dolor abdominal y estreñimiento.

Los efectos dañinos de la fructosa procesada no terminan ahí; también se le ha vinculado con daño hepático acelerado, *aun si no hay aumento de peso*. En un estudio publicado en 2013 en el *American Journal of Clinical Nutrition*, un grupo de investigadores demostró que los niveles altos de fructosa pueden provocar que las bacterias salgan del intestino, entren al torrente sanguíneo y dañen el hígado.[4] En palabras de la primera autora del estudio, la doctora Kylie Kavanagh del Centro Médico Bautista Wake Forest: "Pareciera que los niveles altos de fructosa tienen algo que causa que los intestinos sean menos protectores de lo normal, y en consecuencia permiten hasta 30% más filtración de bacterias". El estudio basa sus conclusiones en modelos animales (monos), pero es probable que refleje lo que pasa en el intestino humano y que ayude a explicar por qué la gente delgada que consume mucha fructosa procesada y se mantiene delgada también puede padecer disfunción metabólica y trastornos hepáticos. Por lo pronto, ya se están realizando más estudios en humanos.

La próxima vez que tengas antojo de beber un refresco regular o de dieta, o de engullir algún alimento procesado y lleno de jarabe de maíz alto en fructosa, espero que lo pienses dos veces. En la tercera parte del libro te daré algunos consejos para endulzar tus intestinos sin afectar a tus queridos bichos intestinales.

Gluten

Guardé lo mejor (o lo peor, según cómo lo veas) para el final. En *Cerebro de pan* escribí bastante sobre el gluten, por considerar esta proteína contenida en el trigo, la cebada y el centeno uno de los ingredientes más inflamatorios de nuestros tiempos. Argumenté que aunque un porcentaje muy pequeño de la población es altamente sensible al gluten y sufre de celiaquía, es posible que casi *todos* reaccionemos a él de forma negativa, aunque no nos demos cuenta. La intolerancia al gluten —con o sin celiaquía— aumenta la producción de citocinas inflamatorias, las cuales actúan como protagonistas en los trastornos neurodegenerativos. Como he estado implicando hasta ahora, el cerebro está entre los órganos más susceptibles a los efectos dañinos de la inflamación.

Llamo al gluten el "germen silencioso" porque puede causar daños duraderos sin que siquiera te percates de ello. Aunque sus efectos pueden empezar como dolores de cabeza inexplicables y sensación de ansiedad o de estar "cansado pero intranquilo", pueden empeorar y derivar en trastornos más graves, como depresión y demencia. Hoy en día el gluten está en todas partes, a pesar del movimiento "libre de gluten" que se está gestando, incluso entre productores de alimentos. Acecha en todo, desde los productos de trigo hasta el helado y la crema para manos. Incluso se le utiliza como aditivo supuestamente "saludable" en productos sin trigo. No puedo siquiera empezar a enumerar la cantidad de estudios que han confirmado la irrefutable conexión entre la intolerancia al gluten y la disfunción neurológica. Incluso las personas que no exhiben intolerancia al gluten a nivel clínico (es decir, aquellas cuyos resultados son negativos y no parecen tener problemas para digerir dicha proteína) pueden tener problemas.

En mi consultorio veo los efectos del gluten a diario. Mis pacientes suelen llegar a mi clínica después de haber consultado a otros tantos médicos y de haber "intentado todo". Ya sea que sufran de cefaleas, migrañas, ansiedad, TDAH, depresión, problemas de memoria, esclerosis múltiple, esclerosis amiotrófica lateral, autismo o sólo una serie extraña de síntomas neurológicos sin etiqueta definida, lo primero que les receto es que eliminen por completo el gluten de su alimentación. Y los resultados nunca dejan de sorprenderme. Quiero que quede claro que no estoy afirmando que el gluten en específico desempeñe un papel causal en enfermedades como la esclerosis amiotrófica lateral, pero cuando encontramos datos científicos que demuestran que hay una fuerte permeabilidad intestinal en pacientes con este trastorno, tiene sentido hacer todo lo que sea posible para aminorar las molestias. Y eliminar el gluten es un primer paso fundamental.

El gluten está compuesto principalmente de dos grupos de proteínas, las *gluteninas* y las *gliadinas*. Es posible ser intolerante a cualquiera de estas proteínas o a una de las 12 diferentes unidades que conforman la gliadina. Una reacción a cualquiera de ellas puede provocar inflamación.

Desde que escribí *Cerebro de pan* han surgido nuevas investigaciones sobre los efectos dañinos del gluten en el microbioma.

Sin duda, es posible que la cascada entera de efectos adversos que surge cuando el cuerpo se expone al gluten empiece con cambios en el microbioma: éste es la zona cero. Antes de explicar esta cascada, permíteme recordarte unos cuantos datos importantes. Algunos de ellos te resultarán familiares, pero es importante comprender el mensaje, sobre todo en lo relativo al gluten.

El atributo "aglutinante" del gluten interfiere con la descomposición y absorción de nutrientes, lo cual provoca la mala digestión de los alimentos que puede activar la alarma del sistema inmune, y esto tiene el potencial de provocar un ataque al revestimiento del intestino delgado. Quienes experimentan síntomas de intolerancia al gluten se quejan de dolor abdominal, náusea, diarrea, estreñimiento y molestias intestinales. Sin embargo, hay muchas personas que no tienen estos evidentes síntomas de problemas gástricos, pero igual podrían estar experimentando un ataque silencioso en otra parte del cuerpo, como el sistema nervioso.

Una vez que suena la alarma, el sistema inmune envía sustancias inflamatorias en un intento por tomar el control de la situación y neutralizar los efectos de los enemigos. Este proceso puede dañar tejidos y dejar los muros intestinales en mal estado, trastorno que ahora sabes que se conoce como "intestino permeable". Según el doctor Alessio Fasano, de Harvard, la exposición a la gliadina en particular aumenta la permeabilidad intestinal *de todos los individuos*.[5] Así es: todos los seres humanos tenemos cierto grado de intolerancia al gluten. Una vez que tienes intestino permeable, eres mucho más susceptible a otras alergias alimenticias en el futuro. También te vuelves vulnerable al impacto de los LPS que se abren paso hacia el torrente sanguíneo. Los liposacáridos (LPS), como podrás recordar, son un componente estructural de muchas células microbianas que habitan en el intestino. Si los LPS atraviesan las uniones estrechas, aumentan la inflamación sistémica e irritan el sistema inmune, doble bombardeo que aumenta tu riesgo de desarrollar una serie de dolencias neurológicas, enfermedades autoinmunes y cáncer.

El sello distintivo de la intolerancia al gluten son los niveles altos de anticuerpos contra la gliadina, los cuales activan genes específicos de ciertas células del sistema inmune y desencadenan la liberación de las citocinas inflamatorias que afectan el cerebro. Durante décadas, la literatura médica ha descrito este proceso. Los anticuerpos contra la gliadina también parecen tener reacciones cruzadas con ciertas proteínas cerebrales. Un estudio publicado en 2007 en el *Journal of Immunology* descubrió que anticuerpos contra la gliadina se adhieren a la sinapsina I, una proteína neuronal. En sus conclusiones, los autores del estudio afirman que esto podría explicar por qué la gliadina contribuye a "complicaciones neurológicas como neuropatías, ataxia, convulsiones y cambios neuroconductuales".[6]

Las investigaciones también han demostrado que la reacción del sistema inmune al gluten hace más que activar el botón de la inflamación. Los trabajos del doctor Fasano revelan que el mismo mecanismo por medio del cual el gluten aumenta la inflamación y la permeabilidad intestinal también desencadena la avería de la barrera hematoencefálica, sentando las bases para la producción de más sustancias inflamatorias que afectan el cerebro.[7,8] A todos mis pacientes con trastornos neurológicos de origen inexplicable les hago análisis de intolerancia al gluten. Es cuestión de hallar las pruebas más sofisticadas que evalúen la sensibilidad a casi todas las unidades que conforman el gluten, así como análisis que midan la reactividad cruzada de alimentos asociados con el gluten.

Ahora volvamos al microbioma. Como lo describí en el capítulo 5, las alteraciones en la composición de los ácidos grasos volátiles, los cuales juegan un papel crítico en la conservación del revestimiento intestinal, son señal flagrante de que la composición de las bacterias intestinales ha cambiado (recuerda que estos ácidos los producen ellas, y que distintos tipos de bacterias producen diferentes tipos de ácidos grasos). Las evidencias más recientes revelan que entre quienes exhiben los cambios más desfavorables en estos ácidos grasos volátiles, los celiacos se llevan las palmas por las intensas alteraciones en la flora intestinal.[9] Ahora bien, al parecer funciona en ambos sentidos; en la actualidad se reconoce que las alteraciones de la microbiota desempeñan un papel activo en la patogénesis de la celiaquía. Dicho de otro modo, una comunidad microbiana desequilibrada puede atizar e intensificar la celiaquía, así como la presencia del trastorno incita cambios en las bacterias intestinales. Y esto es importante porque la celiaquía se asocia con una serie de complicaciones neurológicas, desde epilepsia hasta demencia.

No olvidemos los otros factores determinantes: los niños nacidos por cesárea y los que tomaron muchos antibióticos en la infancia tienen un riesgo mucho mayor de desarrollar celiaquía, y este riesgo incrementado es resultado directo de la calidad del microbioma en desarrollo y de cuántos golpes ha tolerado. En la bibliografía médica se ha descrito que los niños con mayor riesgo de desarrollar celiaquía exhiben una cantidad notablemente menor de bacteroidetes, el tipo de bacterias asociadas con la buena salud.[10] Esto podría explicar por qué los niños y adultos occidentales tienen mayor riesgo de padecer trastornos inflamatorios y autoinmunes, en comparación con gente que vive en zonas del mundo en donde los microbiomas están dominados por bacteroidetes.

La evidencia más convincente que tenemos en la actualidad para dejar de consumir gluten como modo de conservar la salud y el funcionamiento del cerebro ha sido aportada por la famosa Clínica Mayo. En 2013 un equipo de médicos e investigadores de esa institución demostró cómo el gluten alimenticio puede provocar diabetes tipo 1. Aunque los estudios han demostrado desde hace mucho que hay una conexión entre la ingesta de gluten y el desarrollo de diabetes tipo 1, éste fue el primer estudio que reveló el verdadero mecanismo. En él, los investigadores alimentaron a ratones no obesos con tendencia a desarrollar diabetes tipo 1 con una dieta libre de gluten o con otra que contenía gluten. Los ratones que llevaban la dieta libre de gluten tuvieron suerte, pues la alimentación los protegió de desarrollar diabetes tipo 1. Cuando los investigadores volvieron a agregarle gluten a la dieta de estos ratones sanos, el efecto protector de la dieta anterior se anuló. Los científicos también notaron un impacto medible del gluten sobre la flora bacteriana de los ratones, lo que los llevó a concluir que "la presencia del gluten es directamente responsable de los efectos pro diabetogénicos de las dietas y determina la microflora intestinal. Nuestro novedoso estudio sugiere que el gluten alimenticio puede modular la incidencia [de diabetes tipo 1] al cambiar el microbioma intestinal".[11] (Para evitar confusiones, la diabetes tipo 1 es un trastorno autoinmune que afecta a una proporción muy pequeña de la población, en comparación con la diabetes tipo 2.)

Este nuevo estudio surgió poco después de la aparición de otra investigación publicada en la misma revista, *Public Library of Science*, la cual descubrió que la gliadina —la porción del gluten que es soluble en alcohol— promueve el aumento de peso y la hiperactividad de las células beta pancreáticas, lo cual contribuye potencialmente a la diabetes tipo 2 y es precursor de la diabetes tipo 1.[12] Estos trastornos, como ya sabes, son un gran factor de riesgo para el desarrollo de enfermedades neurológicas. Dada la creciente densidad del corpus de publicaciones científicas, ha llegado el momento de reconocer que muchos de los padecimientos comunes que nos afligen en la actualidad son resultado directo del consumo de alimentos populares como el trigo.

Sé que se ha escrito mucho sobre si la tendencia a no consumir gluten es cuestión de salud o de moda. Si te has hecho análisis de tolerancia al gluten con resultados negativos o jamás has tenido problemas con el gluten y amas los pasteles y la pizza, permíteme compartirte lo siguiente: las investigaciones muestran que el trigo moderno es capaz de producir más de 23000 proteínas distintas, cualquiera de las cuales podría desencadenar una respuesta inflamatoria potencialmente dañina.[13] Aunque conocemos los efectos dañinos del gluten, estoy seguro de que las investigaciones futuras revelarán la existencia de más proteínas peligrosas que acompañan al gluten en los cereales modernos y que tienen los mismos efectos nocivos —o peores— en el cuerpo y el cerebro.

Dejar el gluten en estos tiempos implica ciertos desafíos. Aunque hay una gran demanda de productos libres de gluten, la realidad es que sólo son eso: productos. Por lo tanto, pueden ser tan poco nutritivos como los productos procesados que no se publicitan como "libres de gluten". Muchos están hechos con cereales refinados libres de gluten que son bajos en fibra, vitaminas y otros nutrientes. Por eso es fundamental prestar atención a los ingredientes y elegir alimentos que de origen no tengan gluten y cuya calidad nutritiva sea auténtica. Te ayudaré a lograrlo en la tercera parte del libro.

Me gusta decirles a mis pacientes que eliminar el gluten y la fructosa manufacturada de su alimentación, así como limitar el consumo de fructosa natural proveniente de las frutas, es el paso 1 para preservar la salud y el funcionamiento tanto del microbioma como del cerebro. El paso 2, el tema central del siguiente capítulo, es lidiar con la exposición a sustancias químicas y medicamentos que también pueden provocar afectaciones en la salud.

CAPÍTULO 7

Averías intestinales

Cómo la exposición común a ciertos elementos
descompone un buen microbioma

Ahora que he delimitado las principales amenazas alimenticias de un microbioma saludable, veamos más de cerca los fundamentos científicos de otras cosas que amenazan a la comunidad intestinal desde la perspectiva farmacológica y ambiental. Los peores malhechores están descritos a continuación. Parte de esta información reitera los conceptos que ya he explorado, pero aporta datos adicionales que te permitirán tomar decisiones poderosas para mejorar tu salud de ahora en adelante.

Antibióticos

Recuerdo vívidamente cuando tenía cinco años y de pronto mi padre se debilitó. En ese entonces era un neurocirujano muy ocupado, que trabajaba en cinco o seis hospitales al mismo tiempo mientras educaba a cinco hijos (de los cuales yo soy el más pequeño). Papá era muy enérgico, como podrás imaginar, pero de pronto empezó a experimentar fiebres y una fatiga abrumadora. Consultó a varios de sus colegas y, finalmente, se le diagnosticó endocarditis bacteriana subaguda, una infección cardiaca provocada por la bacteria *Streptococcus viridans*. Le recetaron penicilina intravenosa durante tres meses, la cual se le administró en casa. Lo recuerdo leyendo sus revistas médicas con la bolsa de suero a un costado de su cama. Si no hubiera sido por la penicilina, sin duda esta infección habría sido fatal. Te cuento esta historia para que sepas cuánto valoro la efectividad e importancia de los antibióticos. No obstante, no puedo evitar preguntarme qué cambios habrá padecido su microbioma durante este tratamiento y si eso habrá influido en el desarrollo del Alzheimer que padece en la actualidad.

No puedo hablar del papel de los antibióticos durante la historia de la salud humana sin rendirles homenaje. Conozco gran cantidad de amigos, familiares y colegas que no estarían en este mundo de no ser por los antibióticos. Las enfermedades graves que solían matar a millones de personas cada año hoy en día pueden ser tratadas gracias a los antibióticos. Su descubrimiento a comienzos del siglo xx ha sido uno de los logros médicos más significativos de la historia de la humanidad.

En 1928 el científico británico Alexander Fleming descubrió, casi por accidente, una sustancia que crecía naturalmente —un hongo— y que era capaz de matar ciertas bacterias. Se encontraba cultivando la bacteria *Staphylococcus aureus* cuando notó que un crecimiento de moho en la misma caja estaba aniquilando su colonia. A este moho le llamó *Penicillium*, y luego él y otros realizaron numerosos experimentos con penicilina para destruir bacterias infecciosas. A la larga, investigadores europeos y estadounidenses comenzaron a hacer pruebas en animales y luego en humanos. En 1941 se descubrió que incluso niveles bajos de penicilina curaban infecciones muy graves y salvaban muchas vidas. En 1945 Alexander Fleming recibió el premio Nobel de Fisiología y Medicina por su hallazgo.

La enfermera Anne Miller fue la primera persona que se benefició del nuevo medicamento salvavidas en Estados Unidos. En 1942 tenía 33 años y había sufrido un aborto espontáneo. Entonces cayó en cama con una enfermedad muy grave llamada fiebre del parto, conocida técnicamente como sepsis puerperal, la cual es provocada por una intensa infección por estreptococos. Anne estuvo muy enferma durante un mes, con fiebres elevadas y delirios. Su doctor logró hacerse de uno de los primeros lotes de penicilina, a pesar de que aún no estaba a la venta. El medicamento llegó por avión y fue entregado a policías estatales de Connecticut, quienes les llevaron los viales a los médicos del hospital de Yale-New Haven, en donde Anne yacía casi en su lecho de muerte.

A unas pocas horas de la administración del medicamento —una cucharadita que contenía 5.5 gramos de penicilina—, la salud de Anne exhibió una sustancial mejoría. La fiebre cedió, el delirio se detuvo, recuperó el apetito y un mes después ya estaba completamente recuperada. Era un medicamento tan codiciado y tan difícil de conseguir que los médicos recolectaron la orina de Anne para filtrar los remanentes del medicamento, purificarlos y usarlos de nuevo. Anne volvió a Yale en 1992 para celebrar el aniversario 50 de tan emblemático evento. Para entonces tenía más de 80 años, y viviría más de 90. De no haber sido por la penicilina, habría fallecido más de medio siglo antes.

Ahora bien, los antibióticos no son varitas mágicas capaces de erradicar cualquier infección. Sin embargo, si se usan en el momento adecuado, pueden curar muchas enfermedades graves que ponen en riesgo la vida. Han revolucionado la medicina, pero el péndulo ha oscilado demasiado lejos de aquella época en la que eran difíciles de conseguir. Hoy en día están en todas partes y por lo regular se abusa de ellos.

Cuatro de cada cinco estadounidenses toman antibióticos al menos una vez al año, según los Centros de Control y Prevención de Enfermedades.[1] Alrededor de 258 millones de tratamientos con antibióticos se recetaron en 2010 en Estados Unidos para una población de 309 millones de personas. Los antibióticos constituyen la mayoría de las recetas médicas para niños menores de 10 años. El uso excesivo de estos medicamentos, sobre todo para tratar enfermedades virales para las cuales no sirven (por ejemplo, gripas e influenzas), ha provocado la proliferación de cepas de patógenos resistentes a los antibióticos actuales. En palabras de la Organización Mundial de la Salud (OMS): "Si no se toman medidas urgentes iremos directo a una era postantibiótica, en la cual las infecciones comunes y las pequeñas heridas vuelvan a ser letales".[2] La OMS ha descrito la resistencia a los antibióticos como "uno de los principales desafíos sanitarios del siglo XXI".

El propio Alexander Fleming nos advirtió sobre estas posibles consecuencias en 1945, durante su discurso de aceptación del premio Nobel, en donde dijo: "Quizá llegue un tiempo en el que cualquiera pueda comprar penicilina en la farmacia. Entonces existirá el peligro de que el ignorante se administre una dosis menor y, al exponer a sus microbios a cantidades no letales del medicamento, los haga resistentes".[3] (Cuando se trata de los antibióticos, las "dosis bajas" —ya sea no tomar suficientes antibióticos o no completar el tratamiento— pueden ser tan problemáticas como el abuso de los antibióticos en general. Ambas prácticas han causado el surgimiento de cepas rebeldes que son más resistentes.) Fue apenas tres años después que surgieron las cepas mutantes de estafilococo resistentes a la penicilina. Hoy en día, la infección por *Staphylococcus aureus* resistente a la meticilina (SARM) es causada por un estafilococo que no se puede tratar con la mayoría de los antibióticos comunes. El SARM se ha convertido en una enorme amenaza en Estados Unidos, pues mata a gente con sistemas inmunes debilitados y manda a jóvenes saludables al hospital. En general, dos millones de estadounidenses padecen infecciones resistentes a medicamentos cada año, de los cuales 23 000 mueren.[4] La tuberculosis también está haciendo su reaparición, gracias a cepas virulentas de *Mycobacterium tuberculosis* que hacen estragos en los pulmones.

Los antibióticos también se usan mucho en agricultura y ganadería, lo cual contribuye al problema de la resistencia. Se utilizan para tratar infecciones, así como para fomentar que los animales crezcan más y más rápido. Los estudios realizados en animales de laboratorio revelan que ocurren cambios sustanciales y veloces en el microbioma del ganado cuando se le administran antibióticos (tras sólo dos semanas), los cuales promueven la obesidad gracias a los tipos de bacterias que quedan tras la exposición al medicamento (sobre lo cual ahondaré más adelante) y causan un aumento significativo de resistencia a los antibióticos. A la larga, estos antibióticos se abren paso hacia los músculos de las reses y de las aves, e incluso hacia los productos lácteos, lo cual ha aumentado la preocupación sobre sus posibles efectos prolongados en el cuerpo humano. Los antibióticos alteran el sistema endocrino, por lo que una exposición constante a estos medicamentos en los alimentos imita y confunde a las hormonas sexuales del cuerpo. También pueden interferir con el metabolismo y fomentar la obesidad. Y esta intervención metabólica podría ser resultado tanto de los efectos directos de los antibióticos en el cuerpo como de sus efectos en las bacterias intestinales.

En la actualidad hay muchas discusiones sobre si la epidemia de obesidad infantil puede en parte ser culpa de los efectos acumulativos que tienen esos fármacos en los vulnerables cuerpos en desarrollo de los niños. Desafortunadamente hay muchos huecos legales y políticos que dificultan reformas legislativas para reducir los antibióticos en los alimentos.

Una clave para esta discusión es el efecto dañino de estos medicamentos en el microbioma humano. Por ejemplo, el mecanismo por medio del cual los antibióticos engordan al ganado —y quizá también a los humanos— implica cambios en el microbioma. Recordarás que en el capítulo 4 describí las diferencias entre los tipos de bacterias intestinales que provocaban mayor almacenamiento de grasa y aumento de peso, y aquellos que prevenían la obesidad. Las firmicutes pueden obtener más energía de los alimentos, con lo que aumentan el riesgo de que el cuerpo absorba más calorías y suba de peso. Los intestinos de humanos obesos suelen estar dominados por las firmicutes, mientras que los intestinos de individuos delgados suelen ser regidos por las bacteroidetes. Lo que ocurre cuando un animal, sea ganado o humano, toma antibióticos, es que el microbioma cambia de inmediato en términos de diversidad y composición, pues los antibióticos aniquilan ciertas cepas y dejan otras que se fortalecerán. Y desafortunadamente los antibióticos pueden generar un desequilibrio gigantesco en el que los intestinos queden plagados de bacterias promotoras de obesidad. El doctor Martin Blaser, de la Universidad de Nueva York, está entre los investigadores que especulan que el uso de antibióticos contribuye a la obesidad. De hecho, sus estudios se han enfocado en los efectos de los antibióticos en una cepa bacteriana específica que ya he mencionado: *H. pylori*, un blanco popular entre los doctores de pacientes que padecen úlceras pépticas. Aunque se ha demostrado que esta bacteria aumenta el riesgo de úlceras pépticas y cáncer gástrico, es miembro regular de la comunidad microbiana intestinal.

En uno de los estudios del doctor Blaser, realizado en 2011, examinó a veteranos norteamericanos que se sometían a exámenes de laboratorio para examinar de cerca su tracto digestivo superior.[5] De los 92 veteranos, 38 dieron negativo para *H. pylori*, 44 dieron positivo y 10 fueron indeterminados. Veintitrés de los hombres con *H. pylori* recibieron antibióticos, los cuales arrasaron con la bacteria en todos ellos, menos en dos. Y esos 21 veteranos que erradicaron la *H. pylori* con antibióticos… ¡subieron de peso! Sus IMC aumentaron alrededor de 5% (± 2%), mientras que los otros veteranos no exhibieron cambios en su composición corporal. Además, los niveles de ghrelina, la hormona estimulante del apetito, aumentaron seis veces después de cada comida, lo que indicaba que no se sentían satisfechos con sus alimentos y podían seguir comiendo. También se sabe que los niveles elevados de ghrelina aumentan la grasa abdominal. Por lo tanto, la noción de que los antibióticos promueven el aumento de peso tiene sentido si se juntan las piezas. Sin duda ayudan a cargarle kilos al ganado, pero también a nosotros cuando los usamos o los consumimos a través de la comida.

Como observarás en la siguiente gráfica, Estados Unidos está en primer lugar en términos de uso de antibióticos en la carne para consumo humano.[6]

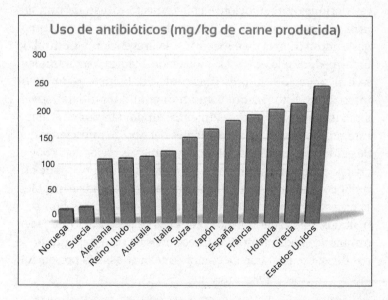

Uso de antibióticos (mg/kg de carne producida)

En 2011 las farmacéuticas estadounidenses vendieron más de 13.5 millones de kilos de antibióticos para ganado, la mayor cantidad registrada hasta la fecha, la cual representa 80% de todas las ventas de antibióticos ese año.[7]

La FDA empezó a realizar pruebas de bacterias resistentes a antibióticos en carnes rojas y aves hasta 1996, y desafortunadamente las leyes para regular el uso de antibióticos son un impedimento para la vigilancia auténtica y transparente. El doctor David Kessler, ex comisionado de la FDA y autor del éxito de ventas *The End of Overeating*, lo dejó en claro cuando escribió un editorial para el *New York Times* en 2013: "¿Por qué los legisladores se resisten tanto a descubrir cómo se usa 80% de nuestros antibióticos? No podemos evitar las preguntas difíciles sólo porque temamos a la respuesta. Los legisladores deben dar a conocer al público que los medicamentos que necesitamos para estar bien están siendo utilizados para producir carne más económica".[8]

Aunque quizá lleve muchísimo tiempo establecer mayores restricciones y regulaciones con respecto al uso de antibióticos en los alimentos, me da gusto saber que hay cambios gestándose a nivel de los Centros de Prevención y Control de Enfermedades, la OMS y la Asociación Médica Estadounidense con respecto a la prescripción de antibióticos para tratar infecciones. Estas instituciones han emitido múltiples advertencias que los médicos están empezando a tomar en cuenta. Esto nos ha hecho más conscientes del tipo de infecciones que de verdad requieren antibióticos y cuáles es mejor dejar que el cuerpo ataque naturalmente. La meta es limitar el uso de antibióticos a menos de que sean estrictamente indispensables. Por ejemplo, en los últimos dos años los pediatras han sido instados a no ceder ante las presiones de los padres que piden antibióticos para tratar las infecciones de oído o garganta de sus hijos. Ése es el tipo de cambio que me gustaría presenciar.

Según el *Journal of the American Medical Association*, las siguientes infecciones pueden tratarse sin antibióticos:[9]

- Gripe común
- Influenza
- Casi todos los catarros y bronquitis
- Muchas infecciones de oído
- Muchas erupciones cutáneas

En 2004 un estudio sumamente perturbador publicado en el *Journal of the American Medical Association* me hizo reflexionar sobre el impacto de los antibióticos cuando los investigadores demostraron su potencial para incrementar significativamente el riesgo de desarrollar cáncer.[10] Investigadores de la Universidad de Washington observaron a 2 266 mujeres de más de 19 años con diagnóstico primario de cáncer de mama invasivo (el cual tiene el potencial de extenderse a otras partes del cuerpo) y las comparó con 7 953 mujeres elegidas al azar que conformaron el grupo control. El estudio estaba diseñado para determinar si había un mayor riesgo de desarrollar cáncer de mama entre mujeres que habían tomado antibióticos (de cualquier tipo). ¡Oh, sorpresa! Los científicos hallaron un vínculo evidente entre el número de días que se usaron los antibióticos y el aumento en el riesgo de desarrollar cáncer de mama. Entre quienes habían tomado más tratamientos de antibióticos, el riesgo de cáncer de mama se *duplicaba*. Los resultados también mostraban una correlación significativa entre el uso de antibióticos y el cáncer de mama en fase terminal. Los autores afirmaron: "El uso de antibióticos se asocia con un mayor riesgo de cáncer de mama inicial

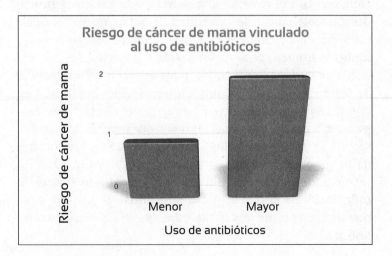

Riesgo de cáncer de mama vinculado al uso de antibióticos

o fatal". Y concluyeron: "Aunque se requieren mayores estudios, estos hallazgos refuerzan la necesidad de prudencia en el uso a largo plazo de antibióticos".

Para evitar malos entendidos, este estudio no indica que los antibióticos sean los causantes del cáncer de mama. No obstante, con lo que sabemos sobre cómo estos potentes fármacos alteran la flora intestinal, así como sobre el papel de los microbios en la inmunidad, la desintoxicación y la inflamación, este tipo de investigaciones deberían despertar sospechas. Espero que surjan más estudios de alto nivel en la siguiente década que demuestren la poderosa relación entre el estado del microbioma intestinal y el riesgo de desarrollar ciertos cánceres, incluyendo cáncer cerebral y del sistema nervioso.

El doctor Robert F. Schwabe es uno de los científicos que está emprendiendo esta tarea. El investigador del Departamento de Medicina de la Universidad de Columbia escribió un convincente artículo en 2013, publicado en un número especial de *Nature*, en el cual delineaba los medios a través de los cuales el microbioma, dependiendo de su estado, puede fomentar o prevenir los crecimientos de células cancerosas.[11] Al concluir, enfatiza el valor de fijar nuestra atención en el estudio del microbioma con la esperanza de hallar nuevas terapias para prevenir y tratar el cáncer, y llama al microbioma "la siguiente frontera de la investigación científica".

Utilicé el ejemplo del cáncer para acusar a los antibióticos de arruinar a uno de los importantes agentes implicados en nuestra salud, pero también habría podido hablar de la exposición a antibióticos y del aumento de riesgo de TDAH, asma, sobrepeso y diabetes, todos los cuales, a su vez, son factores de riesgo para demencia, depresión, suicidio y ansiedad. Ya te imaginarás cuál es el hilo conductor en estos trastornos: la inflamación. Y si das un paso más atrás del proceso inflamatorio, te encontrarás frente a frente con tu microbiota intestinal.

Varias veces por semana recibo llamadas al consultorio de pacientes que me preguntan si puedo darles "una consulta telefónica" porque tienen gripa. Siempre les explico que es inapropiado. Pero cuando me piden específicamente que les recete acitromicina, uno de los antibióticos más comunes para el tratamiento de infecciones de las vías respiratorias altas, les respondo con hechos: datos tomados de grupos grandes de pacientes muestran que el uso de este antibiótico aumenta significativamente el riesgo de muerte por cardiopatía, pues uno de los potenciales efectos secundarios del medicamento son arritmias cardiacas.[12] De hecho, en uno de los estudios donde se analiza esta conexión, los investigadores de la Facultad de Medicina de la Universidad de Carolina del Sur estiman que la mitad de las 40 millones de recetas de este antibiótico que se expidieron en 2011 fueron innecesarias y pudieron haber causado 4 560 muertes.[13] También me gusta decirles a los pacientes que piden antibióticos que si no toman antibiótico, la gripa les durará una semana, pero si sí lo toman, sólo les durará siete días. No sé si entiendan el chiste. Pareciera como si todas las noticias sobre los peligros del abuso de los antibióticos llegaran a oídos sordos. No se trata nada más de ti y de mí, sino de todos nosotros.

La próxima vez que pienses que tú o tu hijo requieren antibióticos, te invito a que sopeses los pros y los contras. Sobra decir que si es una infección que sólo se curará con antibióticos, debes usarlos sabiamente tal y como el médico te los recete (en la página 255 encontrarás más detalles sobre el uso de complementos a base de probióticos durante el tratamiento con antibióticos). No obstante, si es una infección que no se curará con antibióticos, considera cuánto te estás "ahorrando" en términos del microbioma. Esto es aún más importante en niños, pues ellos son especialmente vulnerables. Por ejemplo, se demostró hace poco que la gran mayoría de los niños se recuperan de una infección en el oído a los pocos días si sólo se les da medicamento para aliviar el dolor o la fiebre. En 2010, en un estudio publicado en el *Journal of the American*

Medical Association, un grupo de pediatras activó la alarma sobre el abuso de los antibióticos para infecciones comunes que suelen ser provocadas por virus.[14] Los doctores notaron que el riesgo de los efectos secundarios sobrepasa los beneficios, los cuales son nulos en la mayoría de los casos. Un tratamiento de antibióticos, o varios, aumentará el riesgo que tenga el niño de desarrollar diversos problemas de salud derivados de las afectaciones en la flora intestinal, desde asma y obesidad en la juventud, hasta demencia en la edad adulta. Todo está conectado. El microbioma es lo que establece esos vínculos duraderos.

ADVERTENCIA PARA QUIENES TOMAN ANTIBIÓTICOS ANTES DE IR AL DENTISTA

Muchos de mis pacientes más viejos que se han sometido a remplazos completos de cadera o de rodilla dicen que siempre toman antibióticos como profiláctico antes de ir al dentista. Es algo que se ha hecho durante tanto tiempo que la gente suele aceptar que tiene sentido. Sin embargo, la ciencia actual demuestra lo contrario: las investigaciones recientes indican que si tienes una prótesis completa de cadera o rodilla, tomar antibióticos para procedimientos dentales no produce ningún beneficio. Dicho de otro modo: "Los procedimientos dentales no son factor de riesgo para posteriores infecciones de cadera o rodilla. El uso de antibióticos como profilaxis antes de un procedimiento dental no disminuye el riesgo de posteriores infecciones de cadera o rodilla".[15]

Dicho lo anterior, hay algunas personas que sí deberían considerar tomar antibióticos como profilaxis antes de someterse a procedimientos dentales, sobre todo aquellos que implican cirugía maxilar o de encía. No obstante, es muy limitado el número de personas que entran en esta categoría, incluyendo a quienes:

- Han padecido endocarditis infecciosa
- Tienen válvulas cardiacas prostéticas
- Tienen defectos cianóticos congénitos sin resolver, incluyendo derivaciones y canalizaciones paliativas

- Tienen defectos cardiacos congénitos reparados por completo hace menos de seis meses con materiales prostéticos o algún dispositivo, haya sido por cirugía o cateterismo
- Tienen defectos congénitos reparados con defectos residuales en el sitio o adyacentes al sitio de un parche o dispositivo prostético
- Han recibido un trasplante cardiaco y desarrollaron valvulopatía cardiaca

Si ni siquiera sabes qué son estas cosas, entonces no calificas para tomar antibióticos como profilaxis antes de un procedimiento dental.

La píldora

Millones de mujeres en edad reproductiva toman anticonceptivos. Desde que se desarrolló *la píldora*, como se le conoce, en los años sesenta, ha sido ostentada como una de las piedras angulares del movimiento feminista. Sin embargo, las píldoras anticonceptivas no son más que hormonas sintéticas que tienen efectos biológicos inmediatos en el cuerpo y que inevitablemente le pasan factura a la comunidad microbiana. Aunque casi todas las medicinas tienen impacto en el microbioma, fármacos como la píldora anticonceptiva, los cuales se toman diario y por lo regular durante mucho tiempo, son los más insidiosos. Entre las múltiples consecuencias del uso a largo plazo (más de cinco años) de la píldora están:

- Reducción de hormona tiroidea y testosterona disponible en circulación
- Aumento de la resistencia a la insulina, el estrés oxidativo y marcadores inflamatorios
- Agotamiento de ciertas vitaminas, minerales y antioxidantes

Dado todo lo que ya expliqué sobre el papel de las bacterias intestinales en el metabolismo, la inmunología, la neurología y hasta la endocrinología, no sorprende que también se vean afectadas por "la traviesa pildorita", término que usa la psiquiatra neoyorquina Kelly Brogan para hablar de la píldora con sus pacientes. Tampoco es novedad que entre los efectos secundarios más comunes del uso de la píldora estén trastornos de ansiedad y del estado de ánimo. Una de las vitaminas que la píldora agota es la B6, la cual participa en la producción de serotonina y GABA, dos moléculas clave para la salud neurológica. En fechas más recientes los científicos también descubrieron que el uso de anticonceptivos orales puede estar ligado a la enfermedad inflamatoria intestinal, sobre todo al aumento de riesgo de desarrollar enfermedad de Crohn, la cual se caracteriza por inflamación del revestimiento y muro de los intestinos delgado o grueso, o de ambos.[16] De hecho, el revestimiento puede inflamarse tanto que empieza a sangrar.

Aunque se desconoce el mecanismo exacto de esta conexión, la creencia actual es que las hormonas cambian la permeabilidad del revestimiento intestinal, pues se ha demostrado que el colon es más vulnerable a inflamarse cuando se administran hormonas como estrógeno. (Por eso también es posible que algunas mujeres que toman anticonceptivos se quejen de problemas gástricos.) Sabemos las consecuencias de la permeabilidad intestinal en la salud humana: aumenta la posibilidad de que partículas contenidas en el intestino —en particular las producidas por las bacterias intestinales— terminen en el torrente sanguíneo, en donde instigarán al sistema inmune, y que luego se muevan a otras partes del cuerpo, incluyendo el cerebro, en donde causarán daños. En un estudio de 2012 conducido por el doctor Hamed Khalili, gastroenterólogo clínico e investigador del Hospital General de Massachusetts en Boston, los científicos involucrados observaron la información obtenida de alrededor de 233000 mujeres que participaron en los Estudios Nacionales de Salud de las Enfermeras, los cuales dieron les dieron seguimiento a estas mujeres de 1976 a 2008.[17] Al comparar a quienes jamás tomaron píldoras anticonceptivas y a quienes sí las tomaron, descubrieron que las usuarias actuales tenían un riesgo hasta tres veces mayor de desarrollar enfermedad de Crohn. En sus conclusiones, el doctor Khalili advirtió que las mujeres que toman anticonceptivos orales y tienen un historial familiar de trastornos intestinales inflamatorios deben conocer que hay un vínculo entre ambas situaciones.

Pero ¿qué otras opciones hay? La doctora Brogan, defensora de la salud de las mujeres, desea que todas sus pacientes dejen los anticonceptivos orales. Les recomienda que prueben con un dispositivo intrauterino no hormonal (DIU), con dispositivos de fertilidad que registran la temperatura corporal de la mujer con suficiente precisión como para saber cuándo está ovulando, o el siempre confiable condón. En sus propias palabras: "Es imposible salir bien librada con los medicamentos, y hacer un análisis riesgo-beneficio es muy difícil si no sabemos cuáles son los riesgos ambientales y genéticos de cada mujer. Si hay alguna opción de tratamiento con riesgos mínimos o no aparentes, y con cierto grado de beneficio basado en evidencias, éste representaría para mí el camino más directo hacia la salud. En estos días la libertad femenina se asemeja más a un ciclo menstrual sano, feliz y libre de las garras de la farmacología".[18]

Antiinflamatorios no esteroideos

En el pasado, estudios que datan hasta de los años noventa han demostrado que las personas que toman antiinflamatorios no esteroideos —como ibuprofeno o naproxeno— durante dos o más años tienen un riesgo 40% menor de desarrollar Alzheimer y Parkinson.[19] Esta información tiene sentido si tomamos en cuenta que éstas son enfermedades principalmente inflamatorias, por lo que, si se controla la inflamación, se controla el riesgo.

Sin embargo, actualmente están surgiendo investigaciones que demuestran que también esta historia tiene su lado oscuro. Se ha demostrado que estos medicamentos aumentan el riesgo de daño al revestimiento intestinal, sobre todo en presencia de gluten. Investigadores españoles descubrieron que cuando los ratones que eran genéticamente susceptibles al gluten recibían tratamiento con indometacina, un antiinflamatorio no esteroideo fuerte que suele usarse para el tratamiento de la artritis reumatoide, había un aumento pronunciado de permeabilidad intestinal que potencializaba los efectos dañinos del gluten. Su conclusión indicaba que "los factores ambientales que alteran la barrera intestinal pueden predisponer a los individuos a una mayor susceptibilidad al gluten".[20] Futuras investigaciones ayudarán a aclarar este misterio, pero por lo pronto sugiero que su uso se limite a circunstancias en las que sea verdaderamente necesario.

Sustancias químicas en el ambiente

Hoy en día hay incontables sustancias químicas sintéticas en el medio ambiente, muchas de las cuales se encuentran en lo que tocamos, respiramos, nos untamos en la piel y consumimos. La mayoría de los individuos que habitan en países industrializados cargan con cientos de sustancias sintéticas en el cuerpo provenientes del aire, el agua y la comida. En la sangre del cordón umbilical de recién nacidos se han encontrado rastros hasta de 232 sustancias químicas.[21] Y no se han hecho pruebas adecuadas para determinar los posibles efectos que la mayoría de ellas tienen en la salud. En las últimas tres décadas en Estados Unidos se ha aprobado el uso comercial de más de 100000 sustancias químicas, las cuales incluyen más de 82 000 sustancias de uso industrial, 1 000 ingredientes activos de pesticidas, 3 000 ingredientes para cosméticos, 9 000 aditivos para alimentos y 3 000 fármacos.[22] La Agencia Estadounidense de Protección Ambiental (EPA) y la FDA sólo regulan una diminuta fracción de ellas. En los años siguientes a la aprobación en 1975 de la Ley de Control de Sustancias Tóxicas (TSCA, por sus siglas en inglés), las limitantes financieras y la litigación industrial han implicado que la EPA sólo ha podido exigir pruebas de seguridad de alrededor de 200 de las 84 000 sustancias químicas contempladas en el inventario de la TSCA. Y de esas 84 000, 8 000 se producen en volúmenes anuales de 11 350 kilogramos o más. Hasta la fecha, se sospecha que al menos 800 de estas sustancias son capaces de interferir con nuestro sistema endocrino.

Aunque nos gustaría pensar que los científicos llevan décadas midiendo los contaminantes industriales y vinculándolos con la salud humana, sólo hasta hace poco se empezó a monitorear la llamada "carga corporal", que son los niveles de toxinas en la sangre, orina, sangre del cordón umbilical y leche materna. La gran mayoría de los componentes químicos de uso comercial actual no han sido analizados por completo para determinar sus efectos en la salud humana, por lo que desconocemos los verdaderos riesgos que conllevan estas sustancias y cómo podrían alterar nuestra fisiología normal —y la del microbioma—. Por esta razón, lo más prudente es ser cautelosos y suponer que son culpables hasta que haya evidencia científica sólida que demuestre lo contrario.

Una de las razones por la que las sustancias químicas sintéticas que están en el ambiente podrían ser dañinas es porque tienden a ser lipofílicas, lo que significa que se acumulan en las glándulas endocrinas y los tejidos grasos. Además, cuando el hígado está sobrecargado de toxinas que debe procesar, puede que no las deseche con tanta efectividad. Esto, a su vez, modifica el hábitat completo del cuerpo y afecta a la comunidad microbiana.

Una fuerte inquietud reciente entre los científicos es que muchas de estas sustancias imitan los efectos del estrógeno en el cuerpo, y estamos expuestos a demasiadas a la vez. Por ejemplo, pensemos en el compuesto bisfenol-A (BPA), el cual está en todas partes. De hecho, más de 93% de la población mundial cargamos rastros de esta sustancia en el cuerpo.[23] El BPA se produjo por primera vez en 1891 y se usó como medicamento estrogénico sintético para mujeres y animales durante la primera mitad del siglo XX. Se les recetaba a las mujeres para tratar trastornos relacionados con la menstruación, la menopausia y las náuseas durante el embarazo; los ganaderos, por su parte, lo usaban para promover el crecimiento del ganado. No obstante, cuando se reveló su potencial cancerígeno, fue prohibido. A finales de los años cincuenta el BPA encontró un nuevo hogar en la industria de los plásticos. Esto ocurrió después de que los ingenieros químicos de Bayer y de General Electric descubrieron que cuando el BPA se unía en cadenas largas (se polimerizaba), formaba un plástico duro llamado policarbonato, un material lo suficientemente transparente y sólido como para remplazar al cristal y al acero. Poco después se abrió paso hacia las industrias de los electrónicos, los equipos de seguridad, los automóviles y los contenedores de alimentos. Y desde entonces el BPA se usa en muchos productos comunes, desde recibos del supermercado hasta selladores dentales. Cada año se liberan más de 500 000 kilogramos de BPA en el ambiente. Se ha demostrado que el BPA de los contenedores hechos de plástico genera desequilibrios hormonales tanto en hombres como en mujeres, y en la actualidad se realizan estudios para determinar qué clase de daño puede infligir en las células microbianas. Aunque algunas investigaciones sugieren que hay ciertas bacterias intestinales capaces de degradar el BPA y hacerlo menos tóxico para los humanos, lo que me preocupa es que el BPA pueda fomentar la proliferación de dichas bacterias y provocar alteraciones y desequilibrios en la flora intestinal.

El BPA es sólo una de las muchas sustancias químicas con las que convivimos. Es posible que ésta desaparezca pronto de los productos comerciales gracias a las agresivas gestiones de los consumidores, pero hay miles de sustancias más que pueden ser igual de dañinas y que siguen inundando nuestro medio ambiente.

Como ya he dicho, es imposible saber exactamente a cuántas sustancias químicas sintéticas estamos expuestos en la actualidad, y cuáles son dañinas para las células humanas y microbianas. Sin embargo, es mejor ser precavidos e intentar reducir nuestra exposición a componentes químicos potencialmente nocivos. Para ello, debemos empezar en casa. En el capítulo 9 cubriré los pasos a seguir para reducir lo más posible la exposición a sustancias dañinas. Las dos que debemos evitar tanto como sea posible son los pesticidas y el cloro. Se ha demostrado que éstas tienen efectos perjudiciales en las bacterias intestinales. Para empezar, los pesticidas están diseñados para matar bichos, y son extremadamente tóxicos para las mitocondrias. Están surgiendo investigaciones que vinculan el uso de pesticidas comunes con cambios en el microbioma que a su vez derivan en problemas de salud, desde trastorno metabólico hasta enfermedades neurológicas. Un estudio especialmente perturbador, publicado en 2011 por investigadores coreanos, descubrió una cantidad desproporcionada de metanógenos, una especie de microbio, en los intestinos de mujeres obesas.[24] Estos científicos también midieron los llamados pesticidas organoclorados en la sangre de las mujeres, y encontraron un patrón notable entre la cantidad de pesticidas en la sangre, el nivel de obesidad y el volumen de metanógenos en el intestino. Entre más "intoxicada" estaba la sangre de la persona, más "intoxicado" estaba el intestino. Los metanógenos no sólo se vinculan con obesidad, sino también con periodontitis, cáncer de colon y diverticulosis (otro trastorno intestinal). La toxicidad de los pesticidas es tan preocupante que más adelante señalaré por qué es importante evitar alimentos modificados genéticamente debido a su relación con los herbicidas.

Las sustancias químicas que se hallan en el agua, sobre todo el cloro residual, también pueden tener efectos destructivos para el microbioma. El cloro es bactericida y mata gran cantidad de patógenos microbianos transmitidos por el agua. Es evidente que no queremos que haya microorganismos dañinos o mortales en nuestra agua. De hecho, si hay algo que muchos damos por sentado hoy en día en nuestro mundo es el acceso a agua limpia, y el cloro se lleva el crédito de poner fin a los brotes de enfermedades transmitidas por el agua en países desarrollados. Incluso la revista *Life* alguna vez se refirió a la filtración del agua potable y al uso del cloro como "quizá el avance en materia de salud más significativo del milenio".[25]

No obstante, el agua municipal tiende a recibir tratamientos excesivos, lo que tiene como consecuencia mezclas químicas que son tóxicas para la flora intestinal. Asimismo, el cloro ingerido puede reaccionar con compuestos orgánicos y generar subproductos tóxicos que causan mayores estragos. Con base en estudios sobre sus efectos en las células humanas, el EPA ha determinado que el nivel seguro de cloro en el agua potable es no más de cuatro partes por millón. Aun así de diluido, el cloro puede arrasar con muchos microorganismos, como lo sabrá cualquiera que haya matado a sus peces por llenar la pecera con agua del grifo. En el capítulo 9 te ofreceré ideas para evitar el agua clorada. Es más sencillo de lo que crees, y no será necesario que llames al plomero ni que inviertas en servicios de entrega a domicilio.

Aun si instalamos filtros de aire y de agua en nuestros hogares y reducimos el uso de todos los productos que sabemos que contienen componentes químicos sospechosos, es difícil controlar todos los contaminantes. Sin embargo, podemos con cierta facilidad hacer algunos cambios en lo que compramos para limitar nuestra exposición a sustancias potencialmente dañinas.

Otra gran preocupación con respecto a las toxinas en el ambiente es que los humanos estamos en la cima de la cadena alimenticia. Aunque sin duda eso tiene sus ventajas, también significa que estamos expuestos a mayores cantidades de sustancias químicas debido al proceso conocido como bioacumulación. Comer carne, lácteos y pescados es uno de los medios por los cuales estamos expuestos. Por ejemplo, ciertos tipos de pescado, como el pez espada, conservan en sus tejidos una concentración de sustancias químicas exponencialmente mayor a la que se encuentra en el agua circundante. En tierra firme, buena parte del ganado consume cereales con pesticidas y luego acumula algunos de sus componentes en la grasa, junto con potenciales toxinas como hormonas, antibióticos y otras sustancias. Por lo tanto, consumir estos productos puede exponerte a las sustancias químicas que se usan en toda la cadena de producción.

Alimentos genéticamente modificados cargados de herbicidas

Permíteme introducir el tema afirmando que aún se requieren muchas investigaciones sobre las potenciales implicaciones para la salud de los organismos genéticamente modificados (OGM), tanto en términos de los efectos biológicos directos sobre el cuerpo como del impacto en el microbioma. Por definición, los OGM son plantas o animales que han sido diseñados genéticamente con ADN de otros seres vivos, incluyendo bacterias, virus, plantas y animales. Son el tipo de combinaciones genéticas que no pueden ocurrir de forma natural ni por medio de injertos tradicionales.

Los principales cultivos de OGM en Estados Unidos son maíz y soya (y por añadidura, todos los productos que contienen estos ingredientes; se estima que los OGM se encuentran hasta en 80% de los alimentos procesados convencionales). En más de 60 países en todo el mundo, incluyendo todos los países de la Unión Europea, Japón y Australia, se han puesto restricciones o prohibiciones significativas a la producción y venta de OGM. En Estados Unidos, mientras tanto, el gobierno los ha aprobado, pero muchas personas se manifiestan para que haya mejor etiquetamiento de los alimentos, de modo que puedan evitar consumir lo que algunos llaman "el experimento". Una cuestión espinosa es que muchos de los estudios que demuestran que los OGM son seguros han sido realizados por las empresas mismas que los crean y que se benefician de ellos.

Como te imaginarás, uno de los principales problemas que enfrentan los agricultores es la intrusión de maleza en los campos de producción. Para resolverlo, en lugar de eliminar la maleza de forma manual, recurren a una alternativa artificial. Los agricultores estadounidenses rocían glifosfato —una sustancia química que mata la maleza— en sus cultivos. Las cosechas evitan ser también el blanco del herbicida porque las semillas que se usan *están genéticamente modificadas* para resistir sus efectos dañinos.

El uso de semillas modificadas genéticamente les ha permitido a los agricultores usar cantidades excesivas de este herbicida. Y éste es un fenómeno mundial. Se estima que para 2017 la industria agrícola usará la impresionante cifra de 135 millones de toneladas en los cultivos.[26] Pero he aquí el problema: los residuos de glifosfato representan una amenaza para la salud humana. En la industria del trigo en particular, los agricultores saturan los campos con glifosfato días antes de la cosecha para obtener mejores rendimientos. Esto añade otro matiz al tema de la intolerancia al gluten: podría ser que el aumento de la intolerancia al gluten y la celiaquía se deba en gran medida al uso indiscriminado de glifosfato. Cuando comparas la incidencia de celiaquía con los niveles de glifosfato usados en los cultivos de trigo en los últimos 25 años, el paralelismo es inaudito.[27]

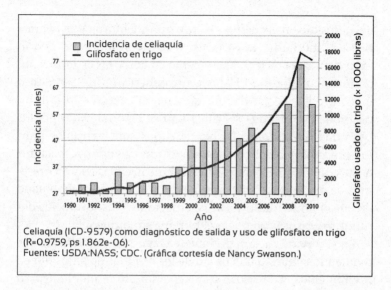

Celiaquía (ICD-9579) como diagnóstico de salida y uso de glifosato en trigo (R=0.9759, ps 1.862e-06).
Fuentes: USDA:NASS; CDC. (Gráfica cortesía de Nancy Swanson.)

Ahora bien, correlación no es sinónimo de causalidad. Aunque esta gráfica parecería mostrar una relación entre la cantidad de glifosato utilizado en los cultivos de trigo (y supuestamente consumido en los productos de trigo) y la incidencia de la celiaquía, no podemos afirmar que el glifosato *causa* celiaquía. Eso implicaría malinterpretar la información y sacar conclusiones falsas sólo a partir de las evidencias. No obstante, es interesante notar el aumento en paralelo de la incidencia de celiaquía y los niveles de glifosato en los alimentos a base de trigo. Es probable que haya muchas otras variables en juego, pues hasta donde sabemos puede haber otros factores ambientales que provoquen este incremento de casos de celiaquía, pero lo que sí sabemos gracias a las investigaciones recientes es que el glifosato influye en las bacterias intestinales.

En un reporte de 2013 publicado en el *Journal of Interdisciplinary Toxicology* del cual se tomó la anterior gráfica, la investigadora del MIT Stephanie Seneff y un colega independiente salieron con las pistolas en alto para quejarse de los efectos del glifosfato en el cuerpo (incluso argumentaron que la práctica de "madurar" la caña de azúcar con glifosfato podría estar detrás del reciente incremento en las cifras de fallo renal entre trabajadores agrícolas centroamericanos).[28] Señalaron que entre los efectos del glifosfato en el cuerpo está la inhibición de las enzimas del citocromo P450, producidas por las bacterias intestinales. Dichas enzimas son esenciales para los procesos biológicos corporales, pues ayudan a excretar gran cantidad de compuestos químicos externos. Si carecemos de enzimas del citocromo, hay una mayor probabilidad de que el muro intestinal se vea afectado y las sustancias dañinas se abran paso hacia el torrente sanguíneo.

En el reporte ruegan por que se creen nuevas políticas que regulen la supuesta inocuidad de los residuos de glifosfato en los alimentos, y describen cómo el glifosfato residual altera la composición de la flora intestinal y causa estragos en la fisiología humana. Te ahorraré los detalles bioquímicos, pero basta con que sepas que el glifosfato:

- Limita nuestra capacidad para excretar toxinas.
- Perjudica la función de la vitamina D, compuesto hormonal importante para la salud cerebral.
- Agota el hierro, el cobalto, el molibdeno y el cobre.
- Afecta la síntesis de triptófano y tirosina (aminoácidos fundamentales para la producción de proteínas y neurotransmisores).

Este informe enfocado en el vínculo entre glifosfato y celiaquía también describe cómo los peces expuestos a este compuesto desarrollan problemas digestivos equiparables a la celiaquía. Y ahora sabemos que esta enfermedad se asocia con desequilibrios en la flora intestinal. De hecho, los autores insinúan que el glifosfato es el principal causante de intolerancia al gluten debido a los efectos que se sabe que tiene en el microbioma. Concluyen diciendo: "Instamos a los gobiernos de todo el mundo a revisar sus políticas hacia el glifosfato y a generar nuevas leyes que restrinjan su uso".

> **ACUSACIONES CONTRA LOS OGM: ¿REALIDAD O FICCIÓN?**
>
> En la actualidad, la FDA estadounidense no exige etiquetar los OGM, pero muchos productores de alimentos afirman que sus productos no contienen OGM. ¿Es posible confiar en las etiquetas? En 2014 Consumer Reports puso las etiquetas a prueba e investigó más de 80 alimentos procesados hechos con maíz o soya. Descubrió que el sello de verificación del Non-GMO Project, el sello otorgado por el Departamento de Agricultura para alimentos orgánicos y otras certificaciones de alimentos orgánicos eran, en su mayoría, confiables.[29] Quizá la clasificación más engañosa era la de "natural". A menos que en la etiqueta tuvieran sellos de aprobación o certificación de que no contenían OGM y eran orgánicos, "los alimentos casi siempre contenían cantidades considerables de OGM".

No entres en pánico. Te ayudaré a purificar tu medio ambiente y a tomar decisiones benéficas para tu intestino: alimentos orgánicos, animales alimentados con pasto (de ser posible), grasas de alta calidad y alimentos bajos en carbohidratos y libres de ingredientes tóxicos. De eso se trata el programa de rehabilitación contenido en la tercera parte de *Alimenta tu cerebro.*

Alimenta tu cerebro y rehabilita tu microbioma

¡Felicidades! Si llegaste hasta aquí es porque has aprendido más sobre el cuerpo y el cerebro —y su interconexión fisiológica a través del intestino— que la mayor parte de la gente, incluidos los médicos. Quizá ya te hayas deshecho del pan y estés pensando en comprar algunos probióticos orales. O quizá hayas empezado por consumir yogurt a diario y estés buscando productos que afirmen contener cepas bacterianas "buenas para el intestino". Sin duda debes haber incorporado algunas de las estrategias que describiré en esta tercera parte, la cual concluye con un plan alimenticio de siete días.

Aunque mis recomendaciones no serán sumamente específicas, a diferencia de las que encontrarías en cualquier libro de dietas junto con la explicación de cómo hacer las cosas y los pasos exactos a seguir durante tantos días, mi objetivo es darte ideas que puedas ajustar a tus gustos y preferencias. Quiero convencerte de que tomes el control de tu cuerpo y de tu salud de aquí en adelante. Las sugerencias aquí ofrecidas son más bien principios generales, lineamientos para reflexionar sobre tus elecciones diarias y circunstancias personales a la luz de toda esta información. Mis recomendaciones deben ponerte en el camino a una vida enérgica, alegre y saludable, tanto a nivel mental como espiritual.

Modifica tu alimentación y régimen de complementos a tu propio ritmo. Tómate el tiempo que necesites para hacer las modificaciones pertinentes en tu hogar y comprar probióticos de alta calidad. Sin embargo, debes saber que entre más rápido emprendas estas recomendaciones y entre más te apegues a ellas, más pronto notarás —y sentirás— los resultados. Sin duda esto no sólo se trata de transformar tu salud desde dentro. También brillarás por fuera, bajarás tallas, y muchos otros aspectos intangibles —tus emociones, tus niveles de energía y tu capacidad para emprender proyectos y sentirte satisfecho— mejorarán de igual manera.

CAPÍTULO 8

Alimenta al microbioma

Seis claves esenciales para impulsar el bienestar
cerebral al promover el bienestar intestinal

Con frecuencia me preguntan cuánto tiempo lleva rehabilitar un microbioma disfuncional o poco eficiente. Las investigaciones demuestran que puede haber cambios significativos en la configuración bacteriana del intestino apenas seis días después de iniciar un nuevo protocolo alimenticio como el que presento en este capítulo. Sin embargo, cada individuo es distinto. Tu rehabilitación microbiana dependerá del estado actual de tu intestino y de con cuánta rapidez puedas comprometerte a hacer cambios.

Las siguientes son las seis claves esenciales para mantener un microbioma saludable, según los hallazgos científicos más recientes.

Clave 1: Elige alimentos ricos en probióticos

En muchas culturas del mundo los alimentos fermentados son la fuente dietética de bacterias probióticas. Las evidencias sugieren que la fermentación de alimentos data de hace más de 7000 años, cuando empezó a hacerse vino en Persia. Los chinos, por su parte, comenzaron a fermentar la col hace unos 6000 años.

Durante siglos las civilizaciones no comprendían el mecanismo detrás de la fermentación, pero sí reconocían los beneficios para la salud asociados con los alimentos fermentados. Mucho antes de que pudiéramos entrar a una tienda de productos para la salud y comprar probióticos en cápsulas, la gente ya consumía algún tipo de comida fermentada. El kimchi, una guarnición tradicional y popular de la cocina coreana, se considera el platillo nacional de Corea. Por lo regular se prepara con col o pepino, pero hay incontables variedades. El chucrut, otra forma de col fermentada, sigue siendo popular en Europa central. Luego están los productos lácteos fermentados, como el yogurt, que se han consumido durante siglos en casi todo el mundo.

¿Qué tienen de especial los alimentos fermentados? La fermentación es el proceso metabólico de transformación de los carbohidratos —como los azúcares— en alcoholes y dióxido de carbono, o en ácidos orgánicos. Requiere la presencia de levaduras, bacterias o ambas, y ocurre en condiciones en las que estos organismos son privados de oxígeno. De hecho, la fermentación fue descrita en el siglo XIX por el químico y microbiólogo francés Louis Pasteur como "respiración sin aire". Pasteur es famoso por sus descubrimientos sobre los principios de la fermentación microbiana, así como sobre la pasteurización y la vacunación.

Aunque quizá estés familiarizado con la fermentación que ocurre, por ejemplo, en la producción de cerveza o de vino, se trata del mismo proceso que permite que el pan se infle. La levadura convierte el azúcar en dióxido de carbono, que es lo que hace que el pan crezca. (Pero dejaremos de hablar de pan por obvias razones. Y no, el pan no es un probiótico.)

El tipo de fermentación que hace probióticos a los alimentos (es decir, ricos en bacterias benéficas) se llama fermentación láctica. En este proceso las bacterias benéficas convierten las moléculas de azúcar de los alimentos en ácido láctico. Al hacerlo, estos microorganismos se multiplican y proliferan. Este ácido láctico, a su vez, protege el alimento fermentado para impedir la invasión de bacterias patógenas, pues genera un ambiente con pH bajo (es decir, un ambiente ácido) que mata las bacterias dañinas con pH básico. Durante la producción actual de alimentos fermentados, por ejemplo, se introducen cepas de bacterias benéficas como *Lactobacillus acidophilus* a los alimentos con azúcar para iniciar el proceso. Para hacer yogurt, por ejemplo, lo único que se requiere es un cultivo inicial (cepas de bacterias activas) y leche. La fermentación láctica también se usa para preservar alimentos y hacerlos más duraderos.

En el siguiente capítulo te compartiré detalles sobre qué buscar en los complementos probióticos, aunque no hay mejor forma de consumir una serie de bifidobacterias y lactobacilos que obteniéndolos de fuentes naturales, las cuales los hacen excepcionalmente biodisponibles (o sea que el cuerpo los acepta con facilidad). Se trata de cepas que funcionan en el cuerpo de distintas maneras. Ayudan a mantener la integridad del revestimiento intestinal; equilibran el pH del cuerpo; sirven como antibióticos, antivirales y hasta antimicóticos naturales; regulan la inmunidad, y controlan la inflamación. Asimismo, las bacterias probióticas suprimen el crecimiento y hasta la invasión de bacterias que pueden ser patógenas al producir sustancias antimicrobianas llamadas bacteriocinas. Además, conforme estas bacterias probióticas metabolizan el combustible que toman de tu alimentación, liberan varios nutrientes contenidos en estos alimentos, con lo que facilitan su absorción. Por ejemplo, aumentan la disponibilidad de las vitaminas A, C y K, así como de las del complejo B.

Fue apenas a principios del siglo xx que el científico ruso Iliá Mechnikov exploró y reveló cómo se vinculan los lactobacilos con la salud. Mechnikov, ganador del premio Nobel de Medicina en 1908 y considerado padre de la inmunología, también podría ser nombrado padre del movimiento probiótico. Con una genialidad profética, predijo muchos aspectos de la inmunología actual y fue el primero en proponer la teoría de que las bacterias lácticas eran benéficas para la salud humana. Sus ideas provenían en gran medida del reconocimiento de una correlación entre la longevidad de los campesinos búlgaros y su consumo de productos lácteos fermentados. Mechnikov incluso sugirió que "la administración por vía oral de cultivos de bacterias fermentadas implantaría las bacterias benéficas en el tracto intestinal".[1,2] ¡Y lo dijo hace más de un siglo!

Mechnikov creía que el envejecimiento era causado por bacterias tóxicas que habitaban en el intestino, y que el ácido láctico podía prolongar la vida, así que bebía leche agria a diario. Fue un escritor prolífico, autor de libros innovadores como *La inmunidad de las enfermedades infecciosas*, *La naturaleza del hombre* y *La prolongación de la vida*. Este último documentaba a detalle la inusual longevidad de distintas poblaciones que con regularidad consumían alimentos fermentados y cultivos bacterianos llamados kéfir. Realizó varios registros observacionales de personas de más de 100 años que seguían llevando vidas activas y saludables. Y fue él quien acuñó el término "probiótico" para describir las bacterias benéficas. Su obra inspiró al microbiólogo japonés Minoru Shirota, quien investigó la relación causal entre las bacterias y la buena salud intestinal. Con el tiempo, los estudios del doctor Shirota derivaron en la comercialización mundial del kéfir y de otras bebidas lácteas fermentadas, o probióticos.

Finalmente, la comunidad científica se ha puesto al día con las ideas de Mechnikov.

En el capítulo 10 te compartiré mi arsenal de recetas para crear comidas deliciosas con alimentos fermentados. Pero antes permíteme enumerar y describir aquí los más importantes, algunos de los cuales ya he mencionado.

- **Yogurt hecho con cultivos vivos:** Una explosión de marcas de yogures ha tomado por asalto la sección de lácteos del supermercado, por lo que debes tener cuidado de cuáles comprar. Muchos yogures, tanto griegos como normales, están cargados de azúcares agregadas, edulcorantes artificiales y sabores añadidos. Lee bien las etiquetas. Para la gente sensible a la lactosa el yogurt de coco es una excelente alternativa para incorporar muchas enzimas y probióticos a la alimentación.
- **Kéfir:** Este producto lácteo fermentado es parecido al yogurt. Es una mezcla única de "granos" kéfir (una combinación de levaduras y bacterias) y leche de cabra que es alta en lactobacilos y bifidobacterias. También es rico en antioxidantes. Para quienes padecen intolerancia a la lactosa, es posible conseguir kéfir de coco, el cual es igual de delicioso y benéfico.
- **Té de kombucha:** Es una forma de té negro fermentado que se ha bebido durante siglos. Suele ser gaseoso y se sirve frío. También se cree que ayuda a aumentar la energía y hasta a perder peso.
- **Tempeh:** Mucha gente, sobre todo los vegetarianos, come tempeh como sustituto de carne. El tempeh consiste en frijoles de soya fermentados y representa una proteína muy completa que contiene todos los aminoácidos esenciales. En general no soy entusiasta de los productos de soya por una serie de razones, pero es aceptable comer pequeñas cantidades de tempeh, pues además es una excelente fuente de vitamina B12. Se puede desmoronar y servir sobre ensaladas.
- **Kimchi:** Además de proporcionar bacterias benéficas, el kimchi es también una maravillosa fuente de calcio, hierro, beta caroteno y vitaminas A, C, B1 y B2. El único problema es que a algunas personas les resulta picante. Sin embargo, es uno de los mejores probióticos que puedes agregar a tu alimentación si soportas el picor.

- **Chucrut:** Esta receta de col fermentada no sólo alimenta las bacterias intestinales sanas, sino que también contiene colina, una sustancia química indispensable para la transmisión correcta de impulsos nerviosos del cerebro al sistema nervioso central.

- **Pepinillos:** No es ninguna sorpresa que a las mujeres embarazadas se les antojen los pepinillos, uno de los probióticos fundamentales más apreciados. Para muchos, los pepinillos son la puerta de entrada para otros alimentos fermentados más exóticos.

- **Frutas y verduras en escabeche:** Escabechar frutas y verduras, como tiras de zanahoria, transforma lo usual en extraordinario. Ya sea que los hagas tú mismo o los compres, ten en mente que los beneficios probióticos sólo están presentes en alimentos no pasteurizados y escabechados en salmuera, no en vinagre.

- **Condimentos con cultivos vivos:** Aunque no lo creas, es posible hacer mayonesa, mostaza, rábano picante, salsa picante, salsa de pepinillos, guacamole, aderezo de ensalada y chutney de fruta fermentados. La crema ácida, aunque técnicamente es un producto lácteo fermentado, tiende a perder su potencia probiótica en el proceso. Sin embargo, algunos productores le agregan cultivos vivos al final, así que presta atención a las etiquetas.

- **Carne, pescado y huevos fermentados:** Si no me crees, consulta la página 289, en donde encontrarás exquisitas recetas de carne en conserva, sardinas encurtidas y huevos duros fermentados.

En términos generales, si no prepararás estos platillos en casa (con las sencillas recetas contenidas en este libro a partir de la página 269), elige concienzudamente los productos que compres en las tiendas. Revisa que no tengan azúcares añadidas, conservadores químicos ni colorantes. De ser posible, elige opciones orgánicas.

Clave 2: Bájale a los carbohidratos y haz tuyas las grasas de alta calidad

Como *Homo sapiens*, somos prácticamente idénticos a todos los humanos que han puesto pie sobre la Tierra. Y como especie hemos sido moldeados por la naturaleza a lo largo de miles de generaciones. Durante casi los últimos 2.6 millones de años la dieta de nuestros ancestros consistía en animales silvestres y frutas y verduras de temporada. Hoy en día la alimentación de la mayoría gira en torno a los cereales y los carbohidratos, y muchos de sus alimentos contienen gluten —la proteína *arruinaintestinos* y *alteramicrobiomas* por excelencia—, cuyos efectos negativos llegan hasta el cerebro.

Aun si dejamos de lado el factor gluten, una de las principales razones por las cuales consumir tantos cereales y carbohidratos es tan dañino es porque provocan picos de azúcar en la sangre, a diferencia de alimentos como la carne, el pescado, las aves y las verduras. Ya conoces qué les hace el exceso de azúcar en la sangre al cuerpo y al equilibrio de la flora intestinal. Entre más azúcares consumas —aunque sean artificiales—, más se enferma el microbioma.

Desde un punto de vista meramente tecnológico, hemos avanzado mucho desde el Paleolítico, aunque millones de nosotros seguimos sufriendo innecesariamente por problemas de salud. Es inaceptable que las enfermedades no contagiosas y prevenibles sean responsables de más muertes en todo el mundo que el conjunto de las enfermedades restantes. ¿Cómo es esto posible? Vivimos más tiempo que las generaciones pasadas, pero no necesariamente mejor. No hemos logrado evitar ni curar enfermedades a las que somos susceptibles en la vejez. No conozco a nadie que quiera llegar a los 100 si sabe que los últimos 20 años será miserable.

Me queda claro que el cambio de dieta durante el último siglo es responsable de muchas de nuestras dolencias modernas. Al pasar de una dieta alta en grasas, alta en fibra y baja en carbohidratos a una baja en grasas, baja en fibra y alta en carbohidratos, comenzamos simultáneamente a padecer trastornos crónicos vinculados con el cerebro.

Aunque te resulte difícil de creer, tu cerebro, a pesar de su inteligencia y capacidad, no es tan distinto del de nuestros ancestros nacidos hace decenas de miles de años. Ambos evolucionaron para preferir alimentos altos en grasas y azúcar, pues es un mecanismo de supervivencia primitivo. Tu contraparte cavernícola pasó mucho tiempo cazando su comida, y comía sólo carne (alta en grasas) y pescado, y ocasionalmente azúcares de origen vegetal y, si la temporada lo permitía, frutas. Tus esfuerzos por cazar terminarían al instante porque tienes acceso a todo tipo de grasas y azúcares procesadas. Tu ancestro cavernícola y tú tienen cerebros que operan de la misma forma, pero las fuentes de nutrientes de cada uno son del todo distintas.

Ya sabes que las dietas altas en azúcar y bajas en fibra alimentan las bacterias dañinas y aumentan el riesgo de permeabilidad intestinal, daño mitocondrial, afectaciones inmunitarias e inflamación generalizada que puede llegar al cerebro. Y sabes también que es un círculo vicioso, y que todos estos efectos atacan aún más el equilibrio microbiano.

Una de las premisas centrales de *Cerebro de pan* es que la grasa —y no los carbohidratos— es el combustible predilecto del metabolismo humano y lo ha sido durante el transcurso de la evolución humana. Claro que para ello hay que elegir grasas de buena calidad, y no alimentos "altos en colesterol". Permíteme resumir aquí los principales argumentos para ponerlos en el contexto del microbioma.

El famoso Estudio Cardiaco de Framingham es una de las investigaciones más atesoradas y reverenciadas que se han hecho en Estados Unidos. Ha sumado montones de datos a nuestra comprensión de ciertos factores de riesgo de enfermedades. Aunque fue diseñado originalmente para identificar factores o características comunes que contribuyen al desarrollo de cardiopatías, desde entonces ha revelado factores de riesgo de múltiples trastornos, incluyendo enfermedades relacionadas con el cerebro. También ha puesto en evidencia la relación entre cualidades físicas y patrones genéticos.

Entre los múltiples estudios iluminadores que han surgido a partir del estudio de Framingham original, hubo uno reportado a mediados de la primera década del siglo XXI por investigadores de la Universidad de Boston, quienes analizaron la relación entre el nivel de colesterol total y el desempeño cognitivo. Examinaron a 789 hombres y 1 105 mujeres, ninguno de los cuales padecía demencia ni había tenido una apoplejía al comienzo del estudio, y a quienes se les dio seguimiento entre 16 a 28 años. Cada cuatro a seis años se les realizaron análisis cognitivos para evaluar cualidades que se ven afectadas en personas con Alzheimer como la memoria, el aprendizaje, la formación de conceptos, la concentración, la atención, el razonamiento abstracto y las capacidades organizacionales.

Según el informe del estudio, publicado en 2005, "los niveles bajos de colesterol total que ocurren de manera natural se asocian con un desempeño cognitivo deficiente, el cual exigía bastante en términos de razonamiento abstracto, atención/concentración, fluidez verbal y funcionamiento ejecutivo".[3] Dicho de otro modo, la gente con los niveles *más altos* de colesterol tenía un mejor desempeño en análisis cognitivos que quienes tenían niveles bajos. Esto sugiere que, hablando de colesterol y del cerebro, existe un factor de protección.

Las investigaciones más recientes en todo el mundo siguen subvirtiendo la sabiduría convencional. La cardiopatía isquémica, una causa principal de infarto al corazón, puede tener que ver más con la inflamación que con los niveles elevados de colesterol. Y el razonamiento detrás de esta afirmación tiene que ver con el papel del colesterol como nutriente cerebral esencial para el funcionamiento de las neuronas. También desempeña un papel fundamental en la construcción de las membranas celulares. Además, el colesterol actúa como antioxidante y precursor de importantes moléculas para el cerebro, entre ellas la vitamina D, así como de hormonas cercanas a los esteroides (por ejemplo, hormonas sexuales como testosterona y estrógeno). El cerebro requiere grandes cantidades de colesterol como fuente de combustible, pero las neuronas por sí solas no pueden generarlo en cantidades significativas. Por lo tanto, dependen del colesterol que llega al torrente sanguíneo a través de una partícula transportadora especial llamada LDL, o lipoproteína de baja densidad. Ésta es la misma proteína que suele ser satanizada por considerársele "colesterol malo". Pero la LDL no tiene nada de malo, pues en realidad no es una molécula de colesterol, ni buena ni mala. Es un vehículo que transporta el vital colesterol de la sangre a las neuronas cerebrales.

Los hallazgos científicos recientes demuestran que cuando los niveles de colesterol son bajos, el cerebro simplemente no funciona a niveles óptimos. La gente con colesterol bajo tiene un riesgo mucho mayor de desarrollar problemas neurológicos, desde depresión hasta demencia. Uno de los primeros estudios que determinó la diferencia de contenido graso entre el cerebro de pacientes con Alzheimer y cerebros humanos sanos fue llevado a cabo por investigadores daneses y publicado en 1998. En su investigación, realizada con pacientes difuntos, los científicos descubrieron que la gente con Alzheimer tenía cantidades significativamente menores de grasa en el líquido cefalorraquídeo, sobre todo colesterol y ácidos grasos libres, que los controles.[4] Esto ocurría sin importar si los pacientes con Alzheimer habían tenido el gen defectuoso —conocido como apoE4— que predispone a la gente a desarrollar la enfermedad.

Tomando en cuenta los vínculos que ya he mencionado entre exceso de peso, control de azúcar en la sangre y riesgo de trastorno neurológico, los estudios que examinan los efectos de distintas dietas también han sido reveladores. Un estudio en particular se publicó apenas en 2012 en el *Journal of the American Medical Association*.[5] En él, científicos de Harvard demostraron los efectos de tres dietas populares en un grupo de adultos con sobrepeso u obesos. Los participantes llevaron la dieta durante un mes. Una de ellas era baja en grasa (60% de las calorías provenían de carbohidratos, 20% de grasa y 20% de proteína); otra era de índice glicémico bajo (40% de calorías provenían de carbohidratos, 40% de grasa y 20% de proteína), y la tercera era muy baja en carbohidratos (10% de calorías provenían de carbohidratos, 60% de grasas y 30% de proteínas). Aunque todas las dietas tenían la misma cantidad de calorías, los resultados fueron muy diversos. Quienes llevaron la dieta baja en carbohidratos y alta en grasas quemaron la mayor cantidad de calorías. El estudio también evaluó la sensibilidad a la insulina de los participantes durante el periodo de cuatro semanas que duró el protocolo. Descubrieron que la dieta baja en carbohidratos desencadenaba la mejoría más significativa en términos de sensibilidad a la insulina; casi el doble que la dieta baja en grasas. Los autores del estudio también señalaron que quienes llevaron la dieta baja en grasas exhibieron cambios en su química sanguínea que los dejaban vulnerables a subir de peso. Por lo tanto, concluyeron que la mejor dieta para mantener la pérdida de peso es una baja en carbohidratos y alta en grasas. Dicho de otro modo, para reducir el riesgo de trastorno neurológico —dado el vínculo entre sobrepeso/obesidad y deterioro neurológico— la mejor dieta es baja en carbohidratos y alta en grasas.

Si aún no conectas los puntos entre la alimentación baja en carbohidratos, alta en grasas, alta en fibra y el microbioma, permíteme ayudarte. Esta dieta en particular proporciona los ingredientes para nutrir no sólo un cuerpo sano (y, por tanto, un microbioma saludable), sino también un cerebro sano. Una dieta que mantiene el azúcar en la sangre balanceado mantiene también el equilibrio bacteriano en el intestino.

Una dieta alta en fuentes ricas en fibra, las cuales se obtienen de las frutas y verduras frescas, alimenta las bacterias benéficas y promueve el equilibrio adecuado de los ácidos grasos volátiles que mantienen en buen estado el revestimiento intestinal. Una dieta carente de gluten dañino inclina la balanza aún más hacia un ecosistema intestinal sano y una fisiología cerebral saludable. Además, una alimentación que sea intrínsecamente antiinflamatoria también es buena para el intestino y el cerebro.

¿Cuáles son exactamente los ingredientes permitidos en esta dieta? Los planes de menú y las recetas del capítulo 10 te ayudarán a seguir este protocolo, pero encontrarás ahí también una página de referencia para que sepas qué comprar y cómo planear tus comidas. Toma en cuenta que la dieta para alimentar el cerebro requiere que el plato fuerte contenga principalmente frutas y verduras altas en fibra que crecen por encima de la tierra, y la carne sirve más bien como guarnición. Con demasiada frecuencia, la gente cree que una dieta baja en carbohidratos consiste en comer cantidades copiosas de carne y otras fuentes de proteína. Sin embargo, un plato ideal según el protocolo de *Alimenta tu cerebro* es una porción grande de verduras ($^2/_3$ partes del plato) y entre 85 y 110 gramos de proteína. Los productos de origen animal deben ser la guarnición, no el plato fuerte. Las grasas que comerás serán aquellas que se encuentran de forma natural en la proteína, las usadas como ingredientes para preparar los platos de proteína y las verduras —como mantequilla y aceite de oliva—, y las provenientes de nueces y semillas. La belleza del protocolo de *Alimenta tu cerebro* es que no necesitas preocuparte por controlar las porciones. Si te concentras en qué comes y te apegas a estos lineamientos, los sistemas naturales de control de apetito del cuerpo entrarán en acción y comerás las cantidades adecuadas para cubrir las necesidades de energía del cuerpo.

Comida para alimentar el cerebro:

- **Verduras:** hortalizas de hoja verde y lechugas, col, espinaca, brócoli, berza, acelga, champiñones, cebollas, coliflor, coles de Bruselas, alcachofa, germen de alfalfa, ejotes, apio, bok choy, rábanos, berros, nabo, espárragos, ajo, poro, hinojo, chalotes, cebollas de Cambray, jengibre, jícama, perejil, castañas de agua.
- **Frutas bajas en azúcar:** aguacate, pimientos, pepino, tomate, calabacín, calabazas de invierno, berenjena, limones.
- **Alimentos fermentados:** yogurt, frutas y verduras encurtidas, kimchi, chucrut, carne, pescado y huevos fermentados (véase la clave 1, página 217).
- **Grasas saludables:** aceite de oliva extra virgen, aceite de ajonjolí, aceite de coco, mantequilla orgánica de res alimentada con pasto o de pastoreo, mantequilla clarificada, leche de almendra, aguacate, coco, aceitunas, nueces y mantequillas de nueces, queso (excepto quesos azules) y semillas (linaza, girasol, calabaza, ajonjolí, chía).
- **Proteínas:** huevos enteros; pescado silvestre (salmón, bacalao negro, mahi mahi, mero, arenque, trucha, sardinas); mariscos y moluscos (camarones, cangrejo, langosta, mejillones, almejas, ostras); carne roja, aves y cerdo alimentados con pasto (res, cordero, hígado, bisonte, pollo, pavo, pato, avestruz, ternera); animales de cacería.
- **Hierbas, sazonadores y condimentos:** mostaza, rábano picante, tapenade y salsa (si son libres de gluten, trigo, soya y azúcar; es decir, dile adiós a la cátsup); las hierbas y los sazonadores no tienen restricciones (pero cuida que los productos empacados no hayan sido procesados en plantas donde también se procesa trigo o soya).

Los siguientes alimentos pueden usarse con moderación (y al decir "moderación" me refiero a comer cantidades pequeñas de estos ingredientes una vez al día o, idealmente, sólo un par de veces por semana):

- Zanahoria y chirivías.
- **Leche y crema de vaca**: úsalas esporádicamente en recetas o para el té o el café.
- **Legumbres** (frijoles, lentejas, chícharos). Excepción: garbanzos (el humus es aceptable).
- **Cereales sin gluten**: amaranto, trigo sarraceno, arroz (blanco, integral, salvaje), mijo, quinoa, sorgo, teff. Asegúrate de que la avena que compres sea auténticamente libre de gluten; algunas veces se procesa en plantas donde también se procesa trigo, por lo que la avena se contamina. Por lo regular recomiendo limitar los cereales sin gluten, porque cuando se procesan para consumo humano su estructura física puede cambiar, lo que en ocasiones incrementa el riesgo de reacciones inflamatorias.
- **Endulzantes**: stevia y chocolate (ve la siguiente nota sobre el chocolate).
- **Frutas dulces**: lo mejor son las moras; sé muy moderado al consumir frutas dulces como albaricoque, mango, melón, papaya, ciruela (o ciruela pasa) y piña.

Recuerda elegir alimentos orgánicos siempre que sea posible, libres de gluten y sin OGM (en mi libro anterior, *Cerebro de pan*, encontrarás una lista de los ingredientes en donde se oculta el gluten). Cuando comas res o pollo, elige animales libres de antibióticos, alimentados con pasto y cien por ciento orgánicos. Elige pescados silvestres, los cuales suelen tener menores niveles de toxinas que los de piscifactoría. Recuerda ser cauteloso con los productos etiquetados como "libres de gluten" que están llenos de ingredientes procesados y carecen de nutrientes reales. La meta es elegir alimentos que sean libres de gluten por naturaleza, no productos a los que se les ha retirado de forma artificial.

Clave 3: Disfruta un buen vino, un té, un café y un chocolate

Debes alegrarte de saber que puedes incorporar el vino, el café y el chocolate con moderación, y el té en las cantidades que desees. Todos ellos contienen la mejor medicina que nos ha dado la naturaleza para sustentar la salud de la flora intestinal. Permíteme explicártelo.

Los flavonoides son producidos por las plantas para protegerlas contra atacantes conocidos como radicales libres. Son polifenoles, antioxidantes poderosos que se encuentran en las plantas, y que quizá representan la fuente más abundante de antioxidantes en la dieta humana. Son sujeto de amplias investigaciones para prevenir cardiopatías, osteoporosis, cánceres y diabetes, así como para prevenir trastornos neurodegenerativos. En múltiples estudios se ha demostrado que añadir polifenoles a la dieta reduce significativamente los marcadores de estrés oxidativo, lo que a su vez disminuye el riesgo de afecciones neurológicas. Las principales fuentes dietéticas de polifenoles son las frutas y verduras; las bebidas a base de plantas, incluyendo el café, el vino tinto y el té, y el chocolate.

Los polifenoles que se encuentran en el té negro están siendo estudiados por su capacidad para influir positivamente en la diversidad microbiana del intestino.[6] En la actualidad los investigadores son capaces de cuantificar los cambios en la flora intestinal cuando se introduce una sustancia específica a la alimentación. Se ha demostrado que los polifenoles del té negro aumentan las bifidobacterias, las cuales ayudan a estabilizar la permeabilidad intestinal; esto explicaría por qué el té negro tiene propiedades antiinflamatorias.[7] También se ha demostrado que el té verde incrementa las poblaciones de bifidobacterias, al mismo tiempo que reduce los niveles de especies clostridiales potencialmente dañinas.[8]

En un estudio especialmente notable de cuatro semanas, los sujetos recibieron una dosis alta o baja de flavonoides provenientes de la planta del cacao. Se obtuvieron muestras fecales antes y después de la intervención, y se midieron los tipos y la disposición de bacterias, junto con otros marcadores fisiológicos. El grupo que consumía altas dosis de flavonoides exhibía aumentos sorprendentes de bifidobacterias y de lactobacilos, así como una reducción pronunciada de colonias clostridiales. Estos cambios en la flora intestinal iban acompañados de una inconfundible reducción de la proteína C-reactiva, el famoso marcador inflamatorio que se asocia con riesgo de enfermedad.

En su artículo, los autores señalan que estos compuestos de origen vegetal actúan como prebióticos (es decir que alimentan a las bacterias benéficas). También subrayan que una de las especies de *Clostridium* que se redujo radicalmente fue *Clostridium histolyticum*, la cual se encuentra en grandes cantidades en las heces de pacientes con autismo. Los autores indicaron que los cambios bacterianos observados eran esencialmente los mismos que en estudios realizados para examinar los beneficios de la leche materna. En otro ejemplo, científicos italianos han demostrado que entre individuos ancianos que sufren de deterioro cognitivo leve, quienes consumieron los mayores niveles de flavonoides derivados del cacao y el chocolate mejoraron significativamente en términos de sensibilidad a la insulina y tensión arterial. También mostraron menos daño por radicales libres y una mejoría de la función cognitiva.[9]

Hay otros estudios que no sólo han confirmado estos hallazgos, sino que también han demostrado que consumir flavonoides provoca una mejoría significativa del flujo sanguíneo al cerebro.[10,11] Éste es un descubrimiento importante, pues muchas de las nuevas investigaciones registran que la gente con demencia sufre de menor flujo de sangre al cerebro.

Al igual que el chocolate, el café contiene cantidades muy saludables de flavonoides y ha ganado fama en el último par de años gracias a los hallazgos científicos que resaltan su impacto en el microbioma. Ya había mencionado algunos de los beneficios del café: fomenta una proporción saludable de firmicutes a bacteroidetes y tiene propiedades antiinflamatorias y antioxidantes. También estimula cierto factor de transcripción genética conocido como Nrf2. Cuando éste se desencadena, provoca que el cuerpo produzca mayores niveles de antioxidantes protectores, al mismo tiempo que reduce la inflamación y fomenta la desintoxicación. Otros activadores del Nrf2 son el chocolate (otro punto para el cacao), el té verde, la cúrcuma y el resveratrol, un ingrediente del vino tinto.

Cualquiera que haya salido a cenar conmigo sabe que siempre disfruto tomar una copa. De hecho, beber una copa de vino tinto al día puede ser bueno para ti y tu microbioma. El resveratrol —el polifenol natural de las uvas— retrasa el proceso de envejecimiento, mejora el flujo de sangre al cerebro, fomenta la salud cardiaca y frena las células adiposas al inhibir su desarrollo. También tiene un efecto favorable en las bacterias intestinales (¡a ellas también les encanta el vino!). Investigadores españoles han descubierto que los niveles de LPS —marcador tanto de inflamación como de permeabilidad intestinal— se redujeron sustancialmente en individuos que consumieron vino tinto con moderación (una o dos copas al día).[12] Curiosamente, el efecto era el mismo aun después de retirar el alcohol. Los científicos también analizaron la composición bacteriana de las heces de dichos individuos y encontraron un aumento significativo de bifidobacterias. El vino tinto también es una rica fuente de los polifenoles que son tan benéficos para el intestino; sólo asegúrate de no beberlo en exceso: máximo una copa al día para las mujeres y dos para los hombres.

Clave 4: Elige alimentos ricos en prebióticos

Los prebióticos, uno de los alimentos predilectos de las bacterias intestinales que promueve su crecimiento y actividad, pueden ingerirse con facilidad a través de cierta comida. Se ha estimado que por cada 100 gramos de carbohidratos consumidos que califican como prebióticos, se producen 30 gramos de bacterias. Uno de los beneficios de tener bacterias benéficas en el intestino es que éstas son capaces de aprovechar los alimentos ricos en fibra que comemos —la cual de otro modo no sería digerible— como sustrato para su propio metabolismo. Mientras nuestras bacterias intestinales metabolizan estos alimentos que de otro modo no serían digeribles, también producen los ácidos grasos volátiles que nos ayudan a mantenernos saludables. Como recordarás, por ejemplo, se produce ácido butírico, el cual mejora la salud del revestimiento intestinal. Asimismo, los ácidos grasos volátiles ayudan a regular el sodio y la absorción de agua, y mejoran nuestra capacidad de absorber minerales importantes y calcio. También disminuyen el pH del intestino de forma eficiente, con lo que inhiben el crecimiento de patógenos potenciales o bacterias dañinas, y mejoran la función inmune.

Los prebióticos, por definición, deben tener tres características. La primera es que no deben ser digeribles, lo que significa que deben pasar por el estómago sin que las enzimas o los ácidos gástricos los descompongan. En segundo lugar, es necesario que puedan ser fermentados o metabolizados por las bacterias intestinales. Y por último, esta actividad debe traer consigo beneficios a la salud. Todos hemos oído hablar de los beneficios de comer fibra. Pues resulta que el efecto de la fibra dietética en el crecimiento de bacterias intestinales sanas puede ser quizá el más importante de ellos.

Los alimentos altos en prebióticos han sido parte de nuestra dieta desde tiempos prehistóricos. Se estima que en nuestro distante pasado el cazador-recolector promedio consumía a diario hasta 135 gramos de inulina —un tipo de fibra—.[13] Los prebióticos se presentan de forma natural en gran cantidad de alimentos, incluyendo las endivias, el tupinambo, el ajo, las cebollas, el poro y la jícama; ya verás que esta última la uso en muchas de mis recetas.

La ciencia ha documentado más de una vez muchos de los otros beneficios de los prebióticos:[14]

- Reducen enfermedades febriles asociadas con diarrea o eventos respiratorios, así como la cantidad de antibióticos que requieren los niños.
- Disminuyen la inflamación en trastornos inflamatorios intestinales, y por lo tanto ayudan a proteger al cuerpo contra el cáncer de colon.
- Mejoran la absorción de minerales en el cuerpo, incluyendo magnesio, posiblemente hierro y calcio (en un estudio, apenas ocho gramos de prebióticos al día demostraron tener un gran efecto en la absorción de calcio en el cuerpo que derivó en un aumento de la densidad ósea).
- Reducen algunos factores de riesgo de cardiopatía, principalmente al disminuir la inflamación.
- Promueven la sensación de saciedad, previenen la obesidad e incentivan la pérdida de peso. (Su efecto sobre las hormonas está vinculado con el apetito; los estudios demuestran que los animales que reciben prebióticos producen menos ghrelina, que es la señal del cuerpo al cerebro de que es hora de comer. También se ha demostrado que prebióticos como la inulina alteran sustancialmente para bien la proporción de firmicutes a bacteroidetes.)
- Disminuyen la glicación, la cual incrementa la producción de radicales libres, desencadena procesos inflamatorios y reduce la resistencia a la insulina, con lo que pone en riesgo la integridad del revestimiento intestinal.

La persona promedio no consume suficientes prebióticos. Vamos, ni se acerca. Por lo tanto, recomiendo que tu objetivo sea 12 gramos al día, ya sean provenientes de alimentos, de complementos o de una mezcla de ambos. A continuación encontrarás la lista de alimentos que contienen la mayor cantidad de prebióticos naturales.

- Goma arábiga
- Raíz de achicoria cruda
- Tupinambo crudo
- Hojas de diente de león crudas
- Ajo crudo
- Poro crudo
- Cebolla cruda
- Cebolla cocida
- Espárragos crudos

Aunque parezca que muchos de estos ingredientes no son fáciles de incorporar a la alimentación, mi plan alimenticio de siete días te mostrará cómo aprovecharlos y alcanzar el consumo mínimo de 12 gramos diarios.

Clave 5: Bebe agua de filtro

Para evitar sustancias matabichos como el cloro, que se encuentran en el agua del grifo, recomiendo comprar un filtro de agua para hogar. Hay una gran variedad de tecnologías para tratamiento de agua disponibles, desde jarras para filtrar que se llenan manualmente hasta máquinas que se instalan debajo del fregadero, diseñadas para filtrar el agua que llega a tu casa desde la tubería. Depende de ti decidir cuál se adapta mejor a tus circunstancias y tu presupuesto. Asegúrate de que el filtro que compres elimine el cloro y otros potenciales contaminantes. Claro está que, si rentas o vives en condominio, quizá enfrentes ciertas limitantes, pero usar filtros adaptados al grifo o jarras para filtrar agua funciona de maravilla.

Es importante que sin importar qué filtro elijas, lo mantengas en buen estado y sigas las instrucciones del fabricante para garantizar su desempeño. Conforme los contaminantes se acumulan, el filtro se va volviendo menos eficiente y puede empezar a liberar sustancias en el agua filtrada. También deberías considerar instalar filtros en las regaderas, los cuales son fáciles de encontrar y no son costosos.

CONSEJOS PARA DISMINUIR LA EXPOSICIÓN A SUSTANCIAS QUÍMICAS DAÑINAS

El protocolo alimenticio esbozado en este capítulo servirá mucho para protegerte de gran cantidad de exposiciones innecesarias a sustancias químicas ambientales que pueden afectar tu microbioma y la fisiología normal de tu cerebro. He aquí algunas ideas adicionales:

- Familiarízate con los productores locales y los mercados de agricultores locales. Elige alimentos que hayan sido producidos con la menor cantidad de pesticidas y herbicidas. Busca los mercados de productos orgánicos y empieza a hacer tus compras ahí.
- Reduce al mínimo el uso de alimentos enlatados, procesados o preparados. Las latas suelen ir recubiertas con una capa de BPA, y es más probable que los alimentos procesados contengan ingredientes artificiales como aditivos, conservadores, colorantes y saborizantes. Es difícil saber qué tienen los alimentos preparados que se venden en los bufés de los supermercados o en contenedores listos para servir. Prepara tus comidas desde cero para que sepas qué contienen tus alimentos, pero no uses sartenes antiadherentes, pues las sartenes de teflón contienen ácido perfluorooctanoico (PFOA), el cual ha sido clasificado como carcinógeno.

- No calientes alimentos en el microondas en contenedores del plástico, pues éste puede liberar sustancias químicas indeseables que absorben tus alimentos. Usa contenedores de cristal.
- Evita almacenar alimentos en contenedores de plástico o en plástico adherente hecho de PVC (el cual tiene el código de reciclaje "3").
- Tira las botellas de agua hechas de plástico (o al menos evita los plásticos etiquetados como "PC" —de policarbonato— o que tienen la etiqueta de reciclaje "7"). Compra botellas reutilizables hechas de acero inoxidable de grado alimenticio o de cristal.
- Ventila bien tu hogar e instala filtros de aire HEPA de ser posible. Cambia tu aire acondicionado o filtros de calefacción cada tres a seis meses. Haz que limpien los ductos de aire una vez al año. Evita aromatizantes de aire y ambientadores eléctricos.
- Elimina el polvo y los residuos tóxicos de las superficies con una aspiradora que contenga un filtro HEPA. Quizá no percibas o huelas estos residuos, pero pueden provenir de los muebles, los electrónicos y los textiles.
- Remplaza los implementos del hogar que sean tóxicos por alternativas libres de sustancias químicas sintéticas. En lo referente a los productos de belleza, desodorantes, jabones, cremas, etc., termina de usar los que tienes y luego cambia por otra marca. Busca aquellas con certificación orgánica y elige productos más seguros.
- Ten tantas plantas en casa como puedas, pues éstas desintoxican el ambiente. Buenas opciones son las cintas o lazos de amor, la sábila, los crisantemos, las gerberas, los helechos y la hiedra común.

Clave 6: Ayuna en cada estación

Un mecanismo fundamental del cuerpo humano es su capacidad para convertir la grasa en combustible vital durante las temporadas de escasez. Somos capaces de descomponer las grasas en moléculas especializadas llamadas cetonas, y una de ellas en particular —el ácido betahidroxibutirato (beta-HBA)— es una fuente superior de combustible para el cerebro. Lo anterior sustenta los beneficios del ayuno intermitente, tema que cubrí a profundidad en *Cerebro de pan*.

Los investigadores han determinado que el beta-HBA, el cual se obtiene con facilidad al añadir aceite de coco a la dieta, mejora la función antioxidante, aumenta la cantidad de mitocondrias y estimula la formación de nuevas neuronas. Y como ya sabes, todo lo que promueve la salud y proliferación mitocondrial es bueno para la salud cerebral. Recuerda que estos organelos son parte de nuestro microbioma.

Hace unas páginas mencioné el factor de transcripción genética Nrf2, el cual, cuando se activa, incrementa sustancialmente la protección antioxidante y la desintoxicación, además de disminuir la inflamación. También proporciona una poderosa estimulación del crecimiento mitocondrial, y una buena forma de activarlo es a través del ayuno.

Como bien sabes, uno de los procesos corporales más importantes dirigido por las mitocondrias es la muerte celular programada, o apoptosis. No ha sido sino hasta los últimos años que los investigadores han logrado delinear los pasos que sigue la cascada de sucesos químicos que culminan en la apoptosis, los cuales pueden ser devastadores si llegan a ocurrir de forma incontrolable y derivan en la pérdida de células fundamentales, como las neuronas. Entre los científicos más destacados en el área está el doctor Mark Mattson, del Instituto Nacional de Envejecimiento, en Baltimore. El doctor Mattson ha publicado múltiples textos acerca de cómo reducir la apoptosis para proteger las neuronas. Su investigación se enfoca sobre todo en los hábitos alimenticios, en particular en el papel que desempeña la restricción calórica en la neuroprotección al reducir al mínimo la apoptosis, mejorar la producción energética en las mitocondrias, disminuir la formación de radicales libres en las mitocondrias y fomentar la proliferación mitocondrial. Su trabajo es muy convincente y aporta validez científica evidente a la práctica del ayuno, una intervención médica que fue descrita en los textos védicos hace más de 300 años. Sin duda, desde hace siglos sabemos por recuentos anecdóticos que disminuir la ingesta calórica desacelera el envejecimiento, disminuye la incidencia de enfermedades crónicas relacionadas con la edad y prolonga la vida. Pero apenas hace poco la ciencia se puso al corriente con la evidencia anecdótica.[15,16] Además de los beneficios que ya mencioné, también se ha demostrado que la restricción calórica aumenta la sensibilidad a la insulina, disminuye el estrés oxidativo en general, desencadena la expresión de genes que permiten manejar el estrés y evitar enfermedades, y activa la modalidad de quema de grasas del cuerpo. Todos estos beneficios, a su vez, ayudan a mantener la salud del microbioma.

La idea de reducir sustancialmente la ingesta calórica diaria no le resulta atractiva a mucha gente. Sin embargo, el ayuno intermitente —que es la restricción absoluta de alimentos durante 24 a 72 horas en intervalos regulares a lo largo del año— es más manejable y puede tener los mismos resultados que la restricción calórica. Asimismo, ayunar hace más que mejorar la salud y función de las mitocondrias; se está demostrando en estudios de laboratorio que la restricción calórica impulsa cambios en las bacterias intestinales, los cuales también pueden ser responsables de algunos de los conocidos beneficios del ayuno. Un famoso estudio, publicado en 2013 en un número especial de *Nature*, demostró que la restricción calórica enriquece las cepas de bacterias que se asocian con una mayor longevidad, y disminuye las cantidades de bacterias "correlacionadas negativamente con la esperanza de vida".[17] En ese artículo, los investigadores señalan que "los animales sometidos a la restricción de calorías pueden establecer una arquitectura estructuralmente equilibrada de microbiota intestinal capaz de brindarle beneficios a la salud del huésped…" Aunque estos estudios se enfocan en la restricción calórica, recuerda que el ayuno intermitente ofrece beneficios equiparables y es una estrategia más práctica para la mayoría de las personas.

Mi protocolo de ayuno es sencillo: nada de comida, pero mucha agua (evita la cafeína) durante 24 horas. Si tomas algún medicamento, no lo interrumpas por ningún motivo. (Si tomas medicamentos para la diabetes, consúltalo primero con tu médico.) Una vez que hayas establecido la dieta de *Alimenta tu cerebro* para toda la vida y quieras ayunar para cosechar mayores resultados, puedes intentar hacer un ayuno de 72 horas (bajo el supuesto de que lo has consultado con tu doctor en caso de que tengas algún padecimiento médico que se deba tomar en cuenta). Recomiendo ayunar al menos cuatro veces al año; una excelente y memorable opción es ayunar durante los cambios estacionales (por ejemplo, en la última semana de septiembre, diciembre, marzo y junio).

NOTA ESPECIAL PARA LAS FUTURAS MADRES

¿Estás embarazada y has empezado a planear el nacimiento? Habla con tu médico sobre utilizar la llamada "técnica de la gasa" si, por cualquier motivo, te realizan una cesárea. La doctora María Gloria Domínguez-Bello ha presentado investigaciones que sugieren que usar gasas para recolectar bacterias del canal de nacimiento materno y luego frotarlas sobre la boca y nariz de los bebés nacidos por cesárea para trasladárselas ayuda a que sus poblaciones bacterianas se asemejen un poco a las de bebés nacidos por parto natural. No sustituye el nacimiento por vía vaginal, pero es mejor que una cesárea estéril.

También planea con anticipación darle a tu bebé la mejor alimentación posible. ¿Qué tan eficientes son las fórmulas que contienen bacterias benéficas? Los beneficios de la leche materna están tan bien estudiados que las compañías productoras de fórmula intentan que sus productos se asemejen lo más posible a ella, pero sigue sin haber nada que se compare a la lactancia. ¿Y qué hay de complementar la fórmula tradicional con probióticos diseñados para bebés? En ese sentido, la ciencia sigue en pañales, pero hay algunos estudios que demuestran que darles probióticos, ya sea en la fórmula o como complemento, puede tener un efecto positivo (te daré más detalles en el capítulo 9). Éstos pueden ayudar a disminuir los cólicos y la irritabilidad, y reducen el riesgo de infecciones que requieren antibióticos. Sin embargo, no deben ser considerados sustitutos ideales de la leche materna.

Las complejidades del microbioma son prácticamente indescifrables. El microbioma es un ente dinámico que cambia todo el tiempo en respuesta a nuestro ambiente, al aire que respiramos, a la gente que tocamos, a los medicamentos que consumimos, a la tierra y los gérmenes que nos topamos, a las cosas que consumimos y hasta a los pensamientos que engendramos. Así como la comida le proporciona información al cuerpo, así las bacterias intestinales se comunican con nuestro ADN, nuestra biología y, en última instancia, nuestra longevidad.

Aunque hayas llegado al mundo por parto natural y te hayan amamantado durante al menos seis meses, eso no significa que hoy en día no puedas padecer de un microbioma enfermo. De igual modo, puedes haber llegado al mundo por cesárea, haber sido alimentado con fórmula y tener una salud envidiable gracias a que has sabido cuidarte —y cuidar a tu microbioma— con los años. Funciona en ambos sentidos. Por fortuna, las sugerencias para garantizar la salud de las bacterias intestinales funcionan para todos.

La maravilla de las ideas contenidas en este capítulo es que aunque la ciencia parezca ser complicada, apegarse a estos principios no lo es. Tan pronto les abras la puerta a estos seis hábitos esenciales que nutren y cuidan al microbioma, tu química corporal mejorará, desde el intestino hasta el cerebro, incluyendo todo lo que está en medio.

CAPÍTULO 9

Profesionalízate

Guía de complementos

Si entras a cualquier tienda de productos para la salud que tenga una sección de complementos, te sentirás abrumado. No será sólo por la cantidad de opciones, sino por lo que cada una ofrece en su etiqueta. Sin duda puede ser una sección difícil de navegar, pero en este capítulo te enseñaré el mapa.

Antes de entrar en detalles sobre la compra de complementos a base de probióticos, permíteme compartirte una historia tomada de los expedientes de mis propios pacientes.

Christopher llegó a mi clínica a los 13 años. Le habían diagnosticado síndrome de Tourette a los seis, cuando empezó a tener tics —movimientos espontáneos e incontrolables, característicos de esta enfermedad neurológica de origen desconocido—. Aunque no sabemos con exactitud cuántas personas padecen síndrome de Tourette, un estudio del Centro de Control y Prevención de Enfermedades ha encontrado que, en Estados Unidos, a uno de cada 360 niños de entre seis y 17 años se les ha diagnosticado esta enfermedad. Eso significa que 138 000 niños estadounidenses en la actualidad la padecen. El síndrome de Tourette afecta a gente de todos los grupos étnicos y razas, pero se presenta entre tres y cinco veces más en varones que en mujeres. Otros problemas que suelen presentarse en pacientes con Tourette incluyen: TDAH en 63%, depresión en 25%, trastorno del espectro autista en 35% y ansiedad en 49%. También los niños con alergias tienen un riesgo mucho mayor de desarrollar este síndrome. Y las alergias son un sello distintivo del desequilibrio de la flora intestinal y de un mayor riesgo de permeabilidad intestinal. De hecho, en un revelador estudio de 2011, un grupo de investigadores de Taiwán realizó un examen poblacional de casos a nivel nacional de personas con síndrome de Tourette. En él, confirmaron que hay una infame correlación entre este trastorno y las enfermedades alérgicas. Por ejemplo, la gente con rinitis alérgica —signo de una alergia o fiebre del heno que se caracteriza por estornudos, ojos llorosos y comezón en las orejas, la nariz y la garganta— tenía el doble de riesgo de desarrollar síndrome de Tourette. Sin duda, algo estaba pasando y el sistema inmune estaba involucrado.

Pero volvamos a Christopher. Mientras conversaba con su madre, las pistas se empezaron a acumular en mi cabeza. Me indicó que los tics surgían cuando consumía "ciertos alimentos, en particular alimentos procesados y comida con colorantes". Al principio, hizo cambios alimenticios específicos que quizá fueron de cierta ayuda, pero aun así su condición empeoró. Y aunque no fue prematuro, nació por parto natural y fue amamantado durante el primer año de vida, a los tres años recibió antibióticos muy agresivos para tratarle una neumonía. Luego, a los cinco contrajo una faringitis causada por estreptococos que también requirió antibióticos. Y al año siguiente también le recetaron antibióticos por una cirugía dental.

Sin duda, estos sucesos representaron dificultades específicas para el microbioma intestinal de Christopher. Cuando lo vi, estaba en secundaria y no tomaba medicamentos. Aunque según su madre era un excelente estudiante, sus calificaciones habían empezado a decaer. El examen físico de Christopher fue, en términos generales, normal, a excepción de los frecuentes tics que se presentaban como movimientos incontrolables de cabeza y cuello. Sus músculos abdominales se contraían de tal forma que se le retorcía el torso, y exhibía también contorsiones faciales. Aunque la gente con Tourette suele presentar vocalizaciones incontrolables y repetitivas, Christopher no parecía tener este problema.

De todas las pistas sobre su trastorno, la que me hizo tener una revelación fue su infección por estreptococos hacía unos años. La bibliografía médica está llena de estudios que exhiben una correlación entre infecciones con estreptococos y síndrome de Tourette. Muchos de esos niños también padecen trastorno obsesivo-compulsivo. En los textos médicos, a este fenómeno se le conoce como "trastornos neuropsiquiátricos autoinmunes asociados a infección estreptocócica en la edad pediátrica" (o PANDAS, por sus siglas en inglés). El término se usa para describir a niños que padecen estos trastornos y cuyos síntomas empeoran después de infecciones estreptocócicas, como faringitis estreptocócica o fiebre escarlatina. No me sorprendió descubrir que sus análisis de sangre mostraban elevación de anticuerpos contra estreptococos. Un nivel normal estaría en el rango de 80-150 unidades, pero el de Christopher estaba en 223. Buena parte de la investigación actual sobre síndrome de Tourette se enfoca en el papel de esta bacteria en particular. (Curiosamente, los niños con TDAH también exhiben niveles elevados de anticuerpos contra estreptococos.) Sin embargo, son bacterias tan comunes que pueden infectarnos sin tener efectos secundarios a largo plazo una vez que el sistema inmune se hace cargo de ellas. Por lo tanto, surge una pregunta en particular: ¿qué tiene el sistema inmune de los pacientes con Tourette que permite que estas bacterias se vuelvan un problema?

Pareciera que, en algunas personas, se presenta un error en la respuesta inmune del cuerpo a este organismo. Una hipótesis convincente que los científicos están analizando es que la infección estreptocócica desencadena una respuesta inmune que produce anticuerpos que no sólo la atacan a ella. Dichos anticuerpos también atacan el cerebro, puesto que son incapaces de distinguir entre las proteínas halladas en la pared celular de las bacterias y las proteínas cerebrales que son responsables del movimiento y el comportamiento. Dicha reacción pone al síndrome de Tourette en la categoría de enfermedad autoinmune, pero también en la categoría de trastorno basado en la inflamación. Los estudios que investigan este vínculo también han señalado que las citocinas —las moléculas que mandan señales inflamatorias— fomentan la activación del sistema de respuesta al estrés del cuerpo, el cual incrementa los niveles de cortisol. Y el cortisol aumenta la permeabilidad intestinal, la cual estimula negativamente al sistema inmune y activa una mayor producción de citocinas que pueden afectar el cerebro y desencadenar síntomas de síndrome de Tourette. Asimismo, los científicos han documentado una mayor incidencia de esta enfermedad entre personas que han experimentado estrés psicosocial; es decir, circunstancias que también derivan en una mayor producción de cortisol.

En el caso de Christopher, yo sabía que el eje de sus problemas de salud era un intestino disfuncional, así que discutí con su madre opciones de tratamiento. La medicina alópata común optaría por tratarlo con medicamentos potencialmente peligrosos, incluyendo antidepresivos y antibióticos, dependiendo de los síntomas individuales y de la gravedad del trastorno. Ella no quería someter a su hijo a eso, por lo que le agradó saber que yo estaba de su lado.

No tardamos en sumergirnos en una discusión sobre la flora intestinal, en la cual les expliqué a Christopher y a su madre que era muy probable que el historial médico del muchacho hubiera hecho mella en la salud y funcionamiento de su microbioma. Pasamos bastante tiempo hablando de su exposición a antibióticos y de cómo esa circunstancia podía haber modificado su sistema inmune. Y todo esto lo discutimos en el contexto del síndrome de Tourette como enfermedad autoinmune, idea sustentada en investigaciones respetables.

Christopher y su madre estaban desesperados. Los compañeros de la escuela empezaban a aislarlo y a intimidarlo. Su devastada madre lloraba por lo que le ocurría a su hijo, justo en la cúspide de su adolescencia. Les recomendé a ambos que, en lugar de tomar los probióticos por vía oral, consideraran la opción de usar un enema común enriquecido con seis cápsulas de un complemento a base de probióticos.

Debo admitir que me sorprendió que ni Christopher ni su madre se desconcertaran con esta sugerencia. De hecho, parecían aceptarla gustosos y estar dispuestos a probarla. Después de esa cita fueron de inmediato a una farmacia local a comprar el enema, y procedieron a ejecutar el plan. A la mañana siguiente recibí una llamada de la madre de Christopher. El mensaje era tan importante que mi asistente consideró que debía interrumpir mi cita con otro paciente. Contuve el aliento un instante mientras levantaba el teléfono. Me dijo que le había administrado el enema y que en unas cuantas horas "su cuerpo se había calmado bastante". De inmediato me preguntó cuándo podía realizar el siguiente enema y si podía aumentar la dosis. Le dije que sí, así que empezó a administrarle a diario 1.2 billones de unidades de probióticos. Los síntomas del Tourette de Christopher prácticamente desaparecieron.

Presento esta historia no como una "cura" al trastorno, pues cada caso es diferente. Más bien quiero usarla para ilustrar el fundamental papel que desempeña la flora intestinal y las intricadas conexiones entre un trastorno neurológico misterioso —en este caso, síndrome de Tourette— y el sistema inmune. El hecho de que Christopher tuviera niveles elevados de anticuerpos contra bacterias que lo habían infectado hacía muchos años (y que su sistema inmune debió haber combatido con éxito en ese entonces) era un claro indicador de que su sistema inmune no funcionaba de manera normal y que eso estaba provocando inflamación. Ambos hechos, sumados al historial de consumo de antibióticos del muchacho, hicieron que elegir la terapia fuera pan comido (sin pan real, por supuesto). En las famosas palabras de Louis Pasteur: "La oportunidad sólo favorece a la mente preparada". Sospecho que las mejorías de Christopher y los notables resultados podrían considerarse cuestión de azar, pero, desde mi punto de vista, agradezco haber tenido una mente preparada para reencaminarlo hacia la salud.

Suelo encontrarme gente que acusa estas ideas de "descabelladas", pero para mí es algo positivo. Les explico que la verdadera misión no es seguir pensando y actuando de forma convencional, sino ampliar el panorama para que estas ideas empiecen a ser aceptadas y permitan que se beneficie mucha más gente a la que el sistema de salud actual le ha fallado.

Probióticos: cinco especies centrales

La cantidad de probióticos en el mercado puede ser abrumadora. Era una industria inexistente cuando yo estudiaba medicina y durante las primeras décadas de mi carrera. Hoy en día el número de combinaciones distintas que pueden encontrarse en las tiendas de productos para la salud o que se agregan a los alimentos está en aumento constante. Hay miles de distintas especies de bacterias que conforman el microbioma humano. Sin embargo, se han identificado y estudiado a detalle algunas de las más importantes, tanto para animales como para humanos, y éste es el grupo en el que me enfocaré.

Para facilitar lo más posible la tarea de encontrar y comprar las fórmulas adecuadas, he simplificado mi recomendación a cinco especies centrales de probióticos que pueden conseguirse con facilidad: *Lactobacillus plantarum*, *Lactobacillus acidophilus*, *Lactobacillus brevis*, *Bifidobacterium lactis* y *Bifidobacterium longum*. Las distintas cepas aportan beneficios diferentes, pero éstas son las que, como hemos estado discutiendo desde el comienzo del libro, ayudan más a la salud neurológica al:

- Fortalecer el revestimiento intestinal y disminuir la permeabilidad intestinal.
- Disminuir los niveles de LPS, la molécula inflamatoria que puede ser peligrosa si llega al torrente sanguíneo.
- Aumentar el FNDC, la hormona de crecimiento cerebral.
- Mantener un equilibrio general para controlar cualquier posible colonia bacteriana rebelde.

Aunque han surgido debates sobre si ciertas presentaciones permiten que los organismos sigan siendo viables al consumirse por vía oral, confío en que los probióticos orales pueden provocar cambios significativos en la flora intestinal. Dicho lo anterior, debo reconocer que para repoblar el intestino con bacterias benéficas y restablecer una barrera efectiva, el mayor éxito lo he obtenido al variar las especies de este grupo central y administrarlas directamente al colon por medio de un enema. Ahora bien, esto es algo que necesitarías discutir con tu médico tratante. Sin embargo, es una de las intervenciones terapéuticas más poderosas que he empleado en los más de 30 años que llevo practicando medicina y lidiando con problemas neurológicos. (En la página 253 encontrarás el protocolo de probióticos administrados por enema descrito paso por paso.)

La industria de los probióticos está lista para explotar. Confío en que con el tiempo se identificarán otras especies de microorganismos benéficos que se abrirán paso hacia las diversas combinaciones comerciales. No temas experimentar con distintas mezclas, pero empieza por buscar las cinco especies que menciono, pues considero que son las más importantes dado lo que he extraído de los textos médicos recientes. Ten en cuenta que si vas a consumir probióticos, es importante también consumir los prebióticos adecuados que les permitan a estos organismos prosperar y prevalecer. Debes obtener 12 gramos diarios divididos en dos porciones de alimentos prebióticos al día. Mi plan alimenticio te mostrará cómo lograrlo con facilidad. También hay complementos a base de prebióticos y fibra, e incluso hay combinaciones de pre y probióticos. Es fundamental consumirlos con agua del filtro, o de otro modo no cumplirán su propósito. Sustancias químicas como el cloro, el cual se añade a muchas fuentes de agua para matar bacterias dañinas, también matarán a las bacterias probióticas.

Para saber cuáles son los probióticos de la mejor calidad, visita una tienda que sea famosa por su sección de complementos alimenticios naturales y habla con algún encargado que conozca bien la variedad de marcas (y te pueda dar una opinión no sesgada). Los probióticos no son regulados por organismos como la FDA, por lo que no querrás terminar comprando una marca que dice tener cosas distintas de las que en realidad contiene. Los precios también son muy variables, pero el representante de la tienda puede ayudarte a ir conociendo la nomenclatura, e incluso las mismas cepas se venden bajo distintos nombres. La mayoría de los productos contiene varias cepas, por lo que yo invito a mis pacientes a buscar complementos que sean *hipoalergénicos* y contengan al menos las siguientes especies:

- **Lactobacillus plantarum:**[1,2] Se encuentra en el kimchi, el chucrut y otras verduras con cultivos vivos, y es una de las bacterias más benéficas para el cuerpo. Es capaz de sobrevivir en el estómago durante mucho tiempo y realiza diversas funciones que ayudan a regular la inmunidad y controlar la inflamación intestinal. Gracias a su acción sobre microbios patógenos, ayuda a prevenir enfermedades y mantiene el equilibrio adecuado de bacterias intestinales que impide la proliferación de colonias rebeldes. También ayuda a fortalecer el revestimiento intestinal y ahuyenta a potenciales invasores que podrían dañar el muro intestinal y abrirse paso al torrente sanguíneo. De hecho, el impacto positivo de *L. plantarum* sobre el revestimiento intestinal es quizá el atributo más importante, pues reduce la permeabilidad intestinal y los riesgos asociados a ésta, incluyendo la posibilidad de desarrollar casi cualquier trastorno neurodegenerativo. Además, *L. plantarum* digiere las proteínas con rapidez, lo que a su vez previene alergias alimenticias o incluso las trata cuando se presentan. En estudios realizados en animales se ha demostrado que protege a ratones modificados genéticamente de los síntomas clínicos de la esclerosis múltiple, e incluso reduce la reacción inflamatoria propia de esa enfermedad. Finalmente, *L. plantarum* tiene la inusual capacidad de absorber nutrientes importantes, como ácidos grasos omega-3 (buenos para el cerebro), vitaminas y antioxidantes. Todas estas acciones convierten a *L. plantarum* en un probiótico esencial para combatir infecciones, controlar la inflamación y mantener a raya las bacterias patógenas.

- **Lactobacillus acidophilus:**[3] *L. acidophilus* es la consentida de los productos lácteos fermentados, incluyendo el yogurt. Favorece al sistema inmune al mantener el equilibrio entre bacterias benéficas y bacterias dañinas. En las mujeres, ayuda a frenar el crecimiento de *Candida albicans*, un hongo capaz de provocar infecciones vaginales frecuentes. *L. acidophilus* también ha ganado popularidad gracias a su capacidad para mantener el colesterol en niveles saludables. En el intestino delgado, *L. acidophilus* produce muchas sustancias benéficas que combaten a los microbios patógenos, incluyendo acidolfina, acidolina, bacteriocina y lactocidina. También produce lactasa, la cual es necesaria para digerir la leche, y vitamina K, la cual promueve la buena coagulación de la sangre.

- **Lactobacillus brevis:**[4] El chucrut y los pepinillos le deben muchos de sus beneficios a este bicho, el cual mejora la función inmune al incrementar la inmunidad celular y hasta mejorar la actividad de las letales células T. Es tan efectivo para combatir la vaginosis —una infección vaginal común—, que se suele agregar a los medicamentos que se utilizan para tratarla. *L. brevis* también inhibe los efectos de ciertos patógenos intestinales, y quizá lo mejor de todo es que se ha demostrado que aumenta los niveles de la maravillosa hormona de crecimiento cerebral, el FNDC.[5]

- **Bifidobacterium lactis** (también conocida como *B. animalis*):[6] Los productos lácteos fermentados como el yogurt contienen esta gema, la cual se ha documentado que estimula la inmunidad y tiene un efecto potente en la prevención de enfermedades intestinales. Un estudio publicado en febrero de 2009 en el *Journal of the Digestive Diseases* descubrió que gente sana que consumió productos con este tipo de bacterias a diario durante dos semanas dijo haber experimentado mejorías en términos de comodidad digestiva, en comparación con los sujetos control que mantuvieron su dieta habitual.[7] También se sabe que es útil para expulsar patógenos provenientes de los alimentos, como salmonella, la cual causa diarrea. Lo verdaderamente importante de este bicho es que se ha demostrado que estimula la inmunidad. En 2012 el *British Journal of Nutrition* publicó un estudio sobre tres grupos de individuos que tomaron a diario durante seis semanas un complemento a base de probióticos que contenía *B. lactis*, otro probiótico o un placebo.[8] Se les administró después de dos semanas una vacuna contra la influenza, y se midieron sus niveles de anticuerpos después de seis semanas. Quienes habían tomado alguno de los dos probióticos exhibían un aumento de anticuerpos en comparación con los participantes que tomaron el placebo, lo que demuestra que estos probióticos pueden ayudar a estimular la función inmune. Hay más estudios que confirman este hallazgo.

- **Bifidobacterium longum:**[9] Este bicho, que es una de las 32 especies que pertenecen al género *bifidobacterium*, es uno de los primeros en colonizar nuestro cuerpo cuando nacemos. Se ha asociado con mejorías en la tolerancia a la lactosa y con prevención de diarrea, alergias alimenticias y proliferación de patógenos. También se sabe que posee propiedades antioxidantes, así como la capacidad de perseguir radicales libres. En ratones de laboratorio, se ha demostrado que *B. longum* reduce la ansiedad. Al igual que *L. acidophilus*, *B. longum* también ayuda a mantener niveles saludables de colesterol en la sangre. En estudios realizados en animales, se ha demostrado también que mejora la producción de FNDC, al igual que *L. brevis*. Y algunas investigaciones demuestran que *B. longum* ayuda a reducir la incidencia de cáncer al suprimir los crecimientos cancerígenos en el colon. La teoría indica que, dado que el pH elevado del colon genera un ambiente capaz de promover la proliferación de células cancerígenas, *B. longum* puede ayudar a prevenir el cáncer colorrectal al disminuir con eficiencia el pH intestinal.

PRUEBA EL ENEMA PROBIÓTICO, CON AUTORIZACIÓN MÉDICA

Esto no es para todos, pero son incontables los pacientes que se han beneficiado de este procedimiento casero. Es la mejor forma de introducir los probióticos directamente al intestino. Los enemas, uno de los remedios más antiguos en el planeta, que data del antiguo Egipto y de la cultura maya, se usan para limpiar el tramo inferior del colon al inyectar fluido por el recto. (De hecho, la palabra de origen griego significa "inyectar".) También se usan para administrar cierto tipo de terapias directamente al colon. Es imperativo que obtengas autorización de tu médico antes de usar un enema, de modo que no vayas a lastimarte. Una vez que la obtengas, esto es lo que necesitarás:

- Bolsa de enema
- 3-6 cápsulas de probiótico o ⅛ de cucharadita de probiótico en polvo. (Asegúrate de que incluya bifidobacterias, pues éstas son la flora dominante del colon, mientras que el *acidophilus* prefiere el intestino delgado.)
- Agua de filtro (sin cloro)
- Lubricante (opcional)
- Privacidad

Planea realizar el enema en la mañana después de defecar. Llena una taza grande con 350 mililitros de agua de filtro tibia. Abre las cápsulas de probiótico, vierte su contenido en el agua y revuélvela. Llena la bolsa de enema con la mezcla probiótica, y ciérrala con la pinza que viene incluida con el artefacto. Recuéstate de costado (de cualquier lado está bien) sobre una toalla o en la tina. Inserta la punta de la boquilla en el recto (puedes usar lubricante, si te es de ayuda). Sostén la bolsa por encima de la boquilla y quita la pinza para que el líquido fluya hacia el colon. Intenta mantener el enema durante 30 minutos si es posible.

La frecuencia depende de las necesidades específicas del paciente. Si alguien está llevando un tratamiento fuerte de antibióticos, por ejemplo, le recetaría enemas hasta tres veces por semana durante cuatro a seis semanas, y luego reevaluaría la situación. Tu plan personal de tratamiento dependerá de tu propia situación; por lo tanto, consúltalo con tu médico de cabecera.

¡Auxilio! ¡Estoy tomando antibióticos!

En algún punto de nuestra vida todos deberemos tomar antibióticos para tratar alguna infección. Es importante seguir las instrucciones del médico al pie de la letra (es decir, no dejes el tratamiento aunque te sientas bien, pues esto puede estimular la creación de nuevas cepas bacterianas que quizá empeoren la situación). Sigue tomando los probióticos, pero sólo durante "el medio tiempo"; es decir, tómalos entre dosis de antibióticos. Por ejemplo, si la instrucción es que tomes antibióticos dos veces al día, entonces toma el medicamento por la mañana y por la noche, y consume tus probióticos en el almuerzo. Asegúrate de incluir algo de *L. brevis* en la mezcla. Muchas cepas de este bicho son resistentes a antibióticos, por lo que *L. brevis* será útil para mantener sano el microbioma cuando te receten antibióticos.

En la actualidad parecería que hasta la infección más inofensiva es tratada con potentes antibióticos "de amplio espectro". Recomiendo que hables con tu médico tratante sobre identificar exactamente qué cepa está causando la infección para utilizar antibióticos específicos para ese patógeno.

¿Qué puedo darle a un bebé?

Existen probióticos formulados especialmente para niños y bebés. Pregúntale a tu pediatra cuál recomienda con base en las necesidades de tu hijo. Estos productos suelen venir en presentaciones líquidas o en polvo, y se suelen agregar a la leche materna o a la fórmula. Aunque aún se requieren más investigaciones, existen algunas evidencias de que los probióticos para bebés ayudan a aliviar molestias comunes como cólico, diarrea, eccema y problemas intestinales en general. Un estudio publicado en 2007 en la revista *Pediatrics*, por ejemplo, descubrió que los bebés que padecían cólicos y tomaron

Lactobacillus reuteri obtuvieron resultados positivos en una semana.[10] Para la cuarta semana, los bebés lloraban sólo 51 minutos al día, en promedio, en comparación con los 145 minutos al día que lloraban los niños que recibieron simeticona, el ingrediente activo de muchos productos de venta libre para aliviar los gases.

Según otro estudio publicado en la misma revista, los probióticos del grupo *Lactobacillus* (en particular *Lactobacillus rhamnosus GG*, o LGG) han resultado ser efectivos para el tratamiento de diarrea infecciosa en niños.[11] Y en un estudio finés actual que se publicó en *Lancet*, los niños cuyos familiares tenían historial de eccema o alergias recibieron LGG o un placebo de manera prenatal (es decir que la madre tomó la dosis mientras estaba embarazada) y hasta los seis meses de edad. Los investigadores encontraron que los niños que tomaron LGG tenían menos de la mitad del riesgo de desarrollar eccema que quienes tomaron el placebo.[12]

Hasta que un niño tenga edad suficiente para consumir alimentos sólidos con probióticos, es útil tener estos probióticos orales a la mano. Sin embargo, asegúrate de comentarlo primero con tu pediatra.

Complementos adicionales que deberías incluir

Además de los probióticos que recomiendo, suelo invitar a mis pacientes a añadir a su alimentación los siguientes cinco complementos, todos los cuales ayudan a mantener una comunidad microbiana saludable y balanceada en el intestino. De hecho, muchas de estas sustancias deben sus virtudes al trabajo en sincronía con las bacterias intestinales.

Ácido docosahexaenoico (DHA, por sus siglas en inglés): El DHA es la estrella del reino de los complementos alimenticios y una de las sustancias cuya capacidad neuroprotectora está mejor documentada. El DHA es un ácido graso omega-3 que compone más de 90% de los omega-3 en el cerebro. Cincuenta por ciento del peso de una membrana neuronal está compuesto de DHA, además de ser también un componente clave del tejido cardiaco. La mejor fuente natural de DHA es la leche materna humana, lo cual explica por qué se le da tanta importancia a la lactancia para mantener la salud neurológica. El DHA también se agrega a la fórmula para sustituir la leche materna y a cientos de otros productos alimenticios. Toma 1 000 mg a diario. Está bien comprar un complemento que combine DHA con EPA (ácido eicosapentaenoico), y es igual si proviene de aceite de pescado o de algas.

Cúrcuma: La cúrcuma, perteneciente a la familia del jengibre, es el condimento que le da al curry su color amarillo. Desde hace mucho se conocen sus propiedades antiinflamatorias y antioxidantes, y se está estudiando en la actualidad para conocer sus aplicaciones en neurología. Investigaciones recientes demuestran que puede promover la creación de nuevas neuronas. En algunas personas tiene incluso la capacidad de compararse con los efectos antidepresivos del Prozac. En las medicinas tradicionales china e india se ha usado como remedio natural para tratar diversos padecimientos. La curcumina, que es el principal componente activo de la cúrcuma, activa genes que producen una gran cantidad de antioxidantes, los cuales, a su vez, sirven para proteger nuestras preciadas mitocondrias. También mejora el metabolismo de la glucosa, lo cual es bueno para mantener el equilibrio saludable de la flora intestinal. Si no comes muchos platillos con curry, recomiendo que la compres en forma de complemento y tomes 500 mg dos veces al día.

Aceite de coco: Este supercombustible para el cerebro también reduce la inflamación, razón por la cual en la bibliografía científica se ha confirmado su capacidad para prevenir y tratar trastornos neurodegenerativos en ciertos estados. Toma una cucharadita o dos al día, o úsalo para cocinar. El aceite de coco es termoestable, lo que significa que puedes usarlo en lugar del aceite de canola para cocinar a altas temperaturas.

Ácido alfa-lipoico: Este ácido graso se encuentra en cada célula del cuerpo, en donde es indispensable para producir energía para el funcionamiento normal del organismo. Es capaz de cruzar la barrera hematoencefálica y actúa como un antioxidante potente en el cerebro. En la actualidad los científicos están estudiando su potencial para el tratamiento de apoplejías y otros trastornos neurológicos que implican daño causado por radicales libres, como la demencia. Aunque el cuerpo es capaz de producir cantidades apropiadas de este ácido graso, por lo regular necesitamos tomarlo también como complemento por culpa de nuestro estilo de vida acelerado y nuestra alimentación inadecuada. Tu objetivo debe ser consumir 300 mg al día.

Vitamina D: Se trata en realidad de una hormona, no de una vitamina. La piel la produce al estar expuesta a la radiación ultravioleta (uv) del sol. Aunque la mayoría de la gente la asocia con la salud ósea y los niveles de calcio, la vitamina D tiene efectos de gran alcance en todo el cuerpo, y sobre todo en el cerebro. Sabemos que en todo el sistema nervioso hay receptores de vitamina D, y que ésta ayuda a regular ciertas enzimas en el cerebro y el líquido cefalorraquídeo que están implicadas en la creación de neurotransmisores y la estimulación del crecimiento nervioso. Estudios realizados tanto en animales como en humanos han indicado que la vitamina D protege a las neuronas de los efectos dañinos de los radicales libres y reduce la inflamación. Y he aquí lo más importante: la vitamina D realiza todas estas tareas al regular la flora intestinal.[13] Apenas en 2010 se descubrió que las bacterias intestinales interactúan con nuestros receptores de vitamina D, ya sea para incrementar su actividad o para disminuirla.

Te recomiendo que te hagas análisis para determinar tus niveles de vitamina D, de modo que tu médico te ayude a encontrar la dosis adecuada para ti. No será la misma para todos. En adultos, por lo regular recomiendo una dosis inicial de 5000 UI de vitamina D$_3$ a diario. Algunos pacientes requieren más y otros menos. Es importante que tu doctor dé seguimiento a tus niveles de vitamina D hasta que identifique la dosis que te mantendrá en el límite superior del rango "normal" que establecen los laboratorios clínicos.

Confío en que algún día tendremos más información para saber exactamente qué probióticos y qué complementos tomar para tratar tal o cual enfermedad. Cuando escuché al doctor R. Balfour Sartor, distinguido profesor de medicina, microbiología e inmunología, y director del Centro Multidisciplinario de Enfermedad Inflamatoria Intestinal de la Universidad de Carolina del Norte, hablar sobre el tema en un congreso en 2014, él visualizaba una época futura en la que se pudieran suministrar bacterias sintéticas a las personas con enfermedades inflamatorias crónicas. Estos probióticos repoblarían el intestino de forma controlada, dependiendo de la enfermedad específica de cada paciente. Imagina entrar a la tienda de productos para la salud más cercana y encontrar en sus estantes remedios para la obesidad, la colitis ulcerosa y la depresión. No puedo esperar a que llegue ese día.

CAPÍTULO 10

Plan alimenticio de siete días

Alimenta tu cerebro y mejora su salud

Si la idea de comer alimentos fermentados y cosas como hojas de diente de león y kimchi te resulta extraña o hasta intimidante, te garantizo que hacerlo será una experiencia energizante. Además, son alimentos cada vez más fáciles de conseguir. Te daré un plan de comidas de una semana para demostrarte cuán variadas pueden ser tus opciones y cuán sencillo es incorporar probióticos naturales a los alimentos. Encontrarás verduras, pescados, carne, aves, frutos secos y huevo en abundancia. Y podrás diseñar platillos más sencillos siguiendo los lineamientos establecidos aquí (por ejemplo, para el almuerzo o la cena, selecciona un pescado o una carne a cocinar, acompañado de verduras crudas fermentadas ["con cultivos vivos"] y una ensalada verde; para el desayuno, elige huevos cocidos acompañados de un yogurt rico en probióticos). También encontrarás varias ideas para entremeses, bebidas y condimentos en la sección de recetas, la cual comienza en la página 269.

Cada platillo cuya receta está contenida en este libro aparece resaltado en negritas.

Nota: Muchos de los platillos fermentados requieren tiempo para fermentarse, así que planea tus comidas con anticipación.

El proceso de fermentación suele requerir ciertos ingredientes básicos, como suero o salmuera, por lo que es útil tener éstos a la mano en grandes cantidades. (También encontrarás aquí instrucciones paso a paso para hacerlos en casa.) Te recomiendo que revises todas las ideas de comida y diseñes tu propia estrategia para apegarte al plan de siete días.

Este plan está diseñado en última instancia para presentar siete distintos días del estilo de vida de *Alimenta tu cerebro*. No es realista creer que puedes seguir este plan al pie de la letra a partir de hoy y con puras creaciones caseras. No obstante, usa los lineamientos del capítulo anterior y las ideas presentadas aquí para empezar a incorporar a tu alimentación cada vez más comidas benéficas para tu cerebro. Hasta que logres preparar todos tus alimentos fermentados en casa, haz tu mejor esfuerzo por comprar los sustitutos de mejor calidad. Y no temas sustituir alimentos que no te gusten, pero hazlo sabiamente. Por ejemplo, si no te gusta el salmón, cámbialo por otro pescado silvestre de agua fría, como el bacalao negro. Si el kimchi te parece demasiado picante, elige otra guarnición rica en probióticos. Quiero que te diviertas preparando estas comidas y disfrutes conocer nuevos sabores y técnicas culinarias. Recuerda que tu objetivo será consumir al menos 12 gramos de prebióticos. Las hojas de diente de león, por ejemplo, son una fuente rica en prebióticos; puedes comprar un manojo a la semana y añadírselas a las ensaladas o a los platillos con verduras. Para cosechar los beneficios de la goma arábiga, puedes comprarla en polvo y mezclarla con agua. Apenas una cucharada te aportará seis gramos de fibra insoluble, el tipo de fibra que a los bichos de la barriga les encanta comer.

Cuando frías alimentos en sartén, puedes usar mantequilla, aceite de oliva extra virgen orgánico o aceite de coco. Evita los aceites procesados y los aceites en aerosol, a menos que el aceite en aerosol sea de oliva y orgánico.

También recuerda elegir productos de animales orgánicos, alimentados con pasto y silvestres, siempre que sea posible. Yo sólo consumo productos de animales alimentados con pasto porque son más saludables para los humanos y también mejores para el medio ambiente, la economía y el ganadero. Por ejemplo, la carne de res alimentada con pasto es baja en grasas saturadas, pero también otorga hasta seis veces más ácidos grasos omega-3. Cuando elijas pescado, no olvides comprar pescado que haya sido capturado recientemente (de preferencia en algún mercado especializado en pescados y mariscos) y utiliza recursos electrónicos para elegir el pescado sustentable de mayor calidad que contenga menores cantidades de toxinas como mercurio. Todos los ingredientes incluidos en las recetas fueron elegidos porque están disponibles con facilidad en versiones sin gluten, pero aun así es recomendable siempre leer las etiquetas. Si eliges productos comerciales, como yogurt o chucrut, revisa las etiquetas para asegurarte de que sólo hayan usado los mejores productos en su elaboración (nada de azúcar añadida, aditivos, conservadores, etc.). No olvides visitar los mercados de productores locales para conseguir frutas y verduras muy frescas y orgánicas. Familiarízate con los tenderos, pues ellos podrían decirte qué les acaba de llegar y de dónde provienen los alimentos. Elige productos frescos de temporada y date la oportunidad de probar sabores desconocidos.

En la página 266 encontrarás ideas para tentempiés. Cuando andes limitado de tiempo y no puedas meterte a la cocina, lo cual les ocurre a muchas personas justo a la hora del almuerzo, empaca tus alimentos para llevar. Organiza tus comidas con anticipación y haz mayores cantidades para que queden sobrantes.

Antes de que empieces el plan de siete días, compra los complementos, en particular los probióticos. Y considera la posibilidad de hacer una de las siguientes dos opciones: ayunar durante 24 horas antes de empezar y ponerte un enema de probióticos en la mañana del día 1. ¡Empezarás recargado!

Cada día haz tu mejor esfuerzo para incorporar algo de ejercicio a tu rutina. Ponte el propósito de aumentar tu frecuencia cardiaca al menos 30 minutos casi toda la semana. Ve a dar una caminata enérgica en las tardes o intenta unirte a una clase. Tus bichos intestinales estarán encantados, pues ellos también necesitan el ejercicio. Asimismo, requieren que duermas bien por las noches. Intenta irte a la cama todos los días a la misma hora y levantarte también a la misma hora a partir de la próxima semana (y para siempre). Recordarás que en el capítulo 3 comenté que las bacterias intestinales influyen en si duermes bien o no. Conforme rehabilites tu microbioma, observa también si la calidad de tu sueño mejora.

PLAN ALIMENTICIO DE SIETE DÍAS

Día 1

- **DESAYUNO:** 1 taza de **yogurt** (página 276) con nuez de castilla triturada y moras azules; opcionales: café o té negro.
- **ALMUERZO:** salmón real a la parrilla con **limones en conserva** (página 297), con guarnición de ensalada verde aderezada con vinagre balsámico y aceite de oliva; opcionales: **kombucha** (página 303) o té verde.
- **CENA:** 85 gramos de filete acompañado de **salsa al escabeche** (página 302), con guarnición de verduras y hojas verdes salteadas con mantequilla y ajo; opcional: copa de vino tinto.
- **POSTRE:** 2 a 3 cuadros de chocolate amargo.

Día 2

- **DESAYUNO:** 1 taza de **yogurt** acompañado de **conserva de mora azul y menta** (página 299); opcionales: café o té negro.

- **ALMUERZO:** ensalada verde con 85 gramos de pollo a la parrilla y dos **huevos duros fermentados** (página 296), aderezada con vinagre balsámico y aceite de oliva; opcionales: **limonada de agua de coco** (página 308) o **kéfir de agua** (página 306).
- **CENA:** 85 gramos de filete acompañado de **salsa en escabeche** (página 302), con guarnición de verduras y hojas verdes salteadas con mantequilla y ajo; opcional: copa de vino tinto.
- **POSTRE:** ½ taza de moras ligeramente bañadas de crema sin endulzar.

Día 3

- **DESAYUNO:** 2 huevos revueltos con sofrito de cebolla, champiñones y espinacas, y 1 taza de **kéfir a base de leche** (página 274); opcionales: café o té negro.
- **ALMUERZO:** sofrito de verduras con **lomo de cerdo curado y especiado** (página 290); opcionales: agua de filtro con goma arábiga o **kombucha** (página 303).
- **CENA:** 85 gramos de **pescado crudo fermentado** (página 295), con guarnición de verduras y hojas verdes salteadas con mantequilla y ajo; opcional: copa de vino tinto.
- **POSTRE:** ½ taza de *quark* (página 277) rociado ligeramente de miel.

Día 4

- **DESAYUNO:** 1 taza de **yogurt** con fruta fresca, espolvoreada de linaza molida, y medio aguacate rociado de aceite de oliva; opcionales: café o té negro.
- **ALMUERZO:** filete a la parrilla con **cebollas cippolini dulces** (página 284), con guarnición de verduras a la parrilla; opcionales: **kombucha** o **kéfir de agua**.

- **CENA:** 85 gramos de pescado silvestre de agua fría (de tu elección), con guarnición de **kimchi** (página 286) y espárragos al vapor; opcional: copa de vino tinto.
- **POSTRE:** 1 fruta entera, espolvoreada de stevia y canela (opcional).

Día 5

- **DESAYUNO:** 3 o 4 rebanadas de salmón ahumado con **queso ricotta** (página 279) y 1 huevo tibio; opcionales: café o té negro.
- **ALMUERZO:** ensalada verde con hojas de diente de león, cubos de pollo y **espárragos en escabeche** (página 282), aderezada con vinagre balsámico y aceite de oliva; opcionales: **kombucha**, té verde o **limonada de agua de coco.**
- **CENA:** carne a la parrilla o al horno de tu elección, con guarnición de verduras y hojas verdes salteadas con mantequilla y ajo; opcional: copa de vino tinto.
- **POSTRE:** 2 cuadros de chocolate amargo acompañados de 1 cucharada de mantequilla de almendra.

Día 6

- **DESAYUNO:** 2 huevos en cualquier presentación, con verduras sofritas ilimitadas (cebolla, champiñones, espinaca, brócoli) y una taza de **kéfir a base de leche** (página 274); opcionales: café o té negro.
- **ALMUERZO:** pollo a la parrilla con **ajos en escabeche** (página 301), con guarnición de ensalada verde con hojas de diente de león y ½ taza de arroz salvaje; opcionales: agua de filtro revuelta con 1 cucharada de goma arábiga o té verde.
- **CENA:** **filete de res curado** (página 289) acompañado de **chucrut básico** (página 280), con guarnición de

verduras al vapor rociadas con aceite de oliva; opcional: copa de vino tinto.
- **POSTRE:** 1 fruta entera de tu elección acompañada de 1 cucharada de chocolate amargo derretido.

Día 7

- **DESAYUNO:** 1 taza de **yogurt** con moras frescas, coco rallado y nuez de castilla triturada, y 1 huevo duro tradicional; opcionales: café o té negro.
- **ALMUERZO:** ensalada verde con tupinambo rallado y 110 gramos de atún aleta amarilla, aderezada con vinagre balsámico y aceite de oliva; opcionales: **kéfir de agua** o té verde.
- **CENA:** **salmón fermentado al estilo escandinavo** (página 294), sobre una cama de hojas verdes, con guarnición de verduras salteadas en mantequilla y ajo, y ½ taza de arroz integral; opcional: copa de vino tinto.
- **POSTRE:** nada.

IDEAS PARA TENTEMPIÉS
- Jícamas en escabeche
- Humus con **ajo en escabeche** y tiras de apio
- Camarones con **salsa al escabeche**
- **Huevos duros fermentados**
- **Sardinas encurtidas**
- Verduras crudas picadas (espárragos, poro, pimientos, brócoli, ejotes) acompañadas de guacamole, queso de cabra, tapenade o mantequilla de algún fruto seco
- Salmón ahumado en rebanadas con ricotta untable
- Medio aguacate rociado con aceite de oliva, sal y pimienta
- Nueces y aceitunas

Seguir los principios de *Alimenta tu cerebro* es más fácil de lo que imaginas. Ya verás que en poco tiempo te acostumbrarás a los nuevos y deliciosos sabores de estas recetas. Aunque este estilo de vida limita tu ingesta de carbohidratos, sobre todo los provenientes del trigo y el azúcar, en realidad no hay carencia de alimentos ni de ingredientes con los cuales experimentar en la cocina. Tendrás que ser un poco creativo para preparar algunos de tus platillos predilectos que dependan de la harina, el trigo y el azúcar, pero con el tiempo aprenderás a sustituir estos ingredientes, lo que te permitirá volver a tus amados libros de cocina tradicionales. En lo personal, me gusta usar harina de coco, harinas de nueces (como almendras molidas) y linaza molida en lugar de harina de trigo. Para endulzar tus platillos, prueba cambiar el azúcar por stevia. Y cocina con mantequilla y aceite de oliva en lugar de usar aceites de origen vegetal muy procesados. Una vez que hayas completado el plan alimenticio de siete días, ponte la meta de incorporar al menos un alimento fermentado en tu dieta diaria en lo sucesivo. Repite el plan de siete días siempre que sientas que te estás desviando de los lineamientos y quieras empezar de cero con la salud de tu microbioma. Quizá ocurra en las festividades, después de una boda, tras un periodo de mucho estrés o en relación con algún suceso que te haya hecho regresar a tus viejos hábitos alimenticios. Este protocolo puede ser el salvavidas que te lleve de vuelta en cualquier momento al saludable estilo de vida que te mereces.

Recetas básicas

Suero

Rinde 1 lt

El suero, que es el líquido que queda después de cuajar y filtrar la leche, suele utilizarse como cultivo inicial en recetas fermentadas. La leche bronca no refrigerada que se ha dejado agriar formará de manera natural unas masas de líquidos conocidos como cuajo y suero. Al filtrar los cuajos, queda el suero, el cual es rico en nutrientes.

Después de ser filtrado, el yogurt orgánico de leche entera exudará suero líquido y dejará una sustancia espesa similar al queso crema que puede usarse para untar. El suero también se produce al hacer ricotta casero (véase la página 279) u otros quesos cremosos, y se puede utilizar para fermentación. El suero es de ayuda en la proliferación de microorganismos que hacen tan benéficos los alimentos fermentados, e igualmente reduce la cantidad de sal necesaria para la fermentación.

Puedes usar yogurt casero o comercial, siempre y cuando haya sido producido con leche orgánica y entera (de vaca, cabra u oveja) proveniente de animales alimentados con pasto, y contenga cultivos vivos. Ahora bien, no uses yogurt griego porque en el proceso de producción se le drenó casi todo el suero. Necesitarás un colador grande de malla fina y estameña de algodón sin blanquear para preparar esta receta.

> 8 tazas de yogurt natural, hecho en casa o comercial, de leche entera y orgánica proveniente de vacas, ovejas o cabras alimentadas con pasto (véase la página 276), a temperatura ambiente

Humedece la estameña lo suficiente para cubrir el interior de un colador grande de malla fina, con cuidado de que lo cubra por completo. Coloca el colador sobre un tazón de cristal grande o contenedor no reactivo lo suficientemente grande como para que permita que queden unos cuantos centímetros entre el fondo del colador y el fondo del tazón.

Con un cucharón, vierte el yogurt sobre el colador y déjalo que gotee a temperatura ambiente durante 4 horas o hasta que haya drenado una cantidad sustancial de suero. Vierte el suero en un contenedor de cristal limpio, ciérralo herméticamente y apártalo. (No requiere refrigeración.)

Levanta las esquinas de la estameña en torno a la crema firme que queda y haz un bulto bien apretado, ejerciendo cierta presión para que siga drenando. Deja el bulto sobre el colador al menos otras 8 horas o durante toda la noche o hasta que deje de drenar líquido.

Combina el suero restante con el suero de la jarra, cierra el frasco herméticamente y mantenlo en refrigeración hasta por 2 meses. Es posible congelarlo hasta por 3 meses, pero después de eso los microorganismos empiezan a morir.

Coloca el yogurt restante en un contenedor limpio. Tápalo y refrigéralo para usarlo como una especie de jocoque untable. Se mantiene bien en un recipiente cubierto y refrigerado hasta por 1 semana.

Suero de kéfir

Rinde 1 taza

El kéfir es un producto lácteo fermentado similar al yogurt, pero de consistencia más aguada. La diferencia más notable entre ambos es que el cultivo iniciador del kéfir consiste de "granos" —los cuales son una combinación de bacterias y levaduras que viven en los componentes lácteos, también conocidos como búlgaros— y que los microbios que lo componen se mantienen mejor a temperatura ambiente. Por su parte, el yogurt es resultado de la fermentación bacteriana de la leche, y sus microbios prosperan a una temperatura superior a los 38° C. Además, el kéfir suele consumirse como bebida y no como alimento, a diferencia del yogurt.

2 tazas de kéfir natural a base de leche, orgánico, hecho en casa o comercial (véase la página 274)

Humedece suficiente estameña como para recubrir el interior de un cernidor de malla fina de doble capa. Acomódalo de tal manera que cubra el cernidor por completo. Coloca el cernidor sobre un tazón de cristal grande o contenedor no reactivo lo suficientemente grande como para que permita que queden unos cuantos centímetros entre el fondo del cernidor y el fondo del tazón.

Vierte el kéfir en el cernidor. Cúbrelo con plástico para envolver y mete el tazón al refrigerador. Déjalo gotear durante 8 horas o toda la noche o hasta que todo el suero haya goteado y el kéfir se haya espesado.

Vierte el suero en un recipiente de cristal limpio, tápalo y refrigéralo hasta por 1 mes, aunque las bacterias de este suero están más activas cuando está recién preparado. El kéfir espeso que quedó sobre la estameña ponlo en un contenedor limpio, tápalo y refrigéralo hasta durante 1 mes para usarlo como queso untable. (No lo congeles.)

Salmuera básica

Rinde 1 lt

Puesto que muchos alimentos fermentados requieren salmuera, es buena idea siempre tenerla a la mano. La siguiente receta es para hacer una cantidad mínima, pero se puede ir incrementando según tus necesidades. Si la refrigeras, la salmuera te durará indefinidamente.

Dado que el agua es fundamental en el proceso de fermentación, es indispensable que sea agua destilada. Casi toda el agua de grifo ha sido tratada con cloro o cloramina, la cual aniquilaría a los microorganismos benéficos que necesitas; el agua de pozo también puede contener sustancias o sales que alterarían el proceso de fermentación; el agua de filtro podría contener trazas de ciertas sustancias químicas, y el agua embotellada que no está "destilada" también puede contener compuestos indeseables.

Recomiendo sólo usar sal de mar pura para la salmuera y todos los otros procesos de fermentación. La sal de mesa contiene yodo y otras sustancias indeseables, por lo que no se debe usar jamás para hacer salmuera, ya que impedirá la fermentación y podría provocar descomposición.

4 tazas de agua destilada
3 cucharadas de sal de mar pura en polvo
   (o 4 ½ cucharadas de sal de mar pura en grano)

Combina el agua y la sal en cualquier contenedor que cierre herméticamente y revuelve hasta que la sal se disuelva. Ciérralo y refrigéralo hasta que vayas a usar la salmuera. Si la necesitas de inmediato, revuelve la sal en 1 taza de agua destilada muy caliente y luego combínala con las 3 tazas restantes de agua fría.

Salmuera con especias

Rinde 1 lt

La salmuera con especias suele usarse para curar carnes y pescados, ya que las especias y la dulzura le añaden a la receta la complejidad necesaria. Puedes usar cualquier combinación de especias orgánicas y hierbas secas que te agraden para darle al platillo tu propio sello personal. Toda la información acerca de la salmuera básica (véase la página 272) es aplicable a la salmuera con especias.

4 tazas de agua destilada fría
3 cucharadas de sal de mar pura en polvo
   (o 4½ cucharadas de sal de mar pura en grano)
2 cucharadas de miel no refinada
2 hojas de laurel orgánico
¼ de cucharadita de granos de pimienta negra
¼ de cucharadita de granos de pimienta gorda
¼ de cucharadita de bayas de enebro
¼ de cucharadita de semillas de cilantro
¼ de cucharadita de semillas de mostaza
Chiles secos orgánicos u hojuelas de chile seco al gusto,
   opcional

Combina el agua y la sal en una olla grande con la miel no refinada, las hojas de laurel, la pimienta negra, la pimienta gorda, el enebro, las semillas de cilantro y las semillas de mostaza. Si deseas darle un toque picante, añade los chiles secos o las hojuelas de chile al gusto. Calienta a fuego medio hasta llevar a punto de hervor. Saca la olla del fuego y déjala enfriar.

LÁCTEOS

Kéfir a base de leche

Rinde 1 litro

El kéfir es una bebida de leche fermentada muy antigua que se originó en el Cáucaso, entre Europa y Asia, y se hacía con leche de camella. Aunque hoy en día lo más común es que se prepare con leche de vaca, también se puede utilizar leche de cabra o de oveja, así como leche de coco o de almendra sin endulzar. Si se le fermenta moderadamente, es un tanto agrio y se asemeja a un yogurt líquido ligeramente burbujeante. Se conoce también como el secreto de la longevidad y la buena salud.

¼ de taza de gránulos de kéfir (véase la nota)
4 tazas de leche entera y orgánica, de vacas alimentadas
    con pasto

Coloca los granos de kéfir en un contenedor limpio y esterilizado, como un recipiente de cristal de 1 litro con tapa esterilizada. Añade la leche, cierra el contenedor herméticamente y déjalo a temperatura ambiente durante 24 horas. Después de la fermentación inicial, puedes dejarlo a temperatura ambiente durante semanas, pero recuerda que se irá haciendo más agrio y a la larga no será bebible. El kéfir de leche refrigerado dura meses.

Tras 24 horas de fermentación, abre el frasco y cuela el líquido usando un colador de malla fina. Viértelo en un contenedor limpio y reserva los gránulos como lo indica la nota siguiente. Regresa el kéfir al contenedor de litro, tápalo herméticamente y guárdalo en el refrigerador.

Es posible consumir el kéfir en este momento o guardarlo hasta 1 año refrigerado. No obstante, entre más tiempo pase refrigerado, más agrio se volverá.

En este punto, si deseas darle sabor al kéfir, puedes pasarlo por un segundo periodo de fermentación usando el mismo contenedor. Agrégale los sabores que desees, como moras frescas, ramas de canela, nuez moscada entera, semillas de cardamomo, té chai o ralladura de naranja. Es difícil darte cantidades exactas de estos ingredientes, pues dependerá de qué tan intenso deseas que sea el sabor. Entre más cantidad añadas, más fuerte será. Por eso, es preferible empezar con sabores delicados; por ejemplo, ¼ de taza de moras frescas, 1 o 2 piezas de alguna especia, 1 cucharadita de té chai o la ralladura de 1 naranja.

Combina el kéfir con el sabor, cierra el frasco herméticamente y deja fermentar a temperatura ambiente durante 12 a 24 horas; entre más tiempo lo dejes, más absorberá el sabor del ingrediente. Después de ese tiempo, puedes consumirlo o refrigerarlo hasta por 1 año. De igual manera, entre más tiempo esté refrigerado, más agrio será su sabor.

NOTA: Los gránulos de kéfir, también conocidos como búlgaros, son una mezcla de levaduras y bacterias unidas por proteínas de leche y azúcares complejas. Varían en tamaño, desde un grano de arroz hasta una avellana, y le agregan organismos saludables a la leche conformen la fermentan. Puesto que están vivos, requieren que los alimentes. Esto significa que, después de usarlos, debes almacenarlos en leche entera fresca y refrigerarlos. En una proporción de 1 cucharada de gránulos a 1 taza de leche, se mantendrán activos durante una semana. Si necesitas almacenarlos durante periodos más largos, agrega 1 taza de leche por cucharada de gránulos cada semana que los almacenes. Aunque esto haría parecer que guardarlos de esta manera convertiría la leche en kéfir, eso no pasa porque el frío inhibe el proceso de fermentación. Asimismo, los granos de kéfir morirán si se les expone a altas temperaturas, como la de un contenedor recién esterilizado.

Al hacer kéfir con leche de almendra o de coco, será necesario refrescar los búlgaros en leche entera, pues estas leches alternativas no contienen la lactosa que necesitan para vivir.

Yogurt

Rinde 1 lt

El yogurt es rápido y fácil de preparar. Sólo necesitas leche, un cultivo iniciador y algo de tiempo. El yogurt, uno de los alimentos preparados por la naturaleza, probablemente fue descubierto por las tribus nómadas de Asia y Europa del Este cuando la leche que llevaban en sus petacas hechas de piel de oveja o de cabra se fermentaba sin que se dieran cuenta con el calor del sol. Al igual que el kéfir, se cree que el yogurt es responsable de la increíble longevidad de la gente del Cáucaso y de Bulgaria.

Para hacer buen yogurt en tu propia casa, necesitarás un termómetro de cocina y cultivo iniciador de yogurt, o un lugar que se mantenga a una temperatura casi constante de 40 a 45° C, como un horno de piloto con una temperatura constante de 40° C. Una vez que hayas hecho tu propio yogurt, recuerda siempre conservar ¼ de taza de cada lote para hacer el siguiente.

4 tazas de leche entera orgánica de vaca, oveja o cabra alimentada con pasto
¼ de taza de yogurt entero orgánico hecho con leche de vaca, oveja o cabra alimentada con pasto (véase la nota)

Calienta la leche en una olla mediana de fondo grueso a fuego medio. Lleva a 85° C (con ayuda del termómetro de cocina) y ten cuidado de que la leche no hierva. Una vez que alcance esa temperatura, saca la olla del fuego y déjala enfriar. Permite que la leche se enfríe hasta alcanzar 40° C. Si tienes prisa, mete la olla a un baño de hielo y revuelve para acelerar el enfriamiento, pero no permitas que la leche baje de los 40° C.

Incorpora el yogurt a la leche tibia hasta que se mezclen por completo. Vierte la mezcla en un contenedor limpio y esterilizado con tapa estéril, como cuatro frascos de 250 ml o 1 frasco de litro, o si estás utilizando una máquina para preparar yogurt, vierte la mezcla en sus contenedores.

Si usas frascos, ciérralos herméticamente y colócalos en algún lugar que se mantenga a una temperatura entre 40 y 45° C durante 8 a 12 horas, o hasta que adquiera la acidez y el espesor deseados. Mételos después al refrigerador y almacénalos hasta por dos semanas. Si usas una máquina para preparar yogurt, sigue las instrucciones del fabricante para esa máquina en particular.

> **NOTA:** Tanto la leche de cabra como la de oveja tienden a producir yogurts con textura menos espesa que la del yogurt hecho con leche de vaca.

Quark

Rinde 1 taza

El *quark*, palabra alemana para "cuajada", es un queso fresco similar al cottage que es común en toda Europa. La textura depende del tipo de leche que se use y de la cantidad de tiempo que se fermente. Puede ser tan líquido como crema amarga o tan espeso como queso crema. Se puede sazonar con hierbas aromáticas o ralladura de cítricos. Por su acidez, se suele usar en salsas, dips, ensaladas y postres. Al igual que el ricotta, puede servirse como postre rociado de miel, con una pieza de fruta o un tazón de moras.

Una vez que hayas preparado tu propio quark, guarda alrededor de ¼ de taza de cada lote para usar como cultivo en lugar de suero de mantequilla.

4 tazas de leche entera orgánica de vaca, oveja o cabra
alimentada con pasto
3 cucharadas de suero de mantequilla entero y orgánico
proveniente de leche de vaca, oveja o cabra
alimentada con pasto

Calienta la leche en una olla mediana de fondo grueso con tapa ajustada a fuego medio. Con ayuda de un termómetro de cocina, lleva a 75° C, con cuidado de evitar que la leche hierva. Una vez que alcance esa temperatura, saca la olla del fuego y tápala bien. Deja reposar por 1 hora o hasta que la leche alcance la temperatura del ambiente (no menos de 20° C).

Destapa la olla e incorpora el suero de mantequilla. Otra vez tapa la olla y deja reposar unas 18 horas o hasta que la leche se haya agriado y cuajado hasta formar una sustancia espesa similar al yogurt.

Humedece suficiente estameña como para recubrir el interior de un cernidor de malla fina de doble capa. Acomódalo de tal manera que cubra el cernidor por completo. Coloca el cernidor sobre un tazón de cristal grande o contenedor no reactivo lo suficientemente grande como para que permita que queden unos cuantos centímetros entre el fondo del cernidor y el fondo del tazón.

Con ayuda de un cucharón metálico, traslada la leche cuajada al cernidor, tápalo con plástico para envolver y refrigéralo por 8 horas o hasta que alcance la consistencia deseada. Quizá debas revolver de cuando en cuando la leche cuajada para que el suero de la leche no se desperdicie. No deseches ese suero, pues puede usarse como bebida o en cualquier receta que requiera suero de leche. Puedes almacenarlo siguiendo las instrucciones de la página 270.

El *quark* dura refrigerado hasta 1 mes en un contenedor cubierto.

Queso ricotta

Rinde alrededor de 1½ tazas

Esta receta —la cual es muy fácil de preparar y mucho más cremosa que la mayoría de las marcas comerciales de ricotta— se volverá una de tus favoritas. Puede usarse como queso untable, para aderezar ensaladas o como postre con un tazón de moras o rociado de un poco de miel o conserva de mora azul y menta (véase la página 299). Tradicionalmente, los italianos del norte no gustan de la ricotta salada, mientras que los del sur sí. Si la usarás sólo como postre, puedes darle sabor con una cucharada o dos de miel al momento de hervir la leche.

2 tazas de leche entera orgánica de vaca alimentada
    con pasto
1 taza de crema espesa orgánica de vaca alimentada
    con pasto
½ cucharadita de sal de mar pura en polvo (opcional)
1½ cucharadas de jugo de limón recién exprimido

Humedece suficiente estameña como para recubrir el interior de un cernidor de malla fina de doble capa. Acomódalo de tal manera que cubra el cernidor por completo. Coloca el cernidor sobre un tazón de cristal grande o contenedor no reactivo lo suficientemente grande como para que permita que queden unos cuantos centímetros entre el fondo del cernidor y el fondo del tazón. Déjalo a un lado.

Combina la leche con la crema y, si lo deseas, la sal en una olla de fondo grueso y caliéntala a fuego medio. Lleva a punto de hervor y deja que dé un ligero hervor durante 1 minuto. Saca la olla del fuego e incorpora el jugo de limón.

Deja reposar unos 4 minutos o hasta que la mezcla se separe en cuajos y suero. Con ayuda de una espumadera, traslada los cuajos al cernidor cubierto de estameña, tápalo con plástico para envolver y deja drenar durante 2 horas o hasta alcanzar la consistencia deseada. Entre más permitas que drene, más denso será el resultado final. No deseches el suero, pues puede usarse como bebida o para cualquier receta que requiera suero de leche. Puedes almacenarlo siguiendo las instrucciones de la página 270.

Con una espátula, transfiere la ricotta a un contenedor no reactivo. Guárdalo en el refrigerador en un contenedor cerrado hasta por 5 días.

VERDURAS

Chucrut básico

Rinde alrededor de 1 kg

Quizá está es la receta más sencilla para incorporar la fermentación a tu alimentación, pues no necesitas más que col orgánica, sal de mar y tiempo. Puedes usar cualquier tipo de col: morada, bok choy, col de hoja rizada, coles de Bruselas. Tú eliges. No sólo es fácil de hacer, sino que el chucrut fresco es muy bueno para tu salud, ya que contiene lactobacilos —bacterias benéficas que colaboran en el funcionamiento del tracto digestivo— y es una excelente fuente de nutrientes esenciales y fibra. Si se mantiene refrigerado, puede durar por mucho tiempo, incluso hasta un año, sin perder su sabor. El chucrut fresco es mejor comerlo crudo, mientras que el chucrut maduro de sabor intenso suele ser mejor cocido.

Para asegurarte de que la proporción de col a sal sea la correcta, recomiendo que peses la col después de quitarle el centro y las hojas externas que puedan estar maltratadas o marchitas.

1 kilogramo de col orgánica, sin las hojas externas que
   puedan estar maltratadas o marchitas y sin centro
3 cucharaditas de sal de mar pura en polvo

Pica la col en tiras gruesas, ya sea con un procesador con navaja para picar, un rallador de queso manual (usando los orificios grandes), un rallador de verduras o un cuchillo de cocina grande.

Coloca la col en un tazón grande y espolvoréale la sal encima. Con las manos, comienza a incorporar los ingredientes y sigue masajeando la col hasta que puedas exprimirle líquido con facilidad. El tiempo requerido dependerá de la frescura de la col y de la fuerza con la que hagas la mezcla, lo cual puede tardar entre un par de minutos hasta media hora o más.

Traslada la col y el líquido a un contenedor limpio y esterilizado, como un tarro o frasco de cristal con capacidad de 1 litro. Con las puntas de los dedos, un frasco más pequeño que quepa en el más grande o un prensador de papas, presiona la col hacia abajo con tanta firmeza como puedas para permitir que el líquido suba a la superficie y cubra la verdura. Debes dejar unos 3 o 4 cm de espacio entre la col y la tapa del frasco para permitirle a la col expandirse conforme se fermente. Si la mezcla no ha producido suficiente líquido para cubrir la col, agrégale suficiente agua destilada fría para cubrirla por completo.

Pon un poco de agua fría en una bolsa de plástico resellable limpia, con cuidado de sacarle todo el aire posible. Sólo necesitas que sea suficiente para generar un peso que mantenga la col debajo del líquido. Sella la bolsa, colócala encima de la col y empújala para comprobar si tiene suficiente peso. Tapa el contenedor con firmeza.

Deja enfriar en un lugar oscuro durante 5 días. Revisa a diario el proceso de fermentación para asegurarte de que la col sigue cubierta por el líquido. Si no, agrégale más agua destilada.

Después de 2 días, empieza a probar el chucrut. Saca la bolsa con agua y déjala de lado. Tira cualquier residuo que se haya formado, no porque sea dañino, sino porque no sabe bien. Con un tenedor, dale algunos picotazos a la col y extrae un bocado para probarlo. Esto te permitirá determinar cuál es el sabor de tu preferencia. Asegúrate de volver a empujar el chucrut por debajo del líquido, ponerle la bolsa de agua encima para que no flote y cerrar el frasco herméticamente. Déjalo reposar igual que antes.

Dependiendo de la temperatura del lugar en el que está, después de una semana el chucrut debe tener unas cuantas burbujas y tener un olor agrio. Una vez que alcance el sabor y la textura que deseas, mete el frasco al refrigerador para impedir que se siga fermentando. Sí se fermentará un poco más, pero mucho más despacio.

Es posible usar el chucrut en cualquier punto del proceso de fermentación. Al inicio conservará la consistencia de la col y será crujiente; más adelante será más suave y tendrá un sabor agrio más intenso. Se mantiene bien refrigerado hasta por 6 meses, aunque se seguirá agriando lentamente.

> **NOTA:** La col se fermenta muy rápido a temperatura ambiente (alrededor de 20° C), y el chucrut suele estar listo para comerse en una semana. También puedes refrigerarlo desde un principio, pero el proceso de fermentación será mucho más lento (y tomará alrededor del doble de tiempo que a temperatura ambiente); sin embargo, el resultado será más fresco. Si lo mantienes a una temperatura superior a 25° C, no tardará en ponerse de color café oscuro y descomponerse. Si esto ocurriera, tira ese chucrut y empieza de nuevo.
>
> Para añadirle sabor, agrégale semillas de comino, eneldo o mostaza a la col con sal.

Espárragos en escabeche

Rinde 1 litro

Los espárragos preparados de esta forma son un excelente complemento para ensaladas y platones de charcutería, es un delicioso entremés y, sobre todo, es bueno para tu salud. Es una forma magnífica de conservar durante más tiempo la perfecta y económica cosecha primaveral.

400 gramos de espárragos orgánicos (unos 16 tallos)
4 dientes de ajo orgánico, pelados y rebanados
2½ tazas de salmuera con especias (véase la página 273)

Corta los extremos fibrosos de los espárragos. Puedes cortar cada tallo por lo largo en trozos de 5 cm o simplemente quitarle el extremo fibroso y dejarlo entero.

Si usarás trozos cortados, colócalos en un tazón, añade el ajo y agita para combinar los ingredientes. Mételos a un frasco de cristal esterilizado con capacidad de 1 litro y tapa estéril que cierre herméticamente. Vierte la salmuera en el contenedor, con cuidado de que cubra por completo los espárragos.

Si usarás los tallos enteros, colócalos con la punta hacia arriba en un frasco de cristal esterilizado con capacidad de 1 litro y tapa estéril que cierre herméticamente. Coloca las rebanadas de ajo entre los tallos de espárrago. Vierte la salmuera en el contenedor, con cuidado de que cubra los espárragos por completo.

Si la salmuera no alcanzó a cubrir los espárragos, agrega suficiente agua destilada fría para cubrirlos por completo. Debes dejar unos 3 o 4 cm de espacio entre los espárragos y la tapa del frasco para permitirles expandirse conforme se fermenten.

Pon un poco de agua fría en una bolsa de plástico resellable limpia, con cuidado de sacarle todo el aire posible. Sólo necesitas que sea suficiente para generar un peso que mantenga los espárragos por debajo del líquido. Sella la bolsa, colócala encima de los espárragos y empújala para comprobar si tiene suficiente peso, pero ten cuidado de no romperles las puntas a los tallos. Tapa el contenedor con firmeza. Guarda en un lugar oscuro y fresco.

Revisa el frasco con frecuencia para asegurarte de que los espárragos sigan cubiertos de líquido. Si el nivel del líquido baja, saca la bolsa con agua y déjala de lado. Tira cualquier residuo que se haya formado, no porque sea dañino, sino porque no sabe bien. Añade más agua destilada para cubrir los espárragos. Luego vuelve a empujarlos para que los cubra el líquido y ponles encima la bolsa de agua. Cierra el frasco herméticamente y colócalo en el mismo lugar de antes.

Los espárragos estarán listos 1 semana después, pero si les permites fermentar durante 2 semanas tendrán más sabor. Mete entonces el frasco al refrigerador, en donde los espárragos se conservarán bien hasta por 3 meses.

Cebollas cippolini dulces

Rinde 1 litro

Si no puedes encontrar cebollas cippolini moradas o blancas, puedes usar cebollas de cambray, cebollas amarillas o moradas pequeñas, o chalotes. De igual modo, si no encontraras sal rosa del Himalaya —la cual se vende en tiendas de productos gourmet, en internet o en algunos supermercados—, puedes usar otras sales de mar finas, aunque no le darán el toque de color a las cebollas que sí le dará la sal rosa.

Aunque son deliciosas recién salidas del frasco, darles una pasada por la parrilla aumenta el sabor ácido de estas cebollas en escabeche y las convierte en la guarnición perfecta para un filete o chuleta a la parrilla.

10 dientes enteros
10 cebollas cippolini, peladas y sin tallo
    (alrededor de 500 gramos)
1 trozo de 2.5 cm de jengibre fresco, pelado y rebanado
2 piezas de 5 cm de largo de canela en rama
1 cucharada de sal rosa del Himalaya en polvo

Agua destilada (unas 2 tazas, suficiente para cubrir
las cebollas)

Mete un diente de ajo en cada cebolla. Mete la mitad de las cebollas en un frasco de cristal esterilizado con capacidad de un
litro y tapa estéril. Acomoda la mitad del jengibre entre las cebollas y añade las ramas de canela. Introduce las cebollas restantes al frasco y agrega las rebanadas de jengibre que sobran.

Combina la sal con el agua y revuélvela para que se
disuelva. Vierte el agua con sal sobre las cebollas, con cuidado de que las cubra por completo. Si falta líquido, añade suficiente agua destilada fría para taparlas por completo. Debes
dejar unos 3 o 4 cm de espacio entre las cebollas y la tapa del
frasco para permitir que las cebollas se expandan conforme
se fermenten.

Pon un poco de agua fría en una bolsa de plástico resellable limpia, con cuidado de sacarle todo el aire posible. Sólo
necesitas que sea suficiente para generar un peso que mantenga las cebollas por debajo del líquido. Sella la bolsa, colócala encima de las cebollas y empújala para comprobar si
tiene suficiente peso. Tapa el contenedor con firmeza. Guárdalo en un lugar oscuro y fresco durante 3 semanas, o hasta
que las cebollas tengan el sabor deseado.

Revísalas con frecuencia para asegurarte de que sigan cubiertas de líquido. Si el nivel del líquido baja, saca la bolsa
con agua y déjala de lado. Tira cualquier residuo que se haya
formado, no porque sea dañino, sino porque no sabe bien.
Añade más agua destilada para cubrir las cebollas. Luego vuelve a empujarlas para que las cubra el líquido y ponles encima
la bolsa de agua. Cierra el frasco herméticamente y colócalo
en el mismo lugar de antes.

Después de 3 semanas, las cebollas deben estar listas para
comerse, pero 2 semanas más de fermentación a temperatura
ambiente no les harían daño. Mete el frasco al refrigerador,
en donde las cebollas se conservarán bien hasta por 9 meses.

Kimchi

Rinde 1 litro

El kimchi es uno de esos platillos tradicionales para los cuales cada familia coreana tiene su propia receta secreta. Tradicionalmente, se preparaba en vasijas de barro esmaltado y se enterraba para dejarlo madurar durante largos periodos, aunque ya rara vez se hace así.

El kimchi fresco es como una ensalada; cuando madura un poco, se usa como guarnición o aderezo, y cuando está muy maduro, es sólo para los valientes de corazón, pues es demasiado amargo y de sabor muy intenso. Es un platillo que puedes preparar en casa con más picor o con verduras diferentes. No obstante, sin importar qué combinación elijas, asegúrate de conservar la manzana y la pera, pues el azúcar que contienen interviene en la fermentación.

Recomiendo pesar la col después de haberle quitado el centro y las hojas que estén maltratadas o marchitas.

900 gramos de bok choy o col de hoja rizada, cortada
   en trozos de unos 5 cm^2
¼ de taza más 1 cucharada de sal de mar pura
   en polvo
¼ de taza de gochugaru o chile rojo orgánico, seco y
   triturado (véase la nota)
1 pera asiática orgánica grande, pera d'Anjou o manzana
   crujiente, con cáscara, sin semillas y picada
2 cucharadas de ajo orgánico picado
1 cucharada de jengibre orgánico picado
1 cucharada de pasta natural de anchoas
2 poros orgánicos, la parte blanca y parte del tallo
   verde bien lavados y picados
1 rábano japonés (daikon) orgánico, pelado y cortado en
   tiras
1 zanahoria orgánica, pelada y cortada en tiras

1 raíz de achicoria orgánica cruda, bien lavada, pelada y cortada en tiras (opcional; véase la nota)

½ taza de tupinambo orgánico picado (como 85 gramos)

Combina la col con ¼ de taza de sal en un tazón grande. Añade suficiente agua destilada para cubrir la verdura. Con las manos, mezcla la col en el agua salada. Aparta y deja reposar sin cubrir entre 4 y 8 horas.

Drena la col salada con ayuda de un colador y lávala bajo el chorro de agua. Agita para quitar el exceso de agua y pon la col en un tazón grande.

Mezcla el gochugaru con la pera, el ajo, el jengibre y la pasta de anchoas en un procesador de alimentos con cuchilla metálica. Añade 1 taza de agua destilada y procesa hasta formar un puré homogéneo. Déjalo a un lado.

Incorpora el poro, el rábano, la cebolla, la raíz de achicoria y el tupinambo a la col. Con ayuda de una espátula de hule, vierte el puré picante sobre las verduras. Ponte guantes de plástico (para impedir que el chile te irrite la piel) y usa las manos para mezclar bien la pasta de chile y la sal restante con las verduras.

Sin quitarte los guantes, guarda la mezcla y el líquido que se haya formado en un contenedor de cristal esterilizado con capacidad de 1 litro y tapa hermética y estéril. Con las puntas de los dedos cubiertas por los guantes, un frasco más pequeño que quepa en el más grande o un prensador de papas, presiona las verduras hacia abajo con tanta firmeza como puedas para permitir que el líquido suba a la superficie y cubra la mezcla. Si las verduras no produjeron suficiente líquido, añade agua destilada fría para taparlas por completo. Debes dejar unos 3 o 4 cm de espacio entre la col y la tapa del frasco para permitirle al kimchi expandirse conforme se fermente.

Pon un poco de agua fría en una bolsa de plástico resellable limpia, con cuidado de sacarle todo el aire posible. Sólo necesitas que sea suficiente para generar un peso que mantenga las verduras debajo del líquido. Sella la bolsa, colócala encima de la mezcla y empújala para comprobar si tiene suficiente peso. Tapa el contenedor con firmeza.

Deja enfriar en un lugar oscuro durante 3 días. Revisa a diario el proceso de fermentación para asegurarte de que el kimchi sigue cubierto por el líquido. Si no, agrégale más agua destilada.

Se dice que la cantidad de tiempo óptima para fermentar el kimchi son 3 días, pero muchos cocineros lo dejan fermentando durante más tiempo. En realidad depende de qué tan ácido y agrio quieras que sea. Después de 3 días, empieza a probarlo para ver si tiene tanto sabor como quieres. Vuelve a colocar la bolsa con agua encima, cierra el frasco y guárdalo en el mismo lugar que antes.

Una vez que tenga el sabor deseado, mete el frasco al refrigerador, el cual impedirá que continúe la fermentación. El kimchi se seguirá fermentando, pero mucho más despacio.

NOTA: El gochugaru, un ingrediente esencial de la cocina coreana, no es más que chiles rojos coreanos secos y triturados. Tiene una textura áspera, un color rojo intenso y un gusto muy picante y un poco dulce al final. No hay ningún remplazo para el gochugaru en la cocina coreana. Lo más cercano sería triturar tus propios chiles rojos orgánicos secos. Sólo debes comprar gochugaru hecho de chiles rojos cien por ciento coreanos; no obstante, si no lo consigues, usa chile orgánico en polvo.

Yo uso raíz de achicoria, pues es una excelente fuente de antioxidantes, así como un excelente desintoxicante del sistema. Sin embargo, como no siempre es fácil de encontrar, su uso es opcional, pues tampoco cambia el sabor ni la textura del kimchi final.

CARNE, PESCADO Y HUEVOS

Filete de res curado

Rinde entre 3 y 3.5 kg
Este platillo suele servirse con col cocida. Sin embargo, para fomentar su potencial neuroprotector, yo prefiero servir la res curada con chucrut casero (véase la página 280). Un corte grande de res se fermentará en 2 semanas, mientras que cortes más delgados se curarán en unos 5 días.

6 litros de salmuera con especias (véase la página 273)
2 tazas de miel no refinada
1 cuarto trasero de res alimentada con pasto
   de entre 3 y 3.5 kg
12 granos de pimienta negra orgánica
6 tallos de perejil orgánico
4 hojas de laurel
3 dientes de ajo orgánico, pelado y picado
Agua destilada para cocinar
6 poros orgánicos con algo del tallo verde, pelados y bien
   lavados
4 zanahorias, peladas y cortadas en trozos
Chucrut (opcional)
Mostaza picante (opcional)

Combina la salmuera y la miel en una olla grande a fuego alto y lleva a punto de hervor. Baja la temperatura y deja que hierva ligeramente durante unos 5 minutos, o hasta que se derrita la miel. Saca la olla del fuego y deja enfriar la mezcla.

Mete la carne a la salmuera fría, asegurándote de que el líquido cubra bien toda la carne. Si no fuera suficiente, agrega suficiente agua destilada fría para cubrirla bien. Tapa la olla y refrigérala hasta por 2 semanas, revisando con frecuencia el contenido para asegurarte de que la carne siga bien cubierta de líquido. Una semana después, empieza a evaluar qué tanto la carne ha tomado el sabor de la salmuera. Saca el trozo de res del líquido y rebana un trozo delgado. Dora la carne lo suficiente para probarla. Lo deseable es que el sabor de la salmuera sea dominante sin ser demasiado salado. Si deseas curarla más, vuelve a meterla en la salmuera, tapa la olla y refrigérala una semana más, con cuidado de revisar con frecuencia que la salmuera siga cubriendo la carne y haciendo la prueba de sabor cada tercer día.

Una vez que esté lista para cocinarse, saca la pieza de la salmuera y tira el líquido.

Combina los granos de pimienta, el perejil, las hojas de laurel y el ajo en una estameña pequeña. Con hilo de cocina, ata la estameña para formar una pequeña bolsa como de té y apártala.

Mete la carne en una olla de hierro fundido. Añade agua destilada fría para cubrir la carne y mete la estameña junto con el poro y las zanahorias. Calienta a fuego alto y lleva a punto de hervor. Baja la temperatura para que hierva ligeramente —y añade más agua destilada si es necesario para que la carne se mantenga sumergida— durante unas 3 horas o hasta que la carne se sienta suave cuando se perfore con la punta de un cuchillo afilado.

Saca la carne del líquido y córtala en sentido contrario a la veta en rebanadas delgadas. Coloca las rebanadas sobre un platón junto con el poro y acompáñalas de chucrut y mostaza picante, si así lo deseas.

Lomo de cerdo curado y especiado

Rinde 2 kg

El lomo de cerdo magro es excelente para curarlo, pues la grasa de puerco no suele saber bien ni verse apetitosa una vez curada. Aunque esta receta es exquisita con chucrut, el lomo de cerdo especiado es excelente para acompañar una ensalada del chef, un sofrito de verduras o una sopa.

3 litros más 1 taza de agua destilada
¾ de taza de sal de mar pura en polvo
1 cucharada de azúcar morena orgánica
6 hojas de laurel
5 anises estrella enteros
1 rama de canela
1 cucharadita de semillas de mostaza
1 cucharadita de bayas de enebro
1 cucharadita de semillas de cilantro enteras
1 cucharadita de pimienta gorda entera
½ cucharadita de hojuelas de chile rojo
¼ de taza de sal de grano, de preferencia
   sal rosa del Himalaya
2 kg de lomo de cerdo, desgrasado
4 dientes de ajo, pelados y cortados por la mitad a lo largo
6 tazas de chucrut (véase la página 280)
2 tazas de cebolla finamente rebanada
Mostaza picante o rábano picante (opcional)

Combina los 3 litros de agua con la sal de mar y el azúcar en
una olla grande no reactiva y revuelve para que se disuelvan
los ingredientes. Caliéntalos a fuego alto y agrégales las hojas de laurel, el anís estrella, la rama de canela, las semillas
de mostaza, las moras de enebro, las semillas de cilantro, la
pimienta gorda y el chile. Lleva a punto de hervor y deja hervir durante 5 minutos. Saca la olla del fuego, agrégale la sal
de grano y deja enfriar la mezcla.

Mete el cerdo y el ajo en una bolsa de plástico resellable
grande (usa bolsas de 2 galones de capacidad o bolsas para
encurtir). Vierte la salmuera fría en la bolsa, sácale el aire y
séllala. Pon la bolsa en un contenedor lo suficientemente grande como para mantener el cerdo en una posición que garantice

que se mantenga cubierto por completo de salmuera. Mete el contenedor al refrigerador y déjalo reposar durante 1 semana, revisando con frecuencia que la carne se mantenga cubierta por completo de salmuera.

Sácalo del refrigerador, drena la salmuera y tírala.

Coloca la carne en una olla de hierro fundido. Agrega el chucrut y la cebolla rebanada, junto con la taza restante de agua destilada. Caliéntala a fuego alto y lleva el agua a punto de hervor. De inmediato baja el fuego, tapa la olla y deja que hierva ligeramente durante 90 minutos o hasta que la carne esté suave cuando la piques con la punta de un cuchillo pequeño afilado.

Pasa la carne a una tabla de picar. Con un cuchillo de cocina grande, córtala en rebanadas delgadas. Coloca las rebanadas ligeramente sobrepuestas al centro de un platón. Vierte la mezcla de chucrut y cebolla en la orilla del platón, y sirve con mostaza picante a un lado, si lo deseas.

Sardinas encurtidas

Rinde 700 gramos

Esta receta se basa en los clásicos arenques encurtidos suecos, pero las cambié por sardinas, pues son pescados muy nutritivos. Claro que también puedes usar arenques u otros pescados pequeños, como boquerón o capellanes.

700 gramos de filetes de sardinas silvestres
Aproximadamente 4 tazas de salmuera con especias
  (véase la página 273) a temperatura ambiente
1 taza de agua destilada
2 tazas de vinagre no refinado
¼ de taza de miel no refinada
3 hojas de laurel
3 clavos enteros

1 cebolla dulce orgánica, pelada y cortada a lo ancho en
rebanadas delgadas
1 limón Meyer orgánico, cortado en rebanadas delgadas

Coloca los filetes en un contenedor poco profundo. Agrégales
suficiente salmuera para cubrir el pescado por completo. Cubre el contenedor por completo con plástico para envolver y
refrigéralo durante 24 horas.

Combina el agua destilada con el vinagre y la miel en una
olla pequeña a fuego medio. Lleva a punto de hervor y baja el
fuego. Deja hervir ligeramente durante 5 minutos. Saca la
olla del fuego y déjala enfriar.

Saca las sardinas del refrigerador. Quítale el plástico y elimina la salmuera. Coloca los filetes en un contenedor limpio
y esterilizado, como un frasco de cristal con capacidad de
1 litro y tapa esterilizada, y agrega aleatoriamente las hojas
de laurel, los clavos y las rebanadas de cebolla y limón hasta
llenar el frasco. Agrega la mezcla fría de vinagre. Si el pescado no queda del todo cubierto de líquido, añádele suficiente
agua destilada. Debes dejar entre 4 y 5 cm de espacio entre el
pescado y la tapa del frasco para permitir que se liberen los
gases conforme el pescado se fermente. Déjalo reposar a temperatura ambiente durante 24 horas; mételo al refrigerador
1 día antes de comerlo. El pescado se mantiene bien en un
recipiente cerrado y refrigerado hasta por 1 mes.

NOTA: Para preparar sardinas encurtidas cremosas, saca las
sardinas del líquido al final del proceso de curación y reserva
¼ de taza del líquido. Coloca el pescado en un tazón de servi-
cio. Mezcla el líquido reservado con 1 taza de *quark* (véase la
página 277) y revuelve hasta incorporar bien los ingredientes. Vierte la mezcla sobre las sardinas, añade dos rebanadas
delgadas de cebolla dulce y una cucharada de eneldo fresco
picado y agita para revolver. Cubre el platillo y refrigéralo al
menos una hora para permitir que los sabores se mezclen.

Sirve al momento o guárdalo (en un recipiente cubierto y refrigerado) hasta por 2 semanas.

Salmón fermentado al estilo escandinavo

Rinde 1 kg

Aunque muchas recetas de pescado escandinavo fermentado son platillos de sabor fuerte que requieren cierto paladar, ésta tiene un gusto cítrico que es mucho más compatible con la cocina de este lado del mundo. Este plato funciona de maravilla como entremés o como un excelente complemento de ensalada verde o verduras mixtas.

Aproximadamente 3 tazas de salmuera con especias
    (véase la página 273) a temperatura ambiente
¼ de taza de suero de leche a temperatura ambiente
    (véase la página 269)
1 cucharada de miel no refinada
1 kg de salmón salvaje, sin piel y sin espinas,
    cortado en bocados
6 ramas de eneldo orgánico fresco
1 limón orgánico entero, cortado en rebanadas
    delgadas

Combina la salmuera con el suero y la miel, y revuelve hasta incorporar bien.

Coloca los trozos de pescado en un contenedor limpio y esterilizado, como un frasco de cristal con capacidad de 1 litro y tapa esterilizada, y agrega aleatoriamente las ramas de laurel y las rebanadas de limón hasta llenar el frasco. Agrega la mezcla de salmuera. Si el pescado no queda cubierto por completo, agrégale suficiente agua destilada fría hasta cubrirlo. Debes dejar entre 4 y 5 cm de espacio entre el pescado y la tapa del frasco para permitir que se liberen los gases conforme el pescado se fermente. Déjalo reposar a temperatura ambiente durante 24 horas; métalo al refrigerador durante al menos 4 horas o hasta 1 semana antes de servirlo.

Pescado crudo fermentado

Rinde 700 gramos

Esta receta se asemeja bastante al sushi de generaciones anteriores, cuando se preparaba con pescado salado y fermentado, en lugar del pescado crudo con el que estamos familiarizados en la actualidad. A diferencia de muchos otros pescados de olor fuerte que se fermentan durante periodos más largos, esta breve fermentación produce un pescado de sabor delicado que sigue aportando el apoyo digestivo y el valor nutricional de recetas fermentadas durante más tiempo.

He preparado esta receta tanto con suero de leche como con jugo de chucrut y descubrí que ambas opciones funcionan, aunque la segunda le da un mejor sabor.

700 gramos de filete de pescado silvestre, cortado en bocados
5 rebanadas delgadas de jengibre orgánico pelado
1 cebolla orgánica, pelada y picada
Aproximadamente 1½ tazas de jugo de chucrut casero (véase la página 280) o comercial

Coloca los trozos de pescado en un contenedor limpio y esterilizado, como un frasco de cristal con capacidad de 1 litro y tapa esterilizada, y agrega aleatoriamente las rebanadas de jengibre y los trozos de cebolla hasta llenar el frasco. Agrega el jugo de chucrut. Si el pescado no queda cubierto por completo, agrégale suficiente agua destilada fría hasta cubrirlo. Debes dejar entre 4 y 5 cm de espacio entre el pescado y la tapa del frasco para permitir que se liberen los gases conforme el pescado se fermente. Déjalo reposar a temperatura ambiente durante 8 horas; mételo al refrigerador para que se fermente durante no más de 3 días.

Una vez frío, puede comerse por sí solo o servirse rociado de aceite de oliva extra virgen, jugo de limón y sal de mar.

Huevos duros fermentados

Rinde 1 docena

Estos huevos fermentados funcionan de maravilla como tentempié o para acompañar una ensalada. También puedes usar salmuera con especias (véase la página 273) para darles mayor sabor.

  1 docena de huevos duros, pelados
  6 dientes de ajo orgánico, pelados y cortados por la mitad
      a lo largo
  3 ramas de eneldo orgánico
  3 chiles rojos secos orgánicos
  ¼ de taza de suero de leche (véase la página 269)
      a temperatura ambiente
  Aproximadamente 2 tazas de salmuera básica
      (véase la página 272) a temperatura ambiente

Coloca unos 3 huevos al fondo de un contenedor limpio y esterilizado, como un frasco de cristal con capacidad de 1 litro y tapa esterilizada. Agrega aleatoriamente el ajo, el eneldo y los chiles, así como el resto de los huevos, hasta llenar el frasco. Añade el suero de leche, seguido de suficiente salmuera para cubrir los huevos. Debes dejar entre 3 y 4 cm de espacio entre los huevos y la tapa del frasco para permitir que se liberen los gases conforme los huevos se fermenten. Cierra el frasco herméticamente y déjalo reposar en un lugar frío y oscuro durante 3 días. Dado que los huevos están cocidos, no habrá mucho burbujeo de gases; lo esperado es que notes un ligero burbujeo en la superficie una vez que la fermentación se haya completado. Una vez que los huevos estén fermentados, mete el frasco al refrigerador, en donde se mantendrá bien hasta por 3 semanas.

FRUTAS

Limones en conserva

Rinde alrededor de medio litro

Los limones en conserva son un ingrediente esencial de la comida marroquí. Se usan para sazonar ensaladas, tagines y platillos a base de cereales. En lo personal, me gusta comerlos picados en ensaladas y estofados, en rebanadas con pescado a la parrilla, y mezclados con hierbas para sazonar un pollo al horno. Son fáciles de preparar y no se descomponen.

Coloca los limones en una superficie plana y, con la palma de la mano, ruédalos ejerciendo un poco de presión para suavizarlos. No los presiones demasiado o se partirán y no servirán.

Corta cada limón por la mitad, y luego haz dos cortes en cruz sobre cada mitad sin que las cuatro partes resultantes se separen por completo. Lo deseable es que el limón se abra ligeramente como si floreciera. Quítale las semillas y tíralas.

Pon algo de sal en las ranuras de cada limón. Luego, con una pequeña porción de la sal restante, coloca una capa delgada de sal al fondo de un contenedor de cristal limpio y con tapa esterilizada, con capacidad de medio litro. El contenedor debe ser del tamaño exacto para contener los limones, pues es esencial que queden apretujados. Comienza a apretujarlos en el contenedor, y tras cada capa de limón esparce otra capa de sal. Sigue empacando las piezas de limón hasta usar todos los limones y la sal. Conforme los introduzcas, deberás comprimir el contenido, por lo que empezarán a exudar mucho jugo. Si usas ramas de canela, colócalas aleatoriamente entre los limones. Si los jugos no han exudado suficiente jugo para quedar cubiertos por completo, agrégales jugo de limón adicional hasta que queden del todo cubiertos. Debes dejar alrededor de 3 cm entre los limones y la tapa del frasco para permitirles expandirse conforme se fermenten.

Pon un poco de agua fría en una bolsa de plástico resellable limpia, con cuidado de sacarle todo el aire posible. Sólo necesitas que sea suficiente para generar un peso que mantenga los limones debajo del jugo. Sella la bolsa, colócala encima de los limones y empújala para comprobar si tiene suficiente peso.

Tapa el contenedor herméticamente. Permite que los limones se fermenten a temperatura ambiente durante 1 semana, y revisa el frasco con frecuencia para asegurarte de que sigan bien cubiertos de jugo. Si el nivel de líquido baja, empuja los limones más para que el líquido suba y los cubra. No olvides colocar la bolsa con agua encima antes de tapar el frasco. Déjalos reposar a temperatura ambiente al menos un par de semanas más antes de usarlos.

Los limones en conserva pueden almacenarse a temperatura ambiente hasta por 1 año. Durante la fermentación, debes retirar cualquier residuo o moho que se forme (no porque sea dañino, sino porque no sabe bien). Los limones también pueden mantenerse refrigerados y en un frasco cerrado durante más tiempo.

NOTA: Aunque la mayoría de los limones orgánicos no han sido tratados con cera, si te queda la duda blanquéalos en agua hirviendo durante 1 minuto antes de usarlos. Drénalos bien y déjalos enfriar por completo antes de preparar la receta.

Conserva de mora azul y menta

Rinde alrededor de medio litro

Esta conserva es muy distinta de las mermeladas comerciales endulzadas en exceso. La miel le da un toque delicado y dulce, pero la fermentación y el suero de leche le proporcionan una intensa acidez. Puedes usar cualquier tipo de mora, excepto fresas (las cuales no se gelatinizan durante la fermentación) y cualquier hierba o especia de tu elección si quieres darle un toque personal.

3 tazas de moras orgánicas
1/3 de taza de miel no refinada
1 cucharadita de sal de mar pura en polvo
2 cucharadas de hojas de menta fresca y orgánica, picadas
1 cucharadita de jugo de limón orgánico
¼ de taza de suero de leche (véase la página 280) o algún fermento base vegano

Combina 2½ tazas de moras con la miel y la sal en una olla mediana a fuego medio. Permite que hierva ligeramente, y empieza a machacar las moras con el dorso de un cucharón de madera. Deja hervir ligeramente unos 5 minutos. Saca la olla del fuego y déjala enfriar.

Pon la ½ taza restante de moras con las hojas de menta y el jugo de limón en un procesador de alimentos con cuchilla metálica. Procesa los ingredientes durante 1 minuto o hasta que se hagan puré. Vierte el puré sobre la mezcla de moras frías. Añade el suero y revuelve para incorporar los ingredientes.

Vierte la mezcla en contenedores limpios, como dos frascos de cristal esterilizados con capacidad de 250 ml con tapa esterilizada. Ciérralos herméticamente y déjalos reposar durante 2 días a temperatura ambiente para que se fermenten. Las conservas se pueden consumir de inmediato. Una vez abiertas, las puedes almacenar en el refrigerador hasta por 1 mes, o en el congelador hasta por 3 meses.

CONDIMENTOS

Jícamas en escabeche

Rinde alrededor de 1 litro
La jícama es uno de los mejores alimentos probióticos, aunque esta receta también va bien con tupinambo. Este escabeche es fácil de hacer y es útil tenerlo siempre a la mano como tentempié o para acompañar ensaladas. Puedes variarle el sabor si usas otras especias o chiles, o si usas ralladura de limón en lugar de naranja.

1 naranja orgánica grande (véase la nota)
600 gramos de jícama orgánica, pelada y cortada
   en cubos de 2 cm
6 ramas de eneldo orgánico fresco
6 ramas de menta orgánica fresca
2 tazas de salmuera básica (véase la página 272) a
   temperatura ambiente

Con un cuchillo pequeño y bien afilado, quítale la cáscara a la naranja, con cuidado de que no se quede adherida la piel de los gajos. Coloca la mitad de la cáscara al fondo de un contenedor esterilizado, como un frasco de cristal de 1 litro con tapa esterilizada. Añade la mitad de la jícama junto con la mitad del eneldo y la menta. Luego haz otra capa de cáscara de naranja, jícama, eneldo y menta. Vierte encima la salmuera, pero deja entre 3 y 5 cm de espacio entre la jícama y la tapa del frasco para permitirle expandirse conforme se fermente.

Pon un poco de agua fría en una bolsa de plástico resellable limpia, con cuidado de sacarle todo el aire posible. Sólo necesitas que sea suficiente para generar un peso que mantenga la jícama debajo de la salmuera. Sella la bolsa, colócala encima de la jícama y empújala para comprobar si tiene suficiente peso. Tapa el contenedor y ciérralo herméticamente.

Deja fermentar la jícama durante 3 días, y entonces abre el contenedor. Saca la bolsa de agua y déjala de lado. Saca las hierbas y tíralas. Puede ser un poco aparatoso, pero si las dejas más tiempo se deteriorarán y se harán pastosas.

Empuja la jícama para que quede debajo del líquido, vuelve a ponerle encima la bolsa de agua para mantener la jícama en el fondo del recipiente, y cierra el frasco herméticamente. Déjalo reposar igual que antes. Revisa a diario el sabor y la textura. Dependiendo de la temperatura del lugar oscuro que hayas elegido, la jícama debe estar lista para comerse en unos 10 días. Cuando haya alcanzado el sabor y la textura deseados, mete el frasco al refrigerador para detener el proceso de fermentación. La jícama puede guardarse en un recipiente cerrado en el refrigerador hasta por 6 semanas.

NOTA: Aunque la mayoría de los cítricos orgánicos no han sido encerados, si te queda alguna duda, blanquéalos en agua hirviendo durante 1 minuto antes de usarlos. Drénalos bien y déjalos enfriar por completo antes de preparar la receta.

Ajo en escabeche

Rinde alrededor de 2 tazas

Estos dientes de ajo aciditos son un gran complemento para muchísimas cosas y hasta sirven como un exquisito tentempié. El ajo en escabeche les da mucho sabor a las ensaladas, el humus, las sopas o los estofados, y puede ser un adorno atractivo si lo colocas con un palillo sobre un trozo de filete de res alimentada con pasto que esté poco cocido.

50 dientes (como 4 cabezas) de ajo, pelados y sin manchas
  oscuras
2 tazas de salmuera básica (véase la página 272)
  a temperatura ambiente

Coloca los dientes de ajo en un contenedor limpio y esteriliza-do, como un frasco de cristal con capacidad de 1 litro y tapa esterilizada. Añade la salmuera, con cuidado de que cubra los ajos por completo. De no ser así, agrega suficiente agua desti-lada fría para cubrirlos.

Pon un poco de agua fría en una bolsa de plástico resella-ble limpia, con cuidado de sacarle todo el aire posible. Sólo necesitas que sea suficiente para generar un peso que man-tenga los ajos debajo de la salmuera. Sella la bolsa, colócala encima de los ajos y empújala para comprobar si tiene sufi-ciente peso. Tapa el frasco y ciérralo herméticamente.

Deja reposar los ajos a temperatura ambiente en un lugar fresco y oscuro durante 1 mes. Revisa el contenedor 2 sema-nas después para asegurarte de que la salmuera siga tapando por completo los ajos. De no ser así, añade más salmuera.

Los ajos suelen estar listos para comerse después de 1 mes, momento en el cual el olor fuerte del ajo ha sido remplazado por un aroma ligeramente dulce. De cuando en cuando, a lo largo de ese mes, haz una prueba de sabor y sigue fermentan-do los ajos hasta que alcancen el sabor y la textura que desees.

Los ajos en escabeche se conservan bien casi indefinida-mente en un recipiente cerrado y en refrigeración.

Salsa en escabeche

Rinde alrededor de 1 litro

Puesto que no como frituras, uso esta salsa para aderezar car-nes y pescados a la parrilla. Es especialmente deliciosa con cocteles de mariscos en lugar de la típica salsa para cocteles.

También sirve de maravilla en el almuerzo cuando se combina con un tazón de yogurt hecho en casa.

2 tazas de tomates orgánicos pelados, sin semillas y picados
1 taza de cebolla morada picada
1 taza de jícama picada
½ taza de cilantro orgánico picado
1 cucharada de chile picante orgánico, o al gusto
Jugo de 1 limón orgánico, o más, al gusto
3 cucharadas de suero de leche (véase la página 280)
1 cucharadita de sal de mar pura en polvo, o al gusto

Combina los tomates, la cebolla, la jícama, el cilantro, el ajo y el chile en un tazón grande no reactivo. Incorpora el jugo de limón, el suero de leche y la sal. Prueba la mezcla y, de ser necesario, agrega más limón o sal.

Con un cucharón, vierte porciones iguales de salsa en uno de tres contenedores limpios esterilizados, como frascos de cristal con capacidad de medio litro y tapa esterilizada. Debes dejar entre 3 y 5 cm de espacio entre la salsa y la tapa del frasco para darle a la mezcla espacio para expandirse. Tapa los frascos y ciérralos herméticamente.

Déjalos reposar a temperatura ambiente en un lugar fresco y oscuro durante 3 días o hasta que la salsa adquiera el sabor y la textura que desees. Mete entonces los frascos al refrigerador, en donde se conservarán bien cerrados hasta por 3 meses.

BEBIDAS

Kombucha

Rinde 3 litros
La kombucha, una bebida tradicional de las culturas asiáticas, fue descubierta recientemente en este continente. Se sabe

que es un poderoso desintoxicante cargado de vitaminas y aminoácidos. Aunque se puede comprar en algunas tiendas de productos para la salud, no hay nada mejor que la kombucha casera.

Para prepararla necesitarás un contenedor grande de cristal (con capacidad para 1 galón) y lo que se conoce como scoby (acrónimo inglés para una colonia simbiótica de bacterias y levaduras), el cual se puede encontrar con facilidad en tiendas electrónicas de productos para la salud. Este scoby suele conocerse como "madre" u "hongo" de kombucha; se le llama madre porque es la fuente de vida de la bebida, y hongo porque cuando se forma en la bebida se asemeja a un hongo grande y flácido. Con todo, la kombucha puede parecer un poco intimidante, pues el scoby adopta casi cualquier apariencia, desde granulosa hasta fibrosa o sólo extraña. No obstante, la apariencia no altera el sabor, a menos de que se produzca moho. Si en el scoby apareciera un moho negro o azul, ni el hongo ni el té sirven, así que deberás tirarlos de inmediato. Esteriliza el contenedor y empieza de nuevo.

3 litros de agua destilada
1 taza de azúcar no refinada
6 bolsas de té verde orgánico
1 scoby (véase la nota 1)
1 taza de kombucha fermentada o vinagre de sidra
   no refinado (véase la nota 2)

Coloca el agua en una olla grande a fuego alto. Añade el azúcar y lleva a punto de hervor. Deja hervir durante 5 minutos, y luego agrega las bolsas de té. Saca la olla del fuego y deja reposar durante unos 15 minutos.

Después de infusionar el té, saca las bolsas y deséchalas. Permite que el té se enfríe a temperatura ambiente.

Una vez frío, transfiérelo a un frasco de cristal con capacidad de 1 galón. Añade el scoby con la superficie brillosa hacia arriba. Agrega la kombucha fermentada o el vinagre. El SCOBY puede hundirse, pero subirá de nuevo a la superficie durante la fermentación. (Si por alguna razón es necesario levantarlo o sacarlo, usa una cuchara de madera limpia, pues el metal y el SCOBY no se llevan bien.)

Tapa el contenedor con tela limpia y asegúrala con ayuda de una banda elástica. La tela sirve sólo para impedir la entrada de polvo, esporas aéreas e insectos que podrían contaminar la bebida.

Deja que el té se fermente a temperatura ambiente (no menos de 18° C ni más de 32° C) en un lugar oscuro entre 5 y 10 días. La temperatura es importante, porque si es demasiado baja la bebida tardará mucho en fermentarse. Empieza a probar el sabor después del cuarto día. El té no debe ser demasiado dulce; si lo es, significa que el azúcar no se ha fermentado aún. La kombucha en su punto debe tener una acidez burbujeante que lo asemeje a la sidra. Si se vuelve demasiado ácido o adquiere un aroma avinagrado, se ha fermentado por demasiado tiempo. Sigue siendo bebible, pero ya no es tan sabroso.

Cuando la kombucha quede bien carbonatada y tenga el sabor de tu agrado, viértela en contenedores de cristal esterilizados, séllalos y refrigéralos. Desecha el SCOBY. La kombucha se mantiene bien hasta por 1 año en un recipiente tapado y en refrigeración.

NOTA 1: Tanto el SCOBY como la kombucha fermentada se pueden conseguir en tiendas de productos para la salud y en línea. Aunque el vinagre no refinado puede remplazar la kombucha fermentada, sugiero que empieces por usar kombucha fermentada, pues garantizará el éxito de tus primeros lotes, mientras que el vinagre sin fermentar no te da esa misma garantía.

NOTA 2: Es posible conseguir vinagre de manzana orgánico no refinado en las tiendas de productos para la salud, tiendas de productos gourmet, varios supermercados y en línea. Debe ser vinagre sin filtrar, sin hervir y sin pasteurizar, con 5% de acidez.

Kéfir de agua

Rinde 1 litro

A diferencia del kéfir a base de leche, el kéfir de agua es una bebida probiótica hecha con agua azucarada o agua de coco o jugo, y se endulza con jugo, extractos de fruta o frutas secas. Los granos de kéfir o el cultivo inicial de kéfir en polvo se requieren para activar la fermentación. Los "granos" están compuestos por bacterias y levaduras que trabajan en conjunto en una relación simbiótica, pero no contienen granos de trigo (ni de ningún otro cereal); el término se usa sólo para describir su apariencia.

4 tazas de agua destilada tibia
¼ de taza de azúcar no refinada
3 cucharaditas de granos de kéfir de agua (véase la nota)
¼ de taza de jugo de moras azules orgánicas
   (o de cualquier otra fruta orgánica)

Vierte el agua en un frasco grande de cristal esterilizado (con capacidad de 1 litro), con cuidado de dejar al menos 2 cm de espacio entre el líquido y la tapa que permita que se forme presión conforme el líquido se fermente.

Añade el azúcar al agua, y revuélvela ocasionalmente hasta que el azúcar se disuelva y el agua se enfríe. No agregues aún los granos de kéfir hasta que el agua esté fría, pues no se activan adecuadamente en agua al tiempo.

Una vez que el agua esté fría, añade los granos de kéfir. Tapa el contenedor con tela limpia y asegúrala con ayuda de una banda elástica. La tela sirve sólo para impedir la entrada de polvo, esporas aéreas e insectos que podrían contaminar la bebida.

Deja fermentar a temperatura ambiente. Después de 24 horas, examina el progreso de la fermentación. No permitas que el líquido se fermente durante más de 2 días, pues después de ese tiempo la fermentación puede matar los granos de kéfir. Una vez que esté lista, la bebida será un tanto dulce, aunque no tanto como el agua azucarada; también puede estar ligeramente carbonatada. Aunque ya está listo para consumirse, una segunda fermentación (descrita a continuación) le dará más sabor.

Cuela el líquido con ayuda de un colador no reactivo y viértelo en un recipiente de cristal esterilizado con capacidad de poco más de 1 litro y tapa hermética, y reserva los granos de kéfir. Los granos pueden reutilizarse; para ello, guárdalos, en un recipiente tapado y refrigerado, con la misma cantidad de agua azucarada utilizada en esta receta.

Añade el jugo de mora azul al kéfir de agua, con cuidado de dejar al menos 2 cm de espacio entre el agua saborizada y la tapa del recipiente, de modo que haya espacio para los gases producidos por la fermentación del líquido. Tapa el recipiente herméticamente y déjalo reposar a temperatura ambiente (no menos de 18° C ni menos de 32° C) en un lugar oscuro durante 2 días. La temperatura es importante, porque si es demasiado cálida, la bebida se fermentará demasiado rápido; si es demasiado fría, la fermentación tardará mucho más. Mete el recipiente al refrigerador y déjalo reposar ahí durante 3 días más para permitir que la carbonación se asiente.

Una vez que esté listo para beberse, abre el recipiente con cuidado, pues puede haberse formado espuma que bote la tapa debido a la presión generada.

NOTA: Los granos de kéfir de agua, también conocidos como tíbicos, son distintos de los granos de kéfir de leche, y por lo regular se usan para hacer kéfires a base de jugos de frutas o aguas azucaradas. Estos tíbicos son una especie de SCOBY, una colonia simbiótica de bacterias y levaduras. Los granos de kéfir de agua se usan solamente para cultivar kéfir de agua y proliferan mejor en un ambiente alto en minerales, como el del agua endulzada con azúcar de caña orgánica no refinada. El kéfir de agua no puede hacerse con búlgaros (los granos de kéfir de leche), puesto que éstos se componen de bacterias y levaduras benéficas distintas a las de los tíbicos, y dependen de la leche para crecer y reproducirse. Aunque es posible utilizar los búlgaros para cultivos en líquidos no lácteos (como el agua de coco), se deben almacenar en leche para garantizar que conserven su potencia.

Limonada de agua de coco

Rinde alrededor de 4½ tazas

Esta refrescante bebida es muy buena para tu salud. Aunque yo la hago con agua de coco, también se puede preparar con agua destilada.

- 4 tazas de agua de coco orgánica
- ¼ de taza más 1 cucharada de azúcar no refinada
- 4 ramas de menta fresca
- 2 cucharadas de granos de kéfir de agua
- ⅓ de taza de jugo de limón orgánico fresco

Calienta ½ taza de agua de coco con ¼ de taza de azúcar y la menta en una olla pequeña a fuego medio. Mueve la mezcla con frecuencia mientras se cuece durante unos 3 minutos, o hasta que el azúcar se disuelva. Saca la olla del fuego y déjala enfriar.

Una vez fría, saca las ramas de menta y tíralas. Combina el agua de coco azucarada y fría con las 3½ tazas de agua de coco restantes y los granos de kéfir de agua en un contenedor de cristal esterilizado grande (de poco más de 1 litro) con tapa esterilizada que cierre herméticamente. Tapa el recipiente y déjalo reposar a temperatura ambiente en un lugar oscuro durante 2 días.

Cuela el líquido con ayuda de un colador no reactivo y viértelo en un recipiente de cristal esterilizado con capacidad de 1 litro y tapa hermética, y reserva los granos de kéfir. Los granos pueden reutilizarse; para ello, guárdalos, en un recipiente tapado y refrigerado, con la misma cantidad de agua azucarada utilizada en la receta de kéfir de agua (véase la página 306).

Combina el jugo de limón con la cucharada de azúcar restante y revuelve para disolver el azúcar.

Añade la mezcla de jugo de limón al kéfir de agua de coco, con cuidado de dejar al menos 3 cm de espacio entre el kéfir y la tapa del frasco, de modo que haya espacio para la presión ejercida por los gases del líquido fermentado. Cierra la botella herméticamente y déjala reposar a temperatura ambiente en un lugar oscuro durante 1 día. (Si lo dejas fermentar más de 1 día, el proceso puede producir tanta carbonación que el líquido explote tan pronto abras la botella.) Métela al refrigerador y déjala enfriar al menos 4 horas antes de servirla.

Una vez que esté lista para beberse, abre el frasco con cuidado, pues la limonada puede haber generado espuma que propulse la tapa debido a la presión contenida. Si no sabe lo suficientemente dulce, agrégale un poco de stevia.

¿Qué nos depara el futuro?

En un día cualquiera, cuando tengo la oportunidad de desentenderme de mis responsabilidades laborales y disfrutar algo de descanso y relajación (aspectos esenciales para nutrir el microbioma), suelo salir al mar en mi bote pesquero o acampo bajo las estrellas. Entro en comunión con la Madre Naturaleza con frecuencia. Conozco su belleza y su bondad, pero en mi trabajo también he comprendido la magnitud de su ira.

Durante el último siglo parecería que nos hemos distanciado de la naturaleza de múltiples maneras, pues creemos que alberga gérmenes y patógenos letales. Después de que Alexander Fleming descubrió la penicilina, la sociedad se quedó pasmada con la teoría de que los gérmenes producen enfermedades. En su libro seminal, *El fin de la enfermedad*, el doctor David B. Agus escribe:[1]

> Nos ha costado trabajo superar la teoría de que los gérmenes son transmisores de enfermedades, la cual prevaleció y en muchos sentidos determinó la medicina durante el siglo xx. Según esta teoría, si puedes descifrar con qué tipo de germen te has infectado, entonces tu problema se resuelve porque eso define cómo se debe tratar la enfermedad. Éste se convirtió en el paradigma general de la medicina [...] El tratamiento

sólo se ocupaba del organismo invasor, fuera la bacteria que causa tuberculosis o el parásito que deriva en malaria; pero no le importaba definir ni comprender al huésped [el ser humano], ni mucho menos el lugar al interior del huésped en el que se gestaba la infección...

Sin duda, comprender al huésped es fundamental. Si tenemos la esperanza de progresar en términos de mejorar nuestra salud, no podemos seguir dependiendo de la noción de que lo que nos aqueja es consecuencia única y exclusivamente de un germen o de una simple mutación genética. Los padecimientos crónicos de nuestros tiempos, sobre todo aquellos que terminan afectando o inhabilitando el sistema neurológico y el cerebro, son enfermedades del sistema entero del cuerpo. Y dicho sistema, como creo que ha quedado claro, incluye al microbioma.

En su libro, el doctor Agus subraya una nota histórica muy interesante. Tan pronto se extendió la teoría de que los gérmenes son los transmisores de enfermedades una vez que se descubrieron los antibióticos, el afamado genetista J. B. S. Haldane advirtió a la gente durante una ponencia en Cambridge en 1923 que concentrarnos en los gérmenes patógenos nos desviaría de la comprensión de la fisiología humana. De hecho, hizo una predicción memorable: "Es un desastre para la medicina porque nos concentraremos en esos gérmenes y nos vamos a olvidar del sistema". Ese sistema —el cuerpo humano— sin duda está dominado, controlado, definido, comprendido y orquestado por los residentes microbianos que habitan en nuestros intestinos. Aunque lo dijo hace casi un siglo, Haldane tenía un buen punto. Más adelante el propio Fleming, quien descubrió el primer antibiótico, apoyaría este punto de vista.

Desafortunadamente como sociedad hemos alcanzado un punto en el que buscamos a quién o qué culpar de nuestros problemas de salud. Y suponemos que el responsable proviene del exterior. Hasta cierto punto es verdad, si pensamos en los alimentos y las sustancias químicas que nos llevamos al cuerpo. Sin embargo, está categóricamente mal creer que nuestros malestares modernos son producidos por gérmenes externos. La teoría de los gérmenes no sirve para intentar comprender trastornos como la obesidad, el cáncer, la demencia y ciertas enfermedades autoinmunes misteriosas. Nuestros padecimientos de salud derivan de lo que está ocurriendo *en el interior*. Y las curas del futuro no sólo abordarán este hecho con nuevas tecnologías que traten el sistema de manera integral, sino que es probable que se apoyen en gran medida en los colaboradores microbianos de nuestros intestinos.

A lo largo del libro he mencionado una de estas tecnologías que se encuentra actualmente en desarrollo: el trasplante de microbiota fecal (FMT). Creo que éste en particular está destinado a agitar una revolución médica y a proporcionarles finalmente a los doctores una forma efectiva de tratar algunos de los problemas de salud modernos más preocupantes, desde enfermedades autoinmunes hasta trastornos neurológicos graves. Veamos de cerca la historia de una mujer en particular para que comprendas lo potente y prometedora que es esta técnica de trasplante fecal.

Muchos síntomas sin diagnóstico; una sola solución

Margaret, una paciente de 54 años que irónicamente es dueña de una tienda de productos para la salud, llegó a mi consultorio porque padecía fatiga generalizada, neblina cerebral, dolores corporales y, en términos generales, incapacidad para seguir adelante con su vida. Había soportado esa miserable situación durante una larga década. Todo empezó cuando volvió de un viaje al Amazonas, después del cual desarrolló una infección de origen desconocido que se caracterizaba por tos y fiebre. Se le recetaron varias rondas de antibióticos, pero no sirvieron de nada. Siguió enferma todo el año siguiente a pesar de ser evaluada por varios infectólogos de dos importantes centros médicos: la Clínica Mayo y la Clínica Cleveland.

Ninguno encontró algo en particular; no había detonante evidente ni germen invasor aparente. Poco después de que los exámenes realizados no revelaran un diagnóstico definitivo, tuvo que ser hospitalizada por otra infección en los pulmones. Me dijo que en esa ocasión experimentó la aparición repentina de náuseas, inestabilidad, desorientación y la sensación de "pesadez corporal y sudoraciones". Esos síntomas empezaron a presentarse con regularidad cada tantos meses después de la hospitalización. A la larga, fue a ver a un neurólogo, quien le realizó exámenes exhaustivos que incluían una prueba de convulsiones. Pero los exámenes no revelaban nada. Margaret fue a parar de nuevo al hospital, pero esta vez por colitis, y empezó a recibir antibióticos por vía intravenosa y luego por vía oral.

Al compartirme su historial, me dijo que durante muchos años la habían expuesto a antibióticos para todo tipo de problemas, incluyendo infecciones del oído, de la garganta y respiratorias, así como tras varias intervenciones quirúrgicas, incluyendo histerectomía total, reparación de una hernia y una infección abdominal. Dijo que toda su vida había sufrido de digestión "lenta". Cuando llegó a mi consultorio, padecía estreñimiento crónico y su abdomen se distendía terriblemente justo después de comer. De hecho, por esa precisa razón se encontraba tomando altas dosis de antibióticos en un intento por reducir el número de bacterias patógenas productoras de gas del intestino delgado. Aunque ese doctor que la recetó casi le da al clavo al darle algo para cambiar la composición bacteriana de su intestino, en realidad no tomó en cuenta la salud general del microbioma intestinal y estaba empeorando las cosas al pensar que los antibióticos ayudarían.

Para mí, el panorama era claro como el agua. Frente a mí estaba una mujer que había padecido incontables problemas de salud que le habían cambiado sustancialmente el microbioma intestinal. La propia Margaret lo dijo en algún punto: "Mi vida ha sido antibiótico tras antibiótico". Y era evidente que así había sido desde su infancia.

Al principio la traté con probióticos y noté una ligera mejoría. No obstante, se hizo evidente que darle probióticos y modificar su dieta no sería suficiente para revertir los efectos negativos de tan prolongada exposición a antibióticos, por lo que eché toda la carne al asador y planeé que Margaret se sometiera a un trasplante fecal, la terapia más intensa que existe para reiniciar y recolonizar un microbioma muy enfermo. (Repito: yo no realizo los trasplantes fecales. Y la razón por la cual mis pacientes suelen salir del país para el tratamiento —o la razón por la que lo realizan en casa— es porque no se realiza en Estados Unidos excepto para tratar infecciones recurrentes por *C. difficile*, aunque confío en que las cosas cambiarán pronto. La FDA se encuentra intentando determinar cómo regular este procedimiento, en especial para el tratamiento de enfermedades distintas a las infecciones por *C. difficile*. Tiene sentido que lo hagan, pues el procedimiento implica la transferencia de fluidos corporales de un individuo a otro y podría provocar problemas de salud. Es indispensable que los donadores se hagan exámenes de cosas como VIH y hepatitis, e incluso de parásitos peligrosos. De hecho, ése es el protocolo de las clínicas europeas que llevan décadas realizando estos procedimientos.)

Margaret recibió un implante cada mañana durante seis días. Tres meses después, que fue el tiempo que le llevó recolonizar su microbioma, captó de forma muy precisa sus mejorías:

Por primera vez en la vida voy al baño cada mañana sin falta. Ya no hay más distensión ni neblina mental. Ya no tengo dolores de cabeza ni depresión. Toda la vida había sentido que mi barriga y mi cerebro estaban secuestrados... y ningún médico podía descifrar por qué. Bueno, por fin recuperé el control y empezaré a navegar con esperanza, sintiéndome saludable por primera vez en la vida. Es algo enorme para mí, pues ya me había dado por vencida.

Una mierda muy sesuda

En estos tiempos nos hemos acostumbrado a la idea de remplazar una parte corporal enferma o dañada con otra más funcional, tomada del cuerpo de un individuo normal o saludable. Ya sea un trasplante de corazón, de riñón o hasta de médula ósea, esta noción es sin duda algo que ha merecido aceptación en la medicina moderna. Pero ¿qué hay de la gente con un microbioma dañado y disfuncional? ¿Qué podemos ofrecerles además de cambios alimenticios y de hábitos, y hasta quizá tratamientos intensos de probióticos?

Si el microbioma humano es considerado un órgano, entonces la idea de trasplantarlo de un individuo sano a un individuo con microbioma dañado tiene sentido. Para evitar cualquier duda, este tipo de trasplante consiste básicamente en cosechar la materia fecal de un individuo sano y "trasplantar" dicha materia fecal al colon de otro individuo por medio de una colonoscopia, endoscopia, sigmoidoscopia o enema. De inmediato surge el factor "asco" que se asocia con la simple idea de trasplantar la mierda de una persona a otra. Sin embargo, si piensas en las consecuencias de un microbioma intestinal alterado, quizá este procedimiento demostraría ser una de las intervenciones médicas más poderosas jamás ideadas. Y confío en que encontraremos otros medios para realizarlo que lo hagan menos repugnante.

De hecho, en octubre de 2014 se dio a conocer una opción de realizar el trasplante a través de una cápsula. En resumen, un estudio reciente publicado en *JAMA*, realizado por un equipo conformado por científicos y médicos de la Facultad de Medicina de Harvard, del Hospital General de Massachusetts y del Hospital Infantil de Boston, reveló que 20 pacientes con *C. difficile* recibieron una serie de cápsulas llenas de bacterias congeladas provenientes de donadores saludables.[2] Los investigadores las diseñaron mezclando heces con solución salina, filtrando la solución, extrayendo las bacterias, trasladándolas a las cápsulas y congelándolas. En el transcurso de dos días, cada paciente tragó un total de 30 cápsulas. Un total de 90% de los pacientes dejó de tener diarrea, casi todos en cuestión de días. Aunque no era la primera vez que los científicos intentaban meter bacterias intestinales en una cápsula, fue el primer estudio —quizá pequeño— que demostró lo efectivos que pueden ser los trasplantes fecales por vía oral.

La primera publicación formal sobre trasplantes fecales con fines médicos apareció en la revista *Surgery* en 1958. El procedimiento se utilizó como medida desesperada para tratar a cuatro pacientes que sufrían de un padecimiento delicado llamado colitis seudomembranosa, la cual es causada por una infección por *C. difficile* e inducida por la exposición a antibióticos. Los cuatro pacientes exhibieron una recuperación rápida y fueron dados de alta en pocos días. Sin este procedimiento, lo más probable es que hubieran muerto. Desde entonces, más y más registros que demuestran la efectividad del FMT para el tratamiento de *C. difficile* han aparecido en la literatura médica.

No obstante, la primera descripción de FMT apareció hace mucho más de 60 años. De hecho, existen referencias a este procedimiento que datan de hace más de 1 700 años y se encuentran en los textos de Ge Hong, el famoso alquimista chino. Él escribió sobre la transmisión de enfermedades (en particular de enfermedades relacionadas con fiebre) y fue famoso por sus enseñanzas sobre intoxicación alimenticia. En uno de esos antiguos pergaminos describe la administración de una suspensión a base de heces humanas por vía oral para el tratamiento de diarrea intensa o intoxicación alimenticia. ¡Estamos hablando del siglo IV de nuestra era! En el siglo XVI, también en China, Li Shinzen describió el proceso de administración de heces infantiles secas y fermentadas en una preparación denominada "sopa amarilla" para tratar una serie de problemas médicos, incluyendo vómitos, estreñimiento, fiebre y diarrea.[3] Durante la segunda Guerra Mundial soldados alemanes apostados en África confirmaron la eficacia de la práctica beduina de consumir heces de camello frescas como tratamiento para la disentería bacteriana.[4] Curiosamente, en todos los documentos que datan incluso del siglo IV no se ha reportado un solo efecto secundario grave asociado a este procedimiento.[5]

Por lo tanto, el FMT no es tan novedoso como pensabas. Hace poco tuve la oportunidad de visitar a un equipo de investigadores de Harvard y el MIT que han creado una organización sin fines de lucro llamada OpenBiome, cuyo objetivo es facilitar el acceso a este procedimiento. Ellos cosechan materia fecal de estudiantes de esas instituciones, la procesan y luego envían los especímenes a más de 150 hospitales en todo Estados Unidos para su uso en el tratamiento de infecciones por *C. difficile*. La idea del proyecto provino de los fundadores de la compañía, quienes vieron con sus propios ojos a un ser querido padecer una infección por *C. difficile* durante año y medio, y someterse a siete rondas de vancomicina antes de recibir un verdadero salvavidas llamado trasplante de microbiota intestinal.

Quizá soy uno de los pocos médicos en el mundo que en la actualidad fomentan esta técnica para el tratamiento de trastornos neurológicos en ciertos individuos, pero eso cambiará muy pronto. No tengo la menor duda de que su uso se irá generalizando para tratar otras enfermedades y trastornos. Las nuevas investigaciones demuestran que el FMT es muy efectivo para tratar la enfermedad de Crohn, por ejemplo. Y algunos médicos afirman que les ha resultado muy útil para la colitis ulcerosa, la celiaquía, el síndrome de fatiga crónica y otros tantos trastornos neurológicos como esclerosis múltiple y síndrome de Tourette. También empieza a examinarse su potencial en el tratamiento de la obesidad, la diabetes y la artritis reumatoide, así como del Parkinson. Tengo la esperanza de que, dada la alta concentración de LPS en pacientes con esclerosis amiotrófica lateral, este devastador trastorno no tardará en añadirse a la lista. En mi propia experiencia, he visto incluso el poder del FMT en niños autistas, como recordarás por la historia de Jason.

Uno de los primeros médicos modernos en reconocer los beneficios del FMT ha sido el doctor Thomas J. Borody. Nacido en Polonia, se mudó a Australia en 1960, en donde se graduó de médico, y después emprendió investigaciones posdoctorales en la Clínica Mayo. El doctor Borody ha realizado FMT durante los últimos 25 años, y observó primero su utilidad para el tratamiento de infecciones por *C. difficile*, pero no tardó en descubrir su potencial para el tratamiento de otros trastornos que afectan áreas entre los intestinos y el cerebro. El doctor Borody basa su trabajo en el papel protagónico que desempeñan las bacterias intestinales en la regulación de la inflamación y la inmunidad. Por lo tanto, ha usado el FMT con éxito para tratar gran variedad de enfermedades que involucran los sistemas tanto inmunitario como neural.[6,7]

Aunque ha sido sujeto de muchas críticas, muchos admiramos y respetamos su trabajo, sobre todo a la luz de los resultados que ha obtenido. Los reportes de caso que ha publicado son sorprendentes. En uno de ellos, publicado en el *American Journal of Gastroenterology*, reveló que se observan alteraciones en las bacterias intestinales de pacientes con esclerosis múltiple, Parkinson y miastenia gravis, un trastorno autoinmune que suele provocar debilidad peligrosa.[8] Uno de los casos más impresionantes es el de un hombre de 30 años con esclerosis múltiple que recibió FMT para tratar el estreñimiento grave.

El paciente también padecía vértigo intenso, dificultad para concentrarse y debilidad en las piernas que lo tenía postrado en una silla de ruedas. Asimismo, tenía incontinencia urinaria, por lo que usaba un catéter urinario. Los tratamientos habituales, que incluían la modulación del sistema inmune con interferón, no le habían funcionado. Con una mirada distinta, el doctor Borody le realizó cinco tratamientos de FMT. Éstos no sólo acabaron con el estreñimiento, sino que provocaron una mejoría progresiva de sus síntomas de esclerosis múltiple. El hombre recuperó la capacidad para caminar y ya no necesitó el catéter. Se consideró que entró en remisión, y hoy, 15 años después, sigue bien.

La Organización de Investigación Científica e Industrial del Commonwealth (CSIRO, por sus siglas en inglés) de la agencia científica australiana es una de las agencias de investigación más grandes y diversas del mundo. Recientemente se le pidió al doctor David Topping, investigador en jefe de esta organización, que opinara sobre el trabajo del doctor Borody con FMT. En sus propias palabras: "La interacción entre microfloras, sobre todo de sus productos y sustratos, tiene un gran potencial para el manejo y la prevención de enfermedades graves, cáncer colorrectal, enfermedad inflamatoria intestinal y quizá hasta trastornos como Alzheimer, autismo y Parkinson".[9]

Ahora que sabes lo importantes que son los bichos de tu barriga en términos de inflamación, inmunidad y neurología, comprenderás que para mí no hay vuelta atrás. Cuando pienso que trastornos neurológicos como el autismo, el Alzheimer y el Parkinson no tienen cura alguna, estos hallazgos científicos recientes me llenan de esperanza. Me encanta cómo lo expresa el doctor Robert Orenstein, de la Clínica Mayo en Arizona, en un artículo sobre FMT: "El microbioma del intestino no está inactivo; es diverso y desempeña muchos papeles en la salud y el bienestar que apenas están siendo explorados. Con ayuda de la biología molecular y la secuenciación de especies, esta tendencia sólo puede ir en aumento. Es como el comienzo del programa espacial".[10]

Nuevas y emocionantes tecnologías

Otro ejemplo extraordinario de medicina innovadora en desarrollo hoy en día se observa en el uso de huevos de lombrices parasitarias para curar la enfermedad inflamatoria intestinal, o terapia con helmintos.[11] Alrededor de 1.4 millones de personas en Estados Unidos padecen esta enfermedad, la cual se caracteriza por reacciones inmunes adversas, recurrentes o crónicas, e inflamación del tracto gastrointestinal. La colitis ulcerosa y la enfermedad de Crohn son los trastornos intestinales inflamatorios más comunes. Apenas empiezan los ensayos clínicos en humanos, pero ya sabemos bastante sobre cómo las lombrices pueden curar gracias al trabajo de investigación realizado en macacos Rhesus, los cuales también sufren una especie de enfermedad inflamatoria intestinal cuando están en cautiverio. Durante mucho tiempo los veterinarios se rompían la cabeza intentando descifrar cómo tratar a estos monos, quienes con frecuencia padecían pérdida de peso y deshidratación peligrosa a consecuencia de la enfermedad. Sin embargo, investigaciones llevadas a cabo en los últimos años revelan que, tras darles a los monos huevos de tricocéfalos —una especie de lombriz parasitaria—, la mayoría se recupera.[12]

Para comprender los cambios que ocurrían en los intestinos de los monos, los investigadores examinaron el revestimiento de su colon antes y después del tratamiento. Antes del tratamiento con huevos de lombriz, los monos tenían concentraciones altas de un tipo de bacteria adherida al revestimiento del colon, lo cual probablemente incitaba una respuesta inmune innecesaria y desencadenaba enfermedad inflamatoria intestinal. Esto cambió después del tratamiento, pues las comunidades bacterianas se modificaron en términos de cantidades y especies. Dichos cambios también se reflejaron en una disminución de la inflamación al reducirse la expresión de ciertos genes en el ADN de los monos.

Ahora bien, este estudio, realizado por un equipo del Centro Médico Langone de la Universidad de Nueva York y de la Universidad de California en San Francisco, no es el primero de su clase. Ensayos clínicos pequeños realizados en humanos han descubierto que darles a individuos huevos microscópicos de *Trichuris suis* —una especie de nematodo— puede reducir los síntomas de enfermedad inflamatoria intestinal.[13] Sin embargo, durante mucho tiempo los científicos no tuvieron idea de por qué funcionaba esta terapia con lombrices. Hoy en día podemos explicar el mecanismo con claridad: la exposición a estos huevos restablece el equilibrio de las comunidades microbianas que se adhieren a las paredes intestinales. (Y no, los huevos no incuban en el interior ni salen con las heces.) Debo agregar que la enfermedad inflamatoria intestinal rara vez se presenta en países subdesarrollados en donde las infecciones con lombrices intestinales son cosa de todos los días. Así como con el Alzheimer, los trastornos de intestino irritable se observan sobre todo en países desarrollados, como Estados Unidos y naciones europeas, lo cual le otorga mayor credibilidad a la hipótesis de la higiene; es decir, que ser demasiado asépticos puede resultar contraproducente. Quizá algún día hallemos más terapias "parasitarias" para otras enfermedades inflamatorias. Ya se están haciendo experimentos para evaluar si los huevos de lombrices pueden ayudar a tratar la colitis, el asma, la artritis reumatoide, las alergias alimenticias y la diabetes tipo 1.

En palabras de la especialista en difusión de la ciencia Katherine Harmon Courage: "Quizá podríamos considerarlos el caviar de los probióticos".[14]

Un mundo feliz

Para cuando leas este libro, habremos rastreado más organismos en el microbioma humano de los que —conforme escribo— ya se han documentado, gracias al Proyecto del Microbioma Humano iniciado en 2008 por los Institutos Nacionales de Salud (NIH, por sus siglas en inglés). Los NIH apoyan un esfuerzo coordinado para caracterizar nuestro microbioma, con investigaciones que se llevan a cabo en cuatro centros de secuenciación: el Instituto J. Craig Venter, el Baylor College of Medicine, el Instituto Broad y la Facultad de Medicina de la Universidad de Washington. Sin duda más instituciones se irán sumando, tanto públicas como privadas. El proyecto tiene como finalidad identificar las comunidades microbianas en distintas partes del cuerpo de miles de individuos. Este muestreo extenso ayudará a determinar si hay un microbioma nuclear en cada parte del cuerpo y ayudará a los científicos a examinar la relación entre el estado de salud y los cambios en el microbioma. También en la Universidad de Colorado se ha emprendido un proyecto sobre el microbioma estadounidense. Ahí, los investigadores están probando 7000 muestras fecales enviadas por donadores junto con información sobre su dieta, estado de salud y hábitos. ¡Es mucha información con gran potencial!

No obstante, identificar las poblaciones microbianas nativas de nuestro cuerpo será sólo el comienzo. Después, habrá que descifrar qué significa toda esa información en términos de salud o, por el contrario, de enfermedad. También habremos de investigar las conexiones entre el microbioma y factores del estilo de vida (como cuánto alcohol bebemos o cuánto dormimos), así como la intrincada interacción entre las fuerzas genéticas y la composición microbiana. No puedo esperar a ver qué descubrimos. Mientras escribo este epílogo, la revista *Nature* acaba de publicar otro artículo más que activa la alarma. El encabezado lo dice todo: "El vínculo intestino-cerebro cautiva a los neurocientíficos".[15] En este texto, el autor describe que apenas "estamos empezando a entender cómo pueden las bacterias intestinales influir en el cerebro" y que "ahora tenemos evidencias sólidas que vinculan trastornos como el autismo y la depresión con los residentes microbianos del intestino".

Sí que son sólidas las evidencias. La carrera para buscar nuevas curas para todos estos padecimientos ha comenzado. Bienvenido a la nueva era de los cuidados médicos personalizados.

Apenas hace poco más de una década desarrollé una estrecha amistad con el doctor Amar Bose. Si el nombre no te suena familiar, te aseguro que lo reconocerás cuando te explique que el sistema de sonido de tu auto posiblemente fue diseñado por su compañía. El doctor Bose hizo su carrera explorando y trascendiendo las fronteras, no sólo en cuanto a equipos de audio, sino también en muchas áreas de la ciencia y la tecnología. Recuerdo el día en que con orgullo me enseñó sus laboratorios de investigación, en los cuales había proyectos basados en ideas de desarrollo de productos increíblemente futuristas. Pasamos de un laboratorio al siguiente, y era evidente lo orgulloso que estaba de los científicos que trabajaban con él. Pero lo más memorable fue la frase acuñada en 1911 por el premio Nobel belga Maurice Maeterlinck que estaba grabada en el muro de cristal de la oficina de Bose, la cual resumía la fuerza motivacional que lo había hecho exitoso: "En cualquier cruce de caminos que lleve hacia el futuro, todo espíritu progresista se enfrentará a mil hombres cuya misión es resguardar el pasado".

Siempre existirán aquellos que defiendan el pasado y el *status quo* con uñas y dientes. Es lo esperable. Creo que es más importante romper las ataduras que nos limitan y reconocer que la ciencia más innovadora y respetada nos está dando la increíble oportunidad de recuperar nuestra salud a través de la potencia del microbioma, el mejor aliado o el peor enemigo de nuestro cerebro. Podemos asir este poder interno para nuestro beneficio ahora que estamos en el cruce de caminos que lleva hacia el futuro. Te invito a que te unas a esta revolución.

AGRADECIMIENTOS

Un médico que escribe un libro de difusión como éste sobre temas de salud muy complicados requiere de ayuda muy especial. Estoy profundamente agradecido con las siguientes personas que hicieron posible este libro:

Gracias a mi agente literaria, Bonnie Sollow, por tu orientación y capacidad de ver el panorama entero para mantener las cosas en marcha. No sé qué disfruto más, si trabajar contigo o ser tu buen amigo. Tú encendiste la chispa inicial hace años, cuando unimos fuerzas para sacar a la luz *Cerebro de pan*. Gracias también por tu constante atención a los detalles, tu posición como fuente suprema de consejo editorial y tus perspicaces directrices. Como siempre, hiciste más de lo que marcaba el deber.

A Tracy Behar, mi editora en Little, Brown, quien ayudó a defender este proyecto desde el primer día en que no era más que un bosquejo, pues sabe que este mensaje sentará las bases para una revolución en el cuidado de la salud. Gracias por tu liderazgo editorial y por ayudarme a crear el libro más sucinto y práctico sobre un tema tan complejo. Gracias también a tu increíble equipo, incluyendo a Michael Pietsch, Reagan Arthur, Nicole Dewey, Heather Fain, Miriam Parker, Cathy Gruhn, Jonathan Jacobs, Ben Allen, Genevieve Nierman y Kathryn Rogers.

A Kristin Loberg, quien capturó mi voz a la perfección. Tu incomparable capacidad para transformar mi manuscrito sumamente técnico en un texto que puede ser comprensible para tanta gente sin duda facilitará la transformación de la ciencia médica.

Gracias también a Judith Choate, por componer las deliciosas recetas aquí contenidas y por pasar mucho tiempo en la cocina asegurándose de que sólo los mejores platillos llegaran a la recta final.

A mi infatigable equipo técnico de Digital Natives, por su labor para dirigir mi campaña en medios digitales.

Al dedicado personal de mi clínica, el Perlmutter Health Center. Su increíble apoyo a mi labor médica me ha permitido implementar las ideas que, con suerte, se volverán cotidianas en el futuro.

Gracias a James Murphy por su liderazgo no sólo en este proyecto, sino en todos los aspectos de nuestro empeño. Valoro mucho tu capacidad para actualizar la visión.

A Joe Miller y Andrew Luer, gracias por su apoyo diario a medida que nos acercamos al que sin duda será un futuro emocionante.

Y, por último, deseo agradecerle a Leize, mi esposa, quien me ha brindado su amor y sus consejos a lo largo de la creación de este trabajo y de todos nuestros proyectos en común durante los últimos 29 años.

NOTAS

La siguiente es una compilación de artículos, libros, textos y recursos electrónicos de corte científico que te podrán ser útiles para aprender más sobre algunas de las ideas y los conceptos expresados en este libro. No pretende ser una lista exhaustiva, pero es un punto de partida para adquirir una nueva visión y empezar a vivir según los principios de *Alimenta tu cerebro*. Muchas de las citas se relacionan con estudios mencionados de paso o descritos a detalle en el texto. Estos materiales también podrían abrir puertas a futuras investigaciones e inquisiciones.

Introducción: *Alerta microbiana*

[1] C. Pritchard, A. Mayers y D. Baldwin, "Changing Patterns of Neurological Mortality in the 10 Major Developed Countries — 1979-2010", *Publ. Health* 127, núm 4 (abril de 2013): 357-368. Véase también Bournemouth University, "Brain Diseases Affecting More People and Starting Earlier Than Ever Before," *ScienceDaily*, 10 de mayo de 2013; fecha de acceso: 8 de enero de 2015, http://www.sciencedaily.com/releases/2013/05/130510075502.htm.

[2] Michael D. Hurd *et al.*, "Monetary Costs of Dementia in the United States", N. Engl. J. Med. 368 (4 de abril de 2013): 1326-1334.

[3] "Statistics", *NIMH RSS*; fecha de acceso: 12 de enero de 2015, http://www.nimh.nih.gov/health/statistics/index.shtml.

⁴ *Idem.*

⁵ "Depression", *WHO*, octubre de 2012; fecha de acceso: 12 de enero de 2015, http://www.who.int/mediacentre/factsheets/fs369/en/.

⁶ Kate Torgovnick, "Why Do the Mentally Ill Die Younger?", *Time*, 3 de diciembre de 2008; fecha de acceso: 15 de enero de 2015, http://content.time.com/time/health/article/0,8599,1863220,00.html.

⁷ "Headache Disorders", *WHO*, octubre de 2012; fecha de acceso: 15 de enero de 2015, http://www.who.int/mediacentre/factsheets/fs277/en/.

⁸ "Do You Practice Headache Hygiene?", HOPE Health Letter, julio de 2014, https://www.hopehealth.com/reports/PDF/ Headache-Hygiene.pdf.

⁹ "Frequently Asked Questions about Multiple Sclerosis", Multiple Sclerosis FAQs and MS Glossary; fecha de acceso: 12 de enero de 2015, http://www.mymsaa.org/about-ms/faq/.

¹⁰ "Multiple Sclerosis Statistics", Statistic Brain RSS; fecha de acceso: 12 de enero de 2015, http://www.statisticbrain.com/multiple-sclerosis-statistics/.

¹¹ "Data & Statistics" Centers for Disease Control and Prevention, 24 de marzo de 2014; fecha de acceso: 12 de enero de 2015, http://www.cdc.gov/ncbddd/autism/data.html.

¹² "NIH Human Microbiome Project Defines Normal Bacterial Makeup of the Body", U.S National Library of Medicine; fecha de acceso: 12 de enero de 2015, http://www.nih.gov/news/health/jun2012/nhgri-13.htm.

¹³ "Human Microbiome Project DACC — Home", Human Microbiome RSS; fecha de acceso: 12 de enero de 2015, http://hmpdacc.org/.

¹⁴ S. Reardon, "Gut-Brain Link Grabs Neuroscientists", *Nature* 515 (13 de noviembre de 2014): 175-177, doi: 10.1038/515175a.

¹⁵ Se le suele atribuir esta cita a Hipócrates, pero, de hecho, no es posible encontrar esta frase en ninguno de sus escritos. Aunque el vínculo entre elecciones alimenticias y salud ha sido reconocido y documentado por la ciencia durante siglos, hasta Hipócrates estaría de acuerdo en que el concepto de alimentación no debe confundirse con el de medicación. En 2013 Diana Cárdenas, de la Universidad Descartes de París, escribió un artículo sobre esta creación literaria, en el que muestra que al menos una revista biomédica en los últimos 30 años ha citado esta frase erróneamente adjudicada. No obstante, sigue siendo un

buen adagio, el cual es relevante y cierto sin importar quién lo haya acuñado.

Capítulo 1: *Bienvenido a bordo*

[1] Dan Buettner, "The Island Where People Forget to Die", *New York Times Magazine*, 24 de octubre de 2012, http://www.nytimes.com/2012/10/28/magazine/the-island-where-people-forget-to-die.html.

[2] D. B. Panagiotakos *et al.*, "Sociodemographic and Lifestyle Statistics of Oldest Old People (>80 Years) Living in Ikaria Island: The Ikaria Study", *Cardiol. Res. Pract.* 2011 (24 de febrero de 2011): ID 679187, 7 pp.

[3] "Link between Microbes and Obesity", MicrobeWiki, Kenyon College; fecha de acceso: 12 de enero de 2015, https://microbewiki.kenyon.edu/index.php/Link_Between_Microbes_and_Obesity.

[4] "NIH Human Microbiome Project Defines Normal Bacterial Make-up of the Body", U.S National Library of Medicine; fecha de acceso: 12 de enero de 2015, http://www.nih.gov/news/health/jun2012/nhgri-13.htm.

[5] "How Bacteria in the Gut Help Fight Off Viruses", NPR; fecha de acceso: 12 de enero de 2015, http://www.npr.org/blogs/goatsandsoda/2014/11/14/363375355/how-bacteria-in-the-gut-help-fight-off-viruses.

[6] Adam Hadhazy, "Think Twice: How the Gut's 'Second Brain' Influences Mood and Well-Being", *Scientific American*, 12 de febrero de 2010, http://www.scientificamerican.com/article/gut-second-brain/.

[7] Doctor Siri Carpenter, "That Gut Feeling", *Am. Psychol. Assoc.* 43, núm. 8 (septiembre de 2012): 50, http://www.apa.org/monitor/2012/09/gut-feeling.aspx.

[8] *Idem.*

[9] Ivana Semova *et al.*, "Microbiota Regulate Intestinal Absorption and Metabolism of Fatty Acids in the Zebrafish", *Cell Host & Microbe* 12, núm. 3 (2012): 277. Véase también University of North Carolina School of Medicine, "Gut Microbes Help the Body Extract More Calories from Food", *ScienceDaily*, 12 de septiembre de 2012; fecha de acceso: 8 de enero de 2015, http://www.sciencedaily.com/releases/2012/09/120912125114.htm.

[10] N. Abdallah Ismail, "Frequency of Firmicutes and Bacteroidetes in Gut Microbiota in Obese and Normal Weight Egyptian Chil-

dren and Adults", *Arch. Med. Sci.* 7, núm. 3 (junio de 2011): 501-507, doi: 10.5114/aoms.2011.23418, Epub 11 de julio de 2011.

[11] H. Kumar *et al.*, "Gut Microbiota as an Epigenetic Regulator: Pilot Study Based on Whole-Genome Methylation Analysis", *mBio* 5, núm. 6 (2014): e02113-14, doi: 10.1128/mBio.02113-14.

[12] *"Clostridium difficile* Infection", Centers for Disease Control and Prevention, 1 de marzo de 2013; fecha de acceso: 12 de enero de 2015, http://www.cdc.gov/HAI/organisms/cdiff/Cdiff_infect.html.

[13] "For Medical Professionals: Quick, Inexpensive and a 90 Percent Cure Rate"; fecha de acceso: 12 de enero de 2015, http://www. mayoclinic.org/medical-professionals/clinical-updates/digestive-diseases/quick-inexpensive-90-percent-cure-rate.

[14] Tanya Lewis, "Go with Your Gut: How Bacteria May Affect Mental Health", *LiveScience*, 8 de octubre de 2013; fecha de acceso: 12 de enero de 2015, http://www.livescience.com/40255-how-bacteria-affect-mental-health.html.

[15] K. Aagaard *et al.*, "The Placenta Harbors a Unique Microbiome", *Sci. Transl. Med.* 237, núm. 6 (21 de mayo de 2014): 237ra65.

[16] Kerry Grens, "The Maternal Microbiome", *The Scientist*, 21 de mayo de 2014, http://www.the-scientist.com/?articles.view/articleNo/40038/title/The-Maternal-Microbiome/.

[17] M. G. Dominguez-Bello *et al.*, "Delivery Mode Shapes the Acquisition and Structure of the Initial Microbiota across Multiple Body Habitats in Newborns", *Proc. Natl. Acad. Sci. USA* 107, núm. 26 (29 de junio de 2010): 11971-11975, Epub 21 de junio de 2010.

[18] M. B. Azad *et al.*, "Gut Microbiota of Healthy Canadian Infants: Profiles by Mode of Delivery and Infant Diet at 4 Months", *CMAJ* 185, núm. 5 (19 de marzo de 2013): 385-394, Epub 11 de febrero de 2013.

[19] Canadian Medical Association Journal, "Infant Gut Microbiota Influenced by Cesarean Section and Breastfeeding Practices; May Impact Long- Term Health", *ScienceDaily*, 11 de febrero de 2013; fecha de acceso: 8 de enero de 2015, http://www.sciencedaily.com/releases/2013/02/130211134842.htm.

[20] Martin J. Blasser, *Missing Microbes* (Nueva York: Henry Holt, 2014).

[21] *Ibid.*, 99.

[22] H. Makino *et al.*, "Mother-to-Infant Transmission of Intestinal Bifidobacterial Strains Has an Impact on the Early Development of Vaginally Delivered Infant's Microbiota", *PLoS One* 11, núm. 8 (14 de noviembre de 2013): e78331.

[23] Sarah Glynn, "C-Section Babies 5 Times More Likely to Develop Allergies", *Medical News Today*, 27 de febrero de 2013; fecha de acceso: 12 de enero de 2015, http://www.medicalnewstoday.com/articles/256915.php.

[24] Shahrokh Amiri *et al.*, "Pregnancy-Related Maternal Risk Factors of Attention-Deficit Hyperactivity Disorder: A Case-Control Study", *ISRN Pediat.* 2012 (2012), http://dx.doi.org/10.5402/2012/458064.

[25] E. J. Glasson, "Perinatal Factors and the Development of Autism: A Population Study", *Arch. Gen. Psychiatry* 61, núm. 6 (junio de 2004): 618-627.

[26] E. Decker *et al.*, "Cesarean Delivery Is Associated with Celiac Disease but Not Inflammatory Bowel Disease in Children", *Pediatrics* 125, núm. 6 (junio de 2010), http://pediatrics.aappublications.org/content/early/2010/05/17/peds.2009-2260.full.pdf.

[27] H. A. Goldani *et al.*, "Cesarean Delivery Is Associated with an Increased Risk of Obesity in Adulthood in a Brazilian Birth Cohort Study", *Am. J. Clin. Nutr.* 93, núm. 6 (junio de 2011): 1344-1347, doi: 10.3945/ajcn.110.010033, Epub 20 de abril de 2011.

[28] C. C. Patterson *et al.*, "A Case-Control Investigation of Perinatal Risk Factors for Childhood IDDM in Northern Ireland and Scotland", *Diabetes Care* 17, núm. 5 (mayo de 1994): 376-381.

[29] Karen Kaplan, "Diabetes Increases the Risk of Dementia and Alzheimer's Disease", *Los Angeles Times*, 20 de septiembre de 2011; fecha de acceso: 12 de enero de 2015, http://articles.latimes.com/2011/sep/20/news/la-heb-diabetes-dementia-alzheimers-20110920.

[30] Nell Lake, "Labor, Interrupted", *Harvard Magazine*, noviembre-diciembre de 2012; fecha de acceso: 12 de enero de 2015, http://harvardmagazine.com/2012/11/ labor-interrupted. Véase también "Births — Method of Delivery", Centers for Disease Control and Prevention, 25 de febrero de 2014; fecha de acceso: 12 de enero de 2015, http://www.cdc.gov/nchs/fastats/delivery.htm.

[31] W. P. Witt *et al.*, "Determinants of Cesarean Delivery in the US: A Lifecourse Approach", *Matern. Child Health J.* 1, núm. 19 (enero de 2015): 84-93.

[32] L. J. Funkhouser y S. R. Bordenstein, "Mom Knows Best: The Universality of Maternal Microbial Transmission", *PLoS Biol.* 11, núm. 8 (2013), doi: 10.1371/journal.pbio.1001631, Epub 20 de agosto de 2013.

[33] Erica Sonnenburg y Justin Sonnenburg, "Starving Our Microbial Self: The Deleterious Consequences of a Diet Deficient in Micro-

biota-Accessible Carbohydrates", *Cell Metab.* 20, núm. 5 (4 de noviembre de 2014): 779-786.

[34] Emily Eakin, "The Excrement Experiment," *New Yorker*, 1 de diciembre de 2014.

[35] Semova *et al.*, "Microbiota Regulate Intestinal Absorption and Metabolism of Fatty Acids". Véase también K. Brown *et al.*, "Diet-Induced Dysbiosis of the Intestinal Microbiota and the Effects on Immunity and Disease", *Nutrients* 8, núm. 4 (agosto de 2012): 1095-1119, Epub 21 de agosto de 2012.

[36] M. Fox *et al.*, "Hygiene and the World Distribution of Alzheimer's Disease", *Evol. Med. Publ. Health*, 2013, doi: 10.1093/emph/eot015. Véase también University of Cambridge, "Better Hygiene in Wealthy Nations May Increase Alzheimer's Risk, Study Suggests", *ScienceDaily*; fecha de acceso: 8 de enero de 2015, http://www.sciencedaily.com/releases/2013/09/130904105347.htm. Las imágenes de la página XX se crearon con base en imágenes y datos contenidos en el estudio original de Fox y sus colegas.

[37] "Who's in Control: The Human Host or the Microbiome?", *Organic Fitness*, 27 de septiembre de 2014; fecha de acceso: 12 de enero de 2015, http://organicfitness.com/whos-in-control-the-human-host-or-the-microbiome/.

Capítulo 2: *Incendio intestinal y cerebral*

[1] David Perlmutter, "Why We Can and Must Focus on Preventing Alzheimer's", *Daily Beast*, 22 de agosto de 2013; fecha de acceso: 12 de enero de 2015, http://www.thedailybeast.com/articles/2013/08/22/why-we-can-and-must-focus-on-preventing-alzheimer-s.html.

[2] Gina Kolata, "An Unusual Partnership to Tackle Stubborn Diseases", *New York Times*, 5 de febrero de 2014, A14.

[3] R. S. Doody *et al.*, "Phase 3 Trials of Solanezumab for Mild-to-Moderate Alzheimer's Disease", *N. Engl. J. Med.* 370, núm. 4 (23 de enero de 2014): 311-321, doi: 10.1056/NEJMoa1312889.

[4] S. Salloway *et al.*, "Two Phase 3 Trials of Bapineuzumab in Mild-to-Moderate Alzheimer's Disease", *N. Engl. J. Med.* 370, núm. 4 (23 de enero de 2014): 322-333, doi: 10.1056/NEJMoa1304839.

[5] L. S. Schneider *et al.*, "Lack of Evidence for the Efficacy of Memantine in Mild Alzheimer Disease", *Arch. Neurol.* 68, núm. 8 (agosto de 2011): 991-998, doi: 10.1001/archneurol.2011.69, Epub 11 de abril de 2011.

[6] Alzheimer's Association, 2012 Alzheimer's Disease Facts and Figures, http://www.alz.org/downloads/facts_figures_2012.pdf.

[7] P. Crane *et al.*, "Glucose Levels and Risk of Dementia", *N. Engl. J. Med.* 2013, núm. 369 (8 de agosto de 2013): 540-548, doi: 10.1056/NEJMoa1215740.

[8] E. H. Martinez-Lapiscina *et al.*, "Mediterranean Diet Improves Cognition: The PREDIMED-NAVARRA Randomised Trial", *J. Neurol. Neurosurg. Psychiatry* 84, núm. 12 (diciembre de 2013): 1318-1325, doi: 10.1136/ jnnp-2012-304792, Epub 13 de mayo de 2013. Véase también E. H. Martinez-Lapiscina *et al.*, "Virgin Olive Oil Supplementation and Long-term Cognition: The PREDIMED-NAVARRA Randomized Trial", *J. Nutr. Health Aging* 17, núm. 6 (2013): 544-552.

[9] "Alzheimer's Disease and Inflammation", Overview Alzheimer's Disease and Inflammation Lab: Pritam Das; fecha de acceso: 12 de enero de 2015, http://www.mayo.edu/research/labs/alzheimers-disease-inflammation/overview.

[10] H. Fillit *et al.*, "Elevated Circulating Tumor Necrosis Factor Levels in Alzheimer's Disease", *Neurosci. Lett.* 129, núm. 2 (19 de agosto de 1991): 318-320. La imagen de la página XX está basada en datos del siguiente estudio: H. Bruunsgaard, "The Clinical Impact of Systemic Low-Level Inflammation in Elderly Populations. With Special Reference to Cardiovascular Disease, Dementia and Mortality", *Dan. Med. Bull.* 53, núm. 3 (agosto de 2006): 285-309.

[11] A. J. Gearing *et al.*, "Processing of Tumour Necrosis Factor-Alpha Precursor by Metalloproteinases", *Nature* 370, núm. 6490 (agosto de 1994): 555-557.

[12] B. B. Aggarwal, S. C. Gupta y J. H. Kim, "Historical Perspectives on Tumor Necrosis Factor and Its Superfamily: 25 Years Later, a Golden Journey", *Blood* 119, núm. 3 (19 de enero de 2012): 651-665.

[13] M. Sastre *et al.*, "Contribution of Inflammatory Processes to Alzheimer's Disease: Molecular Mechanisms", *Int. J. Dev. Neurosci.* 24, núm. 2-3 (abril-mayo de 2006): 167-176, Epub 10 de febrero de 2006.

[14] Suzanne M. de la Monte y Jack R. Wands, "Alzheimer's Disease Is Type 3 Diabetes — Evidence Reviewed", *J. Diabetes Sci. Technol.* 2, núm. 6 (noviembre de 2008): 1101-1113. Publicado *online* en noviembre de 2008.

[15] J. Qin *et al.*, "A Metagenome-wide Association Study of Gut Microbiota in Type 2 Diabetes", *Nature* 490, núm. 7418 (4 de octubre

de 2012): 55-60. doi: 10.1038/nature11450. Epub 26 de septiembre de 2012. Véase también Frank Ervolino, "Could Gut Flora Be Linked to Diabetes?", Vitamin Research Products; fecha de acceso: 12 de enero de 2015, http://www.vrp.com/digestive-health/digestive-health/could-gut-flora-be-linked-to-diabetes.

16 Yong Zhang y Heping Zhang, "Microbiota Associated with Type 2 Diabetes and Its Related Complications", *Food Sci. Human Wellness* 2, núm. 3-4 (septiembre-diciembre de 2013): 167-172, http://www.sciencedirect.com/science/article/pii/S2213453013000451.

17 J. M. Hill *et al.*, "The Gastrointestinal Tract Microbiome and Potential Link to Alzheimer's Disease", *Front. Neurol.* 5 (4 de abril de 2014): 43, doi: 10.3389/fneur.2014.00043, eCollection 2014.

18 G. Weinstein *et al.*, "Serum Brain- Derived Neurotrophic Factor and the Risk for Dementia: The Framingham Heart Study", *JAMA Neurol.* 71, núm. 1 (enero de 2014): 55-61, doi: 10.1001/jamaneurol.2013.4781.

19 *Idem.*

20 American Society for Microbiology, "Intestinal Bacteria Produce Neurotransmitter, Could Play Role in Inflammation", *ScienceDaily*; fecha de acceso: 12 de enero de 2015, http://www.sciencedaily.com/releases/2012/06/120617142536.htm.

21 J. R. Turner, "Intestinal Mucosal Barrier Function in Health and Disease", *Nat. Rev. Immunol.* 9, núm. 11 (noviembre de 2009): 799-809, doi: 10.1038/nri2653.

22 A. Fasano, "Zonulin and Its Regulation of Intestinal Barrier Function: The Biological Door to Inflammation, Autoimmunity, and Cancer", *Physiol. Rev.* 91, núm. 1 (enero de 2011): 151-175, doi: 10.1152/physrev.00003.2008.

23 M. M. Welling, R. J. Nabuurs y L. van der Weerd, "Potential Role of Antimicrobial Peptides in the Early Onset of Alzheimer's Disease", *Alzheimers Dement.* 11, núm. 1 (enero de 2015): 51-57, doi: 10.1016/j.jalz.2013.12.020. Epub 15 de marzo de 2015.

24 J. R. Jackson *et al.*, "Neurologic and Psychiatric Manifestations of Celiac Diseaseand Gluten Sensitivity", *Psychiatr. Q.* 83, núm. 1 (marzo de 2012): 91-102, doi: 10.1007/s11126- 011- 9186-y.

25 Marielle Suzanne Kahn, "A Potential Role for LPS-Induced Inflammation in the Induction of Alzheimer's Disease-Related Pathology and Cognitive Deficits", tesis de maestría, Texas Christian University, pub. núm. 1491006, http://gradworks.umi.com/14/91/1491006.html.

26 M. Kahn *et al.*, "A Potential Role for LPS-Induced Inflammation in the Induction of Alzheimer's Disease-Related Pathology and

Cognitive Deficits", Texas Christian University, http://www.srs.tcu.edu/previous_posters/Interdisciplinary/2011/122-Kahn-Chumley.pdf.

27   J. W. Lee *et al.*, "Neuro-inflammation Induced by Lipopolysaccharide Causes Cognitive Impairment through Enhancement of Beta-Amyloid Generation", *J. Neuroinflamm.* 5 (29 de agosto de 2008): 37, doi: 10.1186/1742-2094-5-37.

28   Z. Guan y J. Fang, "Peripheral Immune Activation by Lipopolysaccharide Decreases Neurotrophins in the Cortex and Hippocampus in Rats", *Brain Behav. Immun.* 20, núm. 1 (enero de 2006): 64-71.

29   R. Zhang *et al.*, "Circulating Endotoxin and Systemic Immune Activation in Sporadic Amyotrophic Lateral Sclerosis (SALS)", *J. Neuroimmunol.* 206, núm. 1-2 (3 de enero de 2009): 121-124, doi: 10.1016/j.jneuroim.2008.09.017, Epub 14 de noviembre de 2008. Las imágenes de la página XX están basadas en datos tomados de este estudio.

30   *Idem.*

31   C. B. Forsyth *et al.*, "Increased Intestinal Permeability Correlates with Sigmoid Mucosa Alpha-Synuclein Staining and Endotoxin Exposure Markers in Early Parkinson's Disease", *PLoS One* 6, núm. 12 (2011): e28032, doi: 10.1371/journal.pone.0028032, Epub 1 de diciembre de 2011.

32   "Manifestations of Low Vitamin B12 Levels", Centers for Disease Control and Prevention, 29 de junio de 2009; fecha de acceso: 12 de enero de 2015, http://www.cdc.gov/ncbddd/b12/manifestations.html.

33   H. W. Baik y R. M. Russell, "Vitamin B12 Deficiency in the Elderly", *Ann. Rev. Nutr.* 19 (1999): 357-377.

34   P. M. Kris-Etherton *et al.*, "Polyunsaturated Fatty Acids in the Food Chain in the United States", *Am. J. Clin. Nutr.* 71, supl. 1 (enero de 2000): 179S-188S.

35   M. H. Eskelinen *et al.*, "Midlife Coffee and Tea Drinking and the Risk of Late-Life Dementia: A Population-Based CAIDE Study", *J. Alzheimers Dis.* 16, núm. 1 (2009): 85-91, doi: 10.3233/JAD-2009-0920.

36   *Idem.*

37   Janet Raloff, "A Gut Feeling about Coffee", *ScienceNews*, 26 de julio de 2007, https://www.sciencenews.org/blog/food-thought/gut-feeling-about-coffee.

38   M. Jaquet *et al.*, "Impact of Coffee Consumption on the Gut Microbiota: A Human Volunteer Study", *J. Food Microbiol.* 130,

núm. 2 (31 de marzo de 2009): 117-121, doi: 10.1016/j.ijfoodmi-cro.2009.01.011, Epub 23 de enero de 2009.

39 T. E. Cowan *et al.*, "Chronic Coffee Consumption in the Diet-Induced Obese Rat: Impact on Gut Microbiota and Serum Metabolomics", *J. Nutr. Biochem.* 25, núm. 4 (abril de 2014): 489-495, doi: 10.1016/j.jnutbio.2013.12.009, Epub 30 de enero de 2014.

40 David Perlmutter y Alberto Villoldo, *Power of Your Brain* (Nueva York: Hay House, 2011).

41 Nick Lane, *Power, Sex, and Suicide: Mitochondria and the Meaning of Life* (Nueva York: Oxford University Press, 2006), p. 207.

42 C. O'Gorman *et al.*, "Environmental Risk Factors for Multiple Sclerosis: A Review with a Focus on Molecular Mechanisms", *Int. J. Mol. Sci.* 13, núm. 9 (2012): 11718-11752, doi: 10.3390/ijms1309 11718, Epub 18 de septiembre de 2012.

43 S. Conradi *et al.*, "Breastfeeding Is Associated with Lower Risk for Multiple Sclerosis", *Mult. Scler.* 19, núm. 5 (abril de 2013): 553-558, doi: 10.1177/1352458512459683, Epub 4 de septiembre de 2012.

Capítulo 3: *¿Tu barriga está deprimida?*

1 Roni Caryn Rabin, "A Glut of Antidepressants", *New York Times*, 12 de agosto de 2013, http://well.blogs.nytimes.com/2013/08/12/a-glut-of-antidepressants/.

2 "Astounding Increase in Antidepressant Use by Americans — Harvard Health Blog", *Harvard Health Blog RSS*, 20 de octubre de 2011; fecha de acceso: 12 de enero de 2015, http://www.health.harvard.edu/blog/astounding-increase-in-antidepressant-use-by-americans-201110203624.

3 "Countries of the World: Gross National Product (GNP) Distribution — 2005", fecha de acceso: 12 de enero de 2015, http://www.studentsoftheworld.info/infopays/rank/PNB2.html.

4 Kathryn Roethel, "Antidepressants — Nation's Top Prescription", *SFGate*, 13 de noviembre de 2012; fecha de acceso: 12 de enero de 2015, http://www.sfgate.com/health/article/Antidepressants-nation-s-top-prescription-4034392.php.

5 "REPORT: Turning Attention to ADHD", fecha de acceso: 12 de enero de 2015, http://lab.express-scripts.com/insights/industry-updates/report-turning-attention-to-adhd.

6 "Depression (Major Depressive Disorder): Selective Serotonin Reuptake Inhibitors (SSRIS)", fecha de acceso: 12 de enero de 2015,

http://www.mayoclinic.org/diseases-conditions/depression/in-depth/ssris/art-20044825.

[7] L. Desbonnet *et al.*, "The Probiotic Bifidobacteria infantis: An Assessment of Potential Antidepressant Properties in the Rat", *J. Psychiatr. Res.* 43, núm. 2 (diciembre de 2008): 164-174, doi: 10.1016/j.jpsychires.2008.03.009, Epub 5 de mayo de 2008.

[8] A. C. Bested *et al.*, "Intestinal Microbiota, Probiotics and Mental Health: From Metchnikoff to Modern Advances: Part II — Contemporary Contextual Research", *Gut Pathog.* 5, núm. 1 (marzo de 2013): 3, doi: 10.1186/1757-4749-5-3. Véase también A. C. Bested *et al.*, "Intestinal Microbiota, Probiotics and Mental Health: From Metchnikoff to Modern Advances: Part III — Convergence toward Clinical Trials", *Gut Pathog.* 5, núm. 1 (16 de marzo de 2013): 4, doi: 10.1186/1757-4749-5-4.

[9] A. Ferrao y J. E. Kilman, "Experimental Toxic Approach to Mental Illness", *Psychiatr. Q.* 7 (1933): 115-153.

[10] G. M. Khandaker *et al.*, "Association of Serum Interleukin 6 and C-Reactive Protein in Childhood with Depression and Psychosis in Young Adult Life: A Population-Based Longitudinal Study," *JAMA Psychiatry* 71, núm. 10 (octubre de 2014): 1121-1128, doi: 10.1001/jamapsychiatry.2014.1332.

[11] Maria Almond, "Depression and Inflammation: Examining the Link", *Curr. Psychiatry* 6, núm. 12 (2013): 24-32.

[12] E. Painsipp *et al.*, "Prolonged Depression- like Behavior Caused by Immune Challenge: Influence of Mouse Strain and Social Environment", *PLoS One* 6, núm. 6 (2011): e20719, doi: 10.1371/journal.pone.0020719, Epub 6 de junio de 2011.

[13] M. Udina *et al.*, "Interferon-Induced Depression in Chronic Hepatitis C: A Systematic Review and Meta-analysis", *J. Clin. Psychiatry* 73, núm. 8 (agosto de 2012): 1128-1138, doi: 10.4088/JCP.12r07694.

[14] N. Vogelzangs *et al.*, "Association of Depressive Disorders, Depression Characteristics and Antidepressant Medication with Inflammation", *Transl. Psychiatry* 2 (21 de febrero de 2012): e79, doi: 10.1038/tp.2012.8.

[15] E. Lopez-Garcia *et al.*, "Major Dietary Patterns Are Related to Plasma Concentrations of Markers of Inflammation and Endothelial Dysfunction", *Am. J. Clin. Nutr.* 80, núm. 4 (octubre de 2004): 1029-1035.

[16] S. Liu *et al.*, "Relation between a Diet with a High Glycemic Load and Plasma Concentrations of High-Sensitivity C-Reactive

Protein in Middle-Aged Women", *Am. J. Clin. Nutr.* 75, núm. 3 (marzo de 2002): 492-498.

[17] "Diabetes: What's the Connection between Diabetes and Depression: How Can I Cope If I Have Both?", Mayo Clinic, fecha de acceso: 12 de enero de 2015, http://www.mayoclinic.org/diseases-conditions/diabetes/expertanswers/diabetes-and-depression/faq-20057904.

[18] A. Pan *et al.*, "Bidirectional Association between Depression and Type 2 Diabetes Mellitus in Women", *Arch. Intern. Med.* 170, núm. 21 (22 de noviembre de 2010): 1884-1891, doi: 10.1001/archinternmed.2010.356.

[19] F. S. Luppino *et al.*, "Overweight, Obesity, and Depression: A Systematic Review and Meta-analysis of Longitudinal Studies", *JAMA Psychiatry* 67, núm. 3 (marzo de 2010): 220-229.

[20] M. Maes *et al.*, "The Gut-Brain Barrier in Major Depression: Intestinal Mucosal Dysfunction with an Increased Translocation of LPS from Gram Negative Enterobacteria (Leaky Gut) Plays a Role in the Inflammatory Pathophysiology of Depression", *Neuro. Endocrinol. Lett.* 29, núm. 1 (febrero de 2008): 117-124. La imagen de la página XX se basa en datos tomados de este estudio.

[21] *Idem.*

[22] Bested *et al.*, "Intestinal Microbiota", Parte II.

[23] A. Sanchez-Villegas *et al.*, "Association of the Mediterranean Dietary Pattern with the Incidence of Depression: The Seguimiento Universidad de Navarra/University of Navarra Follow-Up (SUN) Cohort", *Arch. Gen. Psychiatry* 66, núm. 10 (octubre de 2009): 1090-1098, doi: 10.1001/archgenpsychiatry.2009.129.

[24] Bested *et al.*, "Intestinal Microbiota", Parte II.

[25] M. E. Benros *et al.*, "Autoimmune Diseases and Severe Infections as Risk Factors for Mood Disorders: A Nationwide Study", *JAMA Psychiatry* 70, núm. 8 (agosto de 2013): 812-820, doi: 10.1001/jamapsychiatry.2013.1111.

[26] Sonia Shoukat y Thomas W. Hale, "Breastfeeding in Infancy May Reduce the Risk of Major Depression in Adulthood", Texas Tech University Health Sciences Center, 18 de septiembre de 2012, http://www.infantrisk.com/content/breastfeeding-infancy-may-reduce-risk-major-depression-adulthood-1.

[27] K. M. Neufeld *et al.*, "Reduced Anxiety-like Behavior and Central Neurochemical Change in Germ-Free Mice", *Neurogastroenterol. Motil.* 23, núm. 3 (marzo de 2011): 255-264, e119, doi: 10.1111/j.1365-2982.2010.01620.x, Epub 5 de noviembre de 2010.

[28] P. Bercik *et al.*, "The Intestinal Microbiota Affect Central Levels of Brain-Derived Neurotropic Factor and Behavior in Mice", *Gastroenterology* 141, núm. 2 (agosto de 2011): 599-609. e1–3, doi: 10.1053/j.gastro.2011.04.052, Epub abril 30, 2011.

[29] Carrie Arnold, "Gut Feelings: The Future of Psychiatry May Be Inside Your Stomach", *The Verge*, 21 de agosto de 2013, http://www.theverge.com/2013/8/21/4595712/gut-feelings-the-future-of-psychiatry-may-be-inside-your-stomach.

[30] K. Tillisch *et al.*, "Consumption of Fermented Milk Product with Probiotic Modulates Brain Activity", *Gastroenterology* 144, núm. 7 (junio de 2013): 1394-1401. e1–4, doi: 10.1053/j.gastro.2013.02.043, Epub 6 de marzo de 2013. Véase también E. A. Mayer *et al.*, "Gut Microbes and the Brain: Paradigm Shift in Neuroscience", *J. Neurosci.* 34, núm. 46 (12 de noviembre de 2014): 15490-15496, doi: 10.1523/JNEUROSCI.3299-14.2014.

[31] Rachel Champeau, "Changing Gut Bacteria through Diet Affects Brain Function, UCLA Study Shows", UCLA Newsroom, 28 de mayo de 2013, http://newsroom.ucla.edu/releases/changing-gut-bacteria-through-245617.

[32] J. A. Foster y K. A. McVey, "Gut- Brain Axis: How the Microbiome Influences Anxiety and Depression", *Trends Neurosci.* 36, núm. 5 (mayo de 2013): 305-312, doi: 10.1016/j.tins.2013.01.005, Epub 4 de febrero de 2013.

[33] T. Vanuytsel *et al.*, "Psychological Stress and Corticotropin- Releasing Hormone Increase Intestinal Permeability in Humans by a Mast Cell-Dependent Mechanism", *Gut* 63, núm. 8 (agosto 2014): 1293-1299, doi: 10.1136/gutjnl-2013-305690, Epub 23 de octubre de 2013.

[34] N. Sudo *et al.*, "Postnatal Microbial Colonization Programs the Hypothalamic-Pituitary-Adrenal System for Stress Response in Mice", *J. Physiol.* 558, pt. 1 (julio de 2004): 263-275. Epub 7 de mayo de 2004.

[35] J. M. Kreuger y J. A. Majde, "Microbial Products and Cytokines in Sleep and Fever Regulation", *Crit. Rev. Immunol.* 14, núm. 3-4 (1994): 355-379.

[36] J. Glaus *et al.*, "Associations between Mood, Anxiety or Substance Use Disorders and Inflammatory Markers after Adjustment for Multiple Covariates in a Population-Based Study", *J. Psychiatr. Res.* 58 (noviembre de 2014): 36-45, doi: 10.1016/j.jpsychires.2014.07.012, Epub 22 de julio de 2014.

[37] A. E. Autry y L. M. Monteggia, "Brain- Derived Neurotrophic Factor and Neuropsychiatric Disorders" *Pharmacol. Rev.* 64,

núm. 2 (abril de 2012): 238-258, doi: 10.1124/pr.111.005108, Epub 8 de marzo de 2012.

[38] J. Coplan *et al.*, "Persistent Elevations of Cerebrospinal Fluid Concentrations of Corticotropin-Releasing Factor in Adult Nonhuman Primates Exposed to Early-Life Stressors: Implications for the Pathophysiology of Mood and Anxiety Disorders", *Proc. Natl. Acad. Sci.* USA 93 (febrero de 1996): 1619-1623, http://www.ncbi. nlm.nih.gov/pmc/articles/PMC39991/pdf/pnas01508-0266.pdf.

[39] Bested *et al.*, "Intestinal Microbiota", Parte II.

[40] "Anxiety Disorders", *NIMH RSS*, fecha de acceso: 12 de enero de 2015, http://www.nimh.nih.gov/health/publications/anxiety-dis orders/index.shtml?rf=53414.

[41] J. A. Bravo *et al.*, "Ingestion of Lactobacillus Strain Regulates Emotional Behavior and Central GABA Receptor Expression in a Mouse via the Vagus Nerve", *Proc. Natl. Acad. Sci.* USA 108, núm. 38 (20 de septiembre de 2011): 16050-16055, doi: 10.1073/pnas. 1102999108, Epub 29 de agosto de 2011.

[42] University College Cork, "Mind-Altering Microbes: Probiotic Bacteria May Lessen Anxiety and Depression", *ScienceDaily*, fecha de acceso: 12 de enero de 2015, http://www.sciencedaily. com/releases/2011/08/110829164601.htm.

[43] K. Schmidt *et al.*, "Prebiotic Intake Reduces the Waking Cortisol Response and Alters Emotional Bias in Healthy Volunteers", *Psychopharmacology* (Berl.) (3 de diciembre de 2014) [Epub en preprensa].

[44] Bested *et al.*, "Intestinal Microbiota" Parte II.

[45] Barry Sears, "ADHD: An Inflammatory Condition", *Psychology Today*, 20 de julio de 2011, http://www.psychologytoday.com/blog/ in-the-zone/201107/adhd-inflammatory-condition.

[46] Alan Schwarz, "Thousands of Toddlers Are Medicated for ADHD, Report Finds, Raising Worries", *New York Times*, 16 de mayo de 2014; fecha de acceso: 12 de enero de 2015, http://www.nytimes. com/2014/05/17/us/among-experts-scrutiny-of-attention-disor der-diagnoses-in-2-and-3-year-olds.html.

[47] KJ Dell'Antonia, "The New Inequality for Toddlers: Less Income; More Ritalin", *New York Times*, Motherlode, 16 de mayo de 2014, http://parenting.blogs.nytimes.com/2014/05/16/the-new-in equality-for-toddlers-less-income-more-ritalin/.

[48] T. Lempo *et al.*, "Altered Gene Expression in the Prefrontal Cortex of Young Rats Induced by the ADHD Drug Atomoxetine", *Prog. Neuropsychopharmacol. Biol. Psychiatry* 40 (10 de enero de 2013):

221-228, doi: 10.1016/j.pnpbp.2012.08.012, Epub agosto 30, 2012.

49 J. R. Burgess *et al.*, "Long-Chain Polyunsaturated Fatty Acids in Children with Attention-Deficit Hyperactivity Disorder", *Am. J. Clin. Nutr.* 71, supl. 1 (enero de 2000): 327S-330S.

50 *Idem.*

51 E. A. Curran *et al.*, "Research Review: Birth by Caesarean Section and Development of Autism Spectrum Disorder and Attention-Deficit/Hyperactivity Disorder: A Systematic Review and Meta-analysis", *J. Child Psychol. Psychiatry* (27 de octubre de 2014), doi: 10.1111/jcpp.12351 [Epub en preprensa].

52 C. McKeown *et al.*, "Association of Constipation and Fecal Incontinence with Attention-Deficit/Hyperactivity Disorder", *Pediatrics* 132, núm. 5 (noviembre de 2013): e1210-15, doi: 10.1542/peds.2013-1580, Epub 21 de octubre de 2013.

53 H. Niederhofer, "Association of Attention-Deficit/Hyperactivity Disorder and Celiac Disease: A Brief Report", *Prim. Care Companion* CNS *Disord.* 13, núm. 3 (2011), doi: 10.4088/PCC.10br01104.

54 L. M. Pelsser *et al.*, "Effects of a Restricted Elimination Diet on the Behaviour of Children with Attention-Deficit Hyperactivity Disorder (INCA Study): A Randomised Controlled Trial", *Lancet* 377, núm. 9764 (5 de febrero de 2011): 494-503, doi: 10.1016/S0140- 6736(10)62227-1.

55 R. A. Edden *et al.*, "Reduced GABA Concentration in Attention-Deficit/Hyperactivity Disorder", *Arch. Gen. Psychiatry* 69, núm. 7 (julio de 2012): 750-753, doi: 10.1001/archgenpsychiatry.2011. 2280.

56 E. Barrett *et al.*, "γ-Aminobutyric Acid Production by Culturable Bacteria from the Human Intestine", *J. Appl. Microbiol.* 113, núm. 2 (agosto de 2012): 411-417, doi: 10.1111/j.1365-2672.2012.05344.x, Epub 15 de junio de 2012.

57 J. Luo *et al.*, "Ingestion of Lactobacillus Strain Reduces Anxiety and Improves Cognitive Function in the Hyperammonemia Rat", *Sci. China Life Sci.* 57, núm. 3 (marzo de 2014): 327-335, doi: 10.1007/s11427-014-4615-4, Epub 19 de febrero de 2014.

58 M. Messaoudi *et al.*, "Assessment of Psychotropic-like Properties of a Probiotic Formulation (*Lactobacillus helveticus* R0052 and *Bifidobacterium longum* R0175) in Rats and Human Subjects", *Br. J. Nutr.* 105, núm. 5 (marzo de 2011): 755-764, doi: 10.1017/S0007 114510004319, Epub 26 de octubre de 2010.

59 "Impulsive versus Controlled Men: Disinhibited Brains and Disinhibited Behavior", Press Release, Elsevier, 3 de noviembre de

2011, http://www.elsevier.com/about/press-releases/research-and-journals/impulsive-versus-controlled-men-disinhibited-brains-and-disinhibited-behavior. Véase también D. J. Hayes *et al.*, "Brain γ-Aminobutyric Acid: A Neglected Role in Impulsivity", *Eur. J. Neurosci.* 39, núm. 11 (junio de 2014): 1921-1932, doi: 10.1111/ejn.12485, Epub 27 de enero de 2014.

[60] A. Draper *et al.*, "Increased GABA Contributes to Enhanced Control over Motor Excitability in Tourette Syndrome", *Curr. Biol.* 24, núm. 19 (6 de octubre de 2014): 2343-2347, doi: 10.1016/j.cub.2014.08.038, Epub 25 de septiembre de 2014. Véase también A. Lerner *et al.*, "Widespread Abnormality of the γ-Aminobutyric Acid- Ergic System in Tourette Syndrome", *Brain* 135, pt. 6 (junio de 2012): 1926-1936, doi: 10.1093/brain/aws104, Epub 10 de mayo de 2012.

[61] K. L. Harding *et al.*, "Outcome-Based Comparison of Ritalin versus Food-Supplement Treated Children with AD/HD", *Altern. Med. Rev.* 8, núm. 3 (agosto de 2003): 319-330, http://alternativemental-health.com/articles/gant.pdf.

[62] P. M. Kidd, "Attention Deficit/Hyperactivity Disorder (ADHD) in Children: Rationale for Its Integrative Management", *Altern. Med. Rev.* 5, núm. 5 (octubre de 2000): 402-428.

[63] L. J. Stevens *et al.*, "Dietary Sensitivities and ADHD Symptoms: Thirty- Five Years of Research", *Clin. Pediatr.* (Phila.) 50, núm. 4 (abril de 2011): 279-293, doi: 10.1177/0009922810384728, Epub 2 de diciembre de 2010.

Capítulo 4: *La flora intestinal puede engordarte y degenerar tu cerebro*

[1] "Obesity", WHO, fecha de acceso: 12 de enero de 2015, http://www.who.int/topics/obesity/en/.

[2] "An Epidemic of Obesity: U.S. Obesity Trends", The Nutrition Source, fecha de acceso: 12 de enero de 2015, http://www.hsph.harvard.edu/nutritionsource/an-epidemic-of-obesity/.

[3] "Obesity and Overweight" WHO, fecha de acceso: 12 de enero de 2015, http://www.who.int/mediacentre/factsheets/fs311/en/.

[4] Meryl C. Vogt *et al.*, "Neonatal Insulin Action Impairs Hypothalamic Neuro circuit Formation in Response to Maternal High-Fat Feeding" *Cell* 156, núm. 3 (enero de 2014): 495-509, doi: http://dx.doi.org/10.1016/j.cell.2014.01.008.

[5] N. Ashley *et al.*, "Maternal High-fat Diet and Obesity Compromise Fetal Hematopoiesis", *Molecular Metabolism* 2014; doi: 10.1016/j.molmet.2014.11.001.

[6] C. De Filippo *et al.*, "Impact of Diet in Shaping Gut Microbiota Revealed by a Comparative Study in Children from Europe and Rural Africa", *Proc. Natl. Acad. Sci.* USA 107, núm. 33 (17 de agosto de, 2010): 14691-14696, doi: 10.1073/pnas.1005963107, Epub 2 de agosto de 2010. Las imágenes de las páginas XX y XX reflejan datos tomados de este estudio.

[7] *Idem.* Véase también Helen Pearson, "Fat People Harbor 'Fat' Microbes", *Nature*, 20 de diciembre de 2006, http://www.nature.com/news/2006/061218/full/news061218-6.html.

[8] M. A. O'Malley y K. Stotz, "Intervention, Integration and Translation in Obesity Research: Genetic, Developmental and Metaorganismal Approaches", *Philos. Ethics Humanit. Med.* 6 (enero de 2011): 2, doi: 10.1186/1747-5341-6-2.

[9] H. D. Holscher *et al.*, "Fiber Supplementation Influences Phylogenetic Structure and Functional Capacity of the Human Intestinal Microbiome: Follow-Up of a Randomized Controlled Trial", *Am. J. Clin. Nutr.* 101, núm. 1 (enero de 2015): 55-64, doi: 10.3945/ajcn.114.092064, Epub 12 de noviembre de 2014.

[10] De Filippo *et al.*, "Impact of Diet in Shaping Gut Microbiota". Véase también H. Tilg y A. Kaser, "Gut Microbiome, Obesity, and Metabolic Dysfunction", *J. Clin. Invest.* 121, núm. 6 (junio de 2011): 2126-2132, doi: 10.1172/JCI58109, Epub junio 1, 2011.

[11] V. K. Ridaura *et al.*, "Gut Microbiota from Twins Discordant for Obesity Modulate Metabolism in Mice", *Science* 341, núm. 6150 (6 de septiembre de 2013): 1241214, doi: 10.1126/science.1241214.

[12] P. J. Turnbaugh *et al.*, "An Obesity- Associated Gut Microbiome with Increased Capacity for Energy Harvest", *Nature* 444, núm. 7122 (21 de diciembre de 2006): 1027-1031.

[13] J. Gerritsen *et al.*, "Intestinal Microbiota in Human Health and Disease: The Impact of Probiotics," *Genes Nutr.* 7, núm. 3 (agosto de 2011): 209-240, doi: 10.1007/s12263-011-0229-7, Epub 27 de mayo de 2011.

[14] Claudia Wallis, "How Gut Bacteria Help Make Us Fat and Thin", *Scientific American* 310, núm. 6, 1 de junio de 2014, http://www.scientificamerican.com/article/how-gut-bacteria-help-make-us-fat-and-thin/.

[15] "Cleveland Clinic Research Shows Gut Bacteria Byproduct Impacts Heart Failure", Cleveland Clinic, fecha de acceso: 12 de enero de 2015, http://my.clevelandclinic.org/about-cleveland-clinic/newsroom/releases-videos-newsletters/cleveland-clinic-research-shows-gut-bacteria-byproduct-impacts-heart-failure.

16 C. N. Lumeng y A. R. Saltiel, "Inflammatory Links between Obesity and Metabolic Disease", *J. Clin. Invest.* 121, núm. 6 (junio de 2011): 2111-2117, doi: 10.1172/JCI57132, Epub 1 de junio de 2011.

17 H. Yang *et al.*, "Obesity Increases the Production of Proinflammatory Mediators from Adipose Tissue T Cells and Compromises TCR Repertoire Diversity: Implications for Systemic Inflammation and Insulin Resistance", *J. Immunol.* 185, núm. 3 (1 de agosto de 2010): 1836-1845, doi: 10.4049/jimmunol.1000021, Epub 25 de junio de 2010.

18 W. Jagust *et al.*, "Central Obesity and the Aging Brain", *Arch. Neurol.* 62, núm. 10 (octubre de 2005): 1545-1548.

19 S. Debette *et al.*, "Visceral Fat Is Associated with Lower Brain Volume in Healthy Middle-Aged Adults", *Ann. Neurol.* 68, núm. 2 (agosto de 2010): 136-144, doi: 10.1002/ana.22062.

20 R. Schmidt *et al.*, "Early Inflammation and Dementia: A 25-Year Follow-Up of the Honolulu-Asia Aging Study", *Ann. Neurol.* 52, núm. 2 (agosto de 2002): 168-174. Véase también Joseph Rogers, "High-Sensitivity C-Reactive Protein: An Early Marker of Alzheimer's?", *N. Engl. J. Med. Journal Watch*, 11 de octubre de 2002.

21 National Diabetes Statistics Report, 2014, http://www.cdc.gov/diabetes/pubs/statsreport14/national-diabetes-report-web.pdf

22 A. V. Hartstra *et al.*, "Insights into the Role of the Microbiome in Obesity and Type 2 Diabetes", *Diabetes Care* 38, núm. 1 (enero de 2015): 159-165. Para obtener una lista completa de las publicaciones del doctor M. Nieuwdorp, consúltese https://www.amc.nl/web/Research/Who-is-Who-in-Research/Who-is-Who-in-Research.htm?p=1597&v=publications. Véase también R. S. Kootte *et al.*, "The Therapeutic Potential of Manipulating Gut Microbiota in Obesity and Type 2 Diabetes Mellitus", *Diabetes Obes. Metab.* 14, núm. 2 (febrero de 2012): 112-120, doi: 10.1111/j.1463-1326.2011.01483.x, Epub 22 de noviembre de 2011.

23 Turnbaugh *et al.*, "An Obesity- Associated Gut Microbiome".

24 V. K. Ridaura *et al.*, "Gut Microbiota from Twins Discordant for Obesity Modulate Metabolism in Mice".

25 Wallis, "How Gut Bacteria Help Make Us Fat and Thin".

26 T. Poutahidis *et al.*, "Microbial Reprogramming Inhibits Western Diet-Associated Obesity", *PLoS One* 8, núm. 7 (10 de julio de 2013), e68596, doi: 10.1371/journal.pone.0068596.

27 G. A. Bray *et al.*, "Consumption of High- Fructose Corn Syrup in Beverages May Play a Role in the Epidemic of Obesity", *Am. J. Clin. Nutr.* 79, núm. 4 (abril de 2004): 537-543.

[28] A. Abbott, "Sugar Substitutes Linked to Obesity", *Nature* 513, núm. 7518 (18 de septiembre de 2014): 290, doi: 10.1038/513290a.

[29] K. K. Ryan *et al.*, "FXR Is a Molecular Target for the Effects of Vertical Sleeve Gastrectomy", *Nature* 509, núm. 7499 (8 de mayo de 2014): 183-188, doi: 10.1038/nature13135, Epub 26 de marzo de 2014.

[30] S. F. Clarke *et al.*, "Exercise and Associated Dietary Extremes Impact on Gut Microbial Diversity", *Gut* 63, núm. 12 (diciembre de 2014): 1913-1920, doi: 10.1136/gutjnl-2013-306541, Epub 9 de junio de 2014.

[31] M. C. Arrieta *et al.*, "The Intestinal Microbiome in Early Life: Health and Disease", *Front. Immunol.* 5 (5 de septiembre de 2014): 427, doi: 10.3389/fimmu.2014.00427, eCollection 2014.

[32] "Early Antibiotic Exposure Leads to Lifelong Metabolic Disturbance in Mice", News Release, NUY Langone Medical Center, 14 de agosto de 2014, http://communications.med.nyu.edu/media-relations/news/early-antibiotic-exposure-leads-lifelong-metabolic-disturbances-mice. Véase también L. M. Cox *et al.*, "Altering the Intestinal Microbiota during a Critical Developmental Window Has Lasting Metabolic Consequences", *Cell* 158, núm. 4 (14 de agosto de 2014): 705-721, doi: 10.1016/j.cell.2014.05.052.

[33] Wallis, "How Gut Bacteria Help Make Us Fat and Thin".

[34] Blaser Lab Group, "Lab Overview", fecha de acceso: 15 de enero de 2015, http://www.med.nyu.edu/medicine/labs/blaserlab/.

Capítulo 5: *Autismo y digestión*

[1] Melissa Pandika, "Autism's Gut-Brain Connection", *National Geographic,* 14 de noviembre de 2014, http://news.nationalgeographic.com/news/2014/11/141114-autism-gut-brain-probiotic-research-biology-medicine-bacteria/.

[2] "Autism Spectrum Disorder", Centers for Disease Control and Prevention, 2 de enero de 2015; fecha de acceso: 12 de enero de 2015, http://www.cdc.gov/ncbddd/autism/index.html.

[3] Autism Speaks. "Largest-Ever Autism Genome Study Finds Most Siblings Have Different Autism-Risk Genes", *ScienceDaily*, 26 de enero de 2015, http://www.sciencedaily.com/releases/2015/01/15 0126124604.htm.

[4] Stephen W. Scherer *et al.*, "Whole-genome Sequencing of Quartet Families with Autism Spectrum Disorder", *Nature Medicine*, 2015, doi: 10.1038/nm.3792.

5   La tabla de la página 149, "Trastorno del espectro autista — Incidencia", se basa en información tomada de los CDC y de los Institutos Nacionales de Salud. Fue creada por Joanne Marcinek y se puede hallar en http://joannemarcinek.com/autism-spectrum-disorder-incidence-rates/ (fecha de acceso: 15 de enero de 2015).

6   F. Godiee *et al.*, "Wakefield's Article Linking MMR Vaccine and Autism Was Fraudulent", *BMJ* 342 (5 de enero de 2011): c7452, doi: 10.1136/bmj.c7452.

7   Melinda Wenner Moyer, "Gut Bacteria May Play a Role in Autism", *Scientific American Mind* 25, núm. 5, 14 de agosto de 2014, http://www.scientificamerican.com/article/gut-bacteria-may-play-a-role-in-autism/.

8   H. M. Parracho *et al.*, "Differences between the Gut Microflora of Children with Autistic Spectrum Disorders and That of Healthy Children", *J. Med. Microbiol.* 54, pt. 10 (octubre de 2005): 987-991.

9   Sarah Deweerdt, "New Gene Studies Suggest There Are Hundreds of Kinds of Autism", *Wired*, 25 de noviembre de 2014, http://www.wired.com/2014/11/autism-genetics/.

10 "Scientists Implicate More Than 100 Genes in Causing Autism", NPR, 29 de octubre de 2014, http://www.npr.org/blogs/health/2014/10/29/359818102/scientists-implicate-more-than-100-genes-in-causing-autism.

11 P. Gorrindo *et al.*, "Gastrointestinal Dysfunction in Autism: Parental Report, Clinical Evaluation, and Associated Factors", *Autism Res.* 5, núm. 2 (abril de 2012): 101-108, doi: 10.1002/aur.237.

12 L. de Magistris *et al.*, "Alterations of the Intestinal Barrier in Patients with Autism Spectrum Disorders and in Their First-Degree Relatives", *J. Pediatr. Gastroenterol. Nutr.* 51, núm. 4 (octubre de 2010): 418-424, doi: 10.1097/MPG.0b013e3181dcc4a5.

13 E. Emanuele *et al.*, "Low-Grade Endotoxemia in Patients with Severe Autism", *Neurosci. Lett.* 471, núm. 3 (8 de marzo de 2010): 162-165, doi: 10.1016/j.neulet.2010.01.033, Epub 25 de enero de 2010. La imagen de la página 159 se basa en datos tomados de este estudio.

14 J. F. White, "Intestinal Pathophysiology in Autism", *Exp. Biol. Med.* (Maywood) 228, núm. 6 (junio de 2003): 639-649.

15 J. G. Mulle *et al.*, "The Gut Microbiome: A New Frontier in Autism Research", *Curr. Psychiatry Rep.* 15, núm. 2 (febrero de 2013): 337, doi: 10.1007/s11920-012 -0337-0.

[16] S. M. Finegold *et al.*, "Gastrointestinal Microflora Studies in Late- Onset Autism", *Clin. Infect. Dis.* 35, suppl. 1 (1 de septiembre de 2002): S6-S16.

[17] Parracho *et al.*, "Differences between the Gut Microflora".

[18] R. H. Sandler *et al.*, " Short-Term Benefit from Oral Vancomycin Treatment of Regressive-Onset Autism", *J. Child Neurol.* 15, núm. 7 (julio de 2000): 429-435.

[19] Sydney M. Finegold, "Studies on Bacteriology of Autism", fecha de acceso: 29 de enero de 2015, http://bacteriaandautism.com/.

[20] Sandler *et al.*, " Short-Term Benefit from Oral Vancomycin Treatment".

[21] Finegold, "Studies on Bacteriology of Autism".

[22] Finegold *et al.*, "Gastrointestinal Microflora Studies in Late-Onset Autism".

[23] Derrick MacFabe, Western Social Science, The Kilee Patchell-Evans Autism Research Group, fecha de acceso: 29 de enero de 2015, http://www.psychology.uwo.ca/autism/.

[24] D. F. MacFabe, "Short-Chain Fatty Acid Fermentation Products of the Gut Microbiome: Implications in Autism Spectrum Disorders", *Microb. Ecol. Health Dis.* 23 (24 de agosto de 2012), doi: 10.3402/mehd.v23i0.19260, eCollection 2012.

[25] S. J. James *et al.*, "Cellular and Mitochondrial Glutathione Redox Imbalance in Lymphoblastoid Cells Derived from Children with Autism", *FASEB* J. 23, núm. 8 (agosto de 2009): 2374-2383, doi: 10.1096/fj.08-128926, Epub 23 de marzo de 2009.

[26] A. M. Aldbass *et al.*, "Protective and Therapeutic Potency of N-Acetyl- Cysteine on Propionic Acid-Induced Biochemical Autistic Features in Rats", *J. Neuroinflamm.* 10 (27 de marzo de 2013): 42, doi: 10.1186/1742-2094-10-42.

[27] A. Y. Hardan *et al.*, "A Randomized Controlled Pilot Trial of Oral N-Acetylcysteine in Children with Autism", *Biol. Psychiatry* 71, núm. 11 (1 de junio de 2012): 956-961, doi: 10.1016/j.biopsych. 2012.01.014, Epub 18 de febrero de 2012.

[28] E. Y. Hsiao *et al.*, "Microbiota Modulate Behavioral and Physiological Abnormalities Associated with Neurodevelopmental Disorders", *Cell* 155, núm. 7 (19 de diciembre de 2013): 1451-1463, doi: 10.1016/j.cell.2013.11.024, Epub 5 de diciembre de 2013. Véase también E. Y. Hsiao *et al.*, "Maternal Immune Activation Yields Offspring Displaying Mouse Versions of the Three Core Symptoms of Autism", *Brain Behav. Immun.* 26, núm. 4 (mayo de 2012): 607-616, doi: 10.1016/j.bbi.2012.01.011, Epub 30 de enero de 2012.

[29] R. E. Frye y D. A. Rossignol, "Mitochondrial Dysfunction Can Connect the Diverse Medical Symptoms Associated with Autism Spectrum Disorders", *Pediatr. Res.* 69, núm. 5, pt. 2 (mayo de 2011): 41R-47R, doi: 10.1203/PDR.0b013e318212f16b.

[30] P. F. Chinnery, "Mitochondrial Disorders Overview", en *GeneReviews* [internet], ed. R. A. Pagon *et al.* (Seattle: University of Washington, 1993-2015).

[31] C. Giulivi *et al.*, "Mitochondrial Dysfunction in Autism," *JAMA* 304, núm. 21 (1 de diciembre de 2010): 2389-2396, doi: 10.1001/jama.2010.1706.

[32] University of California — Davis Health System, "Children with Autism Have Mitochondrial Dysfunction, Study Finds", *ScienceDaily*, fecha de acceso: 12 de enero de 2015, http://www.sciencedaily.com/releases/2010/11/101130161521.htm.

Capítulo 6: *Un puñetazo en la barriga*

[1] K. Brown *et al.*, "Diet-Induced Dysbiosis of the Intestinal Microbiota and the Effects on Immunity and Disease", *Nutrients* 4, núm. 8 (agosto de 2012): 1095-119, Epub 21 de agosto de 2012.

[2] J. Suez *et al.*, "Artificial Sweeteners Induce Glucose Intolerance by Altering the Gut Microbiota", *Nature* 514, núm. 7521 (9 de octubre de 2014): 181-186, doi: 10.1038/nature13793, Epub 17 de septiembre de 2014.

[3] G. Fagherazzi *et al.*, "Consumption of Artificially and Sugar-Sweetened Beverages and Incident Type 2 Diabetes in the Etude Epidemiologique aupres des Femmes de la Mutuelle Generale de l'Education Nationale-European Prospective Investigation into Cancer and Nutrition Cohort", *Am. J. Clin. Nutr.* 97, núm. 3 (marzo de 2013): 517-523, doi: 10.3945/ajcn.112.050997, Epub 30 de enero de 2013. La imagen de la página 182 está basada en datos tomados de este estudio.

[4] K. Kavanagh *et al.*, "Dietary Fructose Induces Endotoxemia and Hepatic Injury in Calorically Controlled Primates", *Am. J. Clin. Nutr.* 98, núm. 2 (agosto de 2013): 349-357, doi: 10.3945/ajcn.112.057331.

[5] S. Drago *et al.*, "Gliadin, Zonulin and Gut Permeability: Effects on Celiac and Non-celiac Intestinal Mucosa and Intestinal Cell Lines", *Scand. J. Gastroenterol.* 41, núm. 4 (abril de 2006): 408-419.

[6] A. Alaedini *et al.*, "Immune Cross-Reactivity in Celiac Disease: Anti-gliadin Antibodies Bind to Neuronal Synapsin I", *J. Immunol.* 178, núm. 10 (15 de mayo de 2007): 6590-6595.

[7] J. Visser *et al.*, "Tight Junctions, Intestinal Permeability, and Autoimmunity: Celiac Disease and Type 1 Diabetes Paradigms", *Ann. N. Y. Acad. Sci.* 1165 (mayo de 2009): 195-205, doi: 10.1111/j.1749-6632.2009.04037.x.

[8] A. Fasano, "Zonulin and Its Regulation of Intestinal Barrier Function: The Biological Door to Inflammation, Autoimmunity, and Cancer", *Physiol. Rev.* 91, núm. 1 (enero de 2011): 151-175, doi: 10.1152/physrev.00003.2008.

[9] M. M. Leonard y B. Vasagar, "US Perspective on Gluten-Related Diseases", *Clin. Exp. Gastroenterol.* 7 (24 de enero de 2014): 25-37, doi: 10.2147/CEG.S54567, eCollection 2014.

[10] Brown *et al.*, " Diet-Induced Dysbiosis of the Intestinal Microbiota".

[11] E. V. Marietta *et al.*, "Low Incidence of Spontaneous Type 1 Diabetes in Non-obese Diabetic Mice Raised on Gluten-Free Diets Is Associated with Changes in the Intestinal Microbiome", *PLoS One* 8, núm. 11 (noviembre de 2013): e78687, doi: 10.1371/journal.pone.0078687, eCollection 2013.

[12] D. P. Funda *et al.*, "Prevention or Early Cure of Type 1 Diabetes by Intranasal Administration of Gliadin in NOD Mice", *PLoS One* 9, núm. 4 (11 de abril de 2014): e94530, doi: 10.1371/journal.pone.0094530, eCollection 2014.

[13] K. Vandepoele e Y. Van de Peer, "Exploring the Plant Transcriptome through Phylogenetic Profiling", *Plant Physiol.* 137, núm. 1 (enero de 2005): 31-42.

Capítulo 7: *Averías intestinales*

[1] Centers for Disease Control and Prevention, "Antibiotic Resistance Threats in the United States, 2013", disponible en http://www.cdc.gov/drugresistance/threat-report-2013/pdf/ar-threats-2013-508.pdf (fecha de acceso: 4 de febrero de 2015).

[2] "WHO's First Global Report on Antibiotic Resistance Reveals Serious, Worldwide Threat to Public Health", WHO, fecha de acceso: 12 de enero de 2015, http://www.who.int/mediacentre/news/releases/2014/amr-report/en/.

[3] "Penicillin", discurso del premio Nobel de Alexander Fleming, 11 de diciembre de 1945, http://www.nobelprize.org/nobel_prizes/medicine/laureates/1945/fleming-lecture.pdf.

[4] "Antibiotic/Antimicrobial Resistance", Centers for Disease Control and Prevention, fecha de acceso: 29 de enero de 2015, http://www.cdc.gov/drugresistance/.

[5] F. Francois *et al.*, "The Effect of H. pylori Eradication on Meal- Associated Changes in Plasma Ghrelin and Leptin", BMC Gastroenterol. 11 (14 de abril de 2011): 37, doi: 10.1186/ 1471-230X-11-37.

[6] La imagen de la página 197 está adaptada del blog de James Byrne "Disease Prone" en ScientificAmerican.com, http://blogs. scientificamerican.com/disease-prone/files/2011/11/ABx-use-graph.png.

[7] David Kessler, "Antibiotics and Meat We Eat", *New York Times*, 27 de marzo de 2013, Opinión, A27, http://www.nytimes.com/2013/ 03/28/opinion/antibiotics-and-the-meat-we-eat.html.

[8] *Idem.*

[9] C. J. Hildreth *et al.*, "*JAMA* Patient Page. Inappropriate Use of Antibiotics", *JAMA* 302, núm. 7 (19 de agosto de 2009): 816, doi: 10.1001/jama.302.7.816.

[10] C. M. Velicer *et al.*, "Antibiotic Use in Relation to the Risk of Breast Cancer", *JAMA* 291, núm. 7 (18 de febrero de 2004): 827-835. La imagen de la página 199 está basada en datos tomados de este estudio.

[11] R. F. Schwabe y C. Jobin, "The Microbiome and Cancer", *Nat. Rev. Cancer* 13, núm. 11 (noviembre de 2013): 800-812, doi: 10. 1038/nrc3610, Epub 17 de octubre de 2013.

[12] U.S. Food and Drug Administration, "FDA Drug Safety Communication: Azithromycin (Zithromax or Zmax) and the Risk of Potentially Fatal Heart Rhythms", fecha de acceso: 12 de febrero de 2015, http://www.fda.gov/Drugs/DrugSafety/ucm341822.htm.

[13] Michael O'Riordan, "Cardiac Risks with Antibiotics Azithromycin, Levofloxacin Supported by VA Data", Medscape, 10 de marzo de 2014, http://www.medscape.com/viewarticle/821697.

[14] T. R. Coker *et al.*, "Diagnosis, Microbial Epidemiology, and Antibiotic Treatment of Acute Otitis Media in Children: A Systematic Review", *JAMA* 304, núm. 19 (17 de noviembre de 2010): 2161-269, doi: 10.1001/jama.2010.1651.

[15] E. F. Berbari *et al.*, "Dental Procedures as Risk Factors for Prosthetic Hip or Knee Infection: A Hospital-Based Prospective Case-Control Study", *Clin. Infect. Dis.* 50, núm. 1 (1 de enero de 2010): 8-16, doi: 10.1086/648676.

[16] Kathleen Doheny, "Birth Control Pills, HRT Tied to Digestive Ills", HealthDay, 21 de mayo de 2012, http://consumer.healthday.com/ women-s-health-information-34/birth-control-news-62/birth-control-pills-hrt-tied-to-digestive-ills-664939.html.

[17] H. Khalili *et al.*, "Oral Contraceptives, Reproductive Factors and Risk of Inflammatory Bowel Disease", *Gut* 62, núm. 8 (agosto de

2013): 1153-1159, doi: 10.1136/gutjnl-2012-302362, Epub 22 de mayo de 2012.

[18] Kelly Brogan, "Holistic Women's Health Psychiatry", fecha de acceso: 29 de enero de 2015, http://www.kellybroganmd.com.

[19] K. Andersen et al., "Do Nonsteroidal Anti-inflammatory Drugs Decrease the Risk for Alzheimer's Disease? The Rotterdam Study", Neurology 45, núm. 8 (agosto de 1995): 1441-1445.

[20] J. M. Natividad et al., "Host Responses to Intestinal Microbial Antigens in Gluten-Sensitive Mice", PLoS One 4, núm. 7 (31 de julio de 2009): e6472, doi: 10.1371/journal.pone.0006472.

[21] The Environmental Working Group, "Toxic Chemicals Found in Minority Cord Blood", News Release, 2 de diciembre de 2009; disponible en http://www.ewg.org/news/news-releases/2009/12/02/toxic-chemicals-found-minority-cord-blood (fecha de acceso: 4 de febrero de 2015).

[22] The Environmental Protection Agency: http://www.epa.gov.

[23] The Environmental Working Group: http://www.ewg.org.

[24] H. S. Lee et al., "Associations among Organochlorine Pesticides, Methanobacteriales, and Obesity in Korean Women," PLoS One 6, núm. 11 (2011): e27773, doi: 10.1371/journal.pone.0027773, Epub 17 de noviembre de 2011.

[25] Life magazine, vol. 20, núm. 10a, otoño de 1997.

[26] "Global Water Soluble Fertilizers Market, by Types (Nitrogenous, Phosphatic, Potassic, Micronutrients), Applications (Fertigation, Foliar Application), Crop Types (Field, Horticultural, Turf & Ornamentals) & Geography — Trends & Forecasts to 2017", PR Newswire, 6 de marzo de 2013, http://www.prnewswire.com/news-releases/global-water-soluble-fertilizers-market-by-types-nitrogenous-phosphatic-potassic-micronutrients-applications-fertigation-foliar-application-crop-types-field-horticultural-turf--ornamentals--geography---trends--f-195525101.html (fecha de acceso: 4 de febrero de 2015).

[27] S. Seneff y A. Samsel, "Glyphosate, Pathways to Modern Diseases II: Celiac Sprue and Gluten Intolerance", Interdiscip. Toxicol. 6, núm. 4 (diciembre de 2013): 159-184, doi: 10.2478/intox-2013- 0026. La imagen de la página 213 está tomada del artículo publicado (Copyright © 2013 SETOX & IEPT, SASc.), el cual está disponible en Open Access distribuido según los términos de la licencia de Creative Commons (http://creativecommons.org/li censes/by/2.0).

[28] Idem.

[29] "Where GMOs Hide in Your Food", Consumer Reports, octubre de 2014, http://www.ConsumerReports.org/cro/gmo1014.

Capítulo 8: *Alimenta al microbioma*

[1] "Ilya Mechnikov — Biographical", Nobelprize.org, fecha de acceso: 29 de enero de 2015, http://www.nobelprize.org/nobel_prizes/medicine/laureates/1908/mechnikov-bio.html.

[2] G. W. Tannock, "A Special Fondness for Lactobacilli", *Appl. Environ. Microbiol.* 70, núm. 6 (junio de 2004): 3189-3194.

[3] P. K. Elias *et al.*, "Serum Cholesterol and Cognitive Performance in the Framingham Heart Study", *Psychosom. Med.* 67, núm. 1 (enero-febrero de 2005): 24-30.

[4] M. Mulder *et al.*, "Reduced Levels of Cholesterol, Phospholipids, and Fatty Acids in Cerebrospinal Fluid of Alzheimer Disease Patients Are Not Related to Apolipoprotein E4", *Alzheimer Dis. Assoc. Disord.* 12, núm. 3 (septiembre de 1998): 198-203.

[5] C. B. Ebbeling *et al.*, "Effects of Dietary Composition on Energy Expenditure during Weight-Loss Maintenance", *JAMA* 307, núm. 24 (27 de junio de 2012): 2627-2634, doi: 10.1001/jama.2012.6607.

[6] S. Moco, F. P. Martin y S. Rezzi, "Metabolomics View on Gut Microbiome Modulation by Polyphenol-Rich Foods", *J. Proteome Res.* 11, núm. 10 (5 de octubre de 2012): 4781-4790, doi: 10.1021/pr300581s, Epub 6 de septiembre de 2012.

[7] F. Cardona *et al.*, "Benefits of Polyphenols on Gut Microbiota and Implications in Human Health", *J. Nutr. Biochem.* 24, núm. 8 (agosto de 2013): 1415-1422, doi: 10.1016/j.jnutbio.2013.05.001.

[8] D. C. Vodnar y C. Socaciu, "Green Tea Increases the Survival Yield of Bifidobacteria in Simulated Gastrointestinal Environment and during Refrigerated Conditions", *Chem. Cent. J.* 6, núm. 1 (22 de junio de 2012): 61, doi: 10.1186/1752-153X-6-61.

[9] G. Desideri *et al.*, "Benefits in Cognitive Function, Blood Pressure, and Insulin Resistance through Cocoa Flavanol Consumption in Elderly Subjects with Mild Cognitive Impairment: The Cocoa, Cognition, and Aging (CoCoA) Study", *Hypertension* 60, núm. 3 (septiembre de 2012): 794-801, doi: 10.1161/HYPERTENSIONAHA.112.193060, Epub 14 de agosto de 2012.

[10] S. T. Francis *et al.*, "The Effect of Flavanol-Rich Cocoa on the fMRI Response to a Cognitive Task in Healthy Young People", *J. Cardiovasc. Pharmacol.* 47, suppl. 2 (2006): S215-S220.

[11] "Drinking Cocoa Boosts Cognition and Blood Flow in the Brain", *Tufts University Health & Nutrition Letter*, noviembre de 2013, http://www.nutritionletter.tufts.edu/issues/9_11/current-articles/Drinking-Cocoa-Boosts-Cognition-and-Blood-Flow-in-the-Brain_1270-1.html.

[12] M. Clemente-Postigo *et al.*, "Effect of Acute and Chronic Red Wine Consumption on Lipopolysaccharide Concentrations", *Am. J. Clin. Nutr.* 97, núm. 5 (mayo de 2013): 1053-1061, doi: 10.3945/ajcn.112.051128, Epub 10 de abril de 2013.

[13] J. Slavin, "Fiber and Prebiotics: Mechanisms and Health Benefits", *Nutrients* 5, núm. 4 (22 de abril de 2013): 1417-1435, doi: 10.3390/nu5041417.

[14] *Idem.*

[15] R. J. Colman *et al.*, "Caloric Restriction Delays Disease Onset and Mortality in Rhesus Monkeys", *Science* 325, núm. 5937 (10 de julio de 2009): 201-204, doi: 10.1126/science.1173635.

[16] Jessica Firger, "Calorie-Restricted Diet May Help Keep the Mind Sharp", CBS News, 18 de noviembre de 2014, http://www.cbsnews.com/news/calorie-restricted-diet-may-slow-aging-cognitive-mental-decline/.

[17] C. Zhang *et al.*, "Structural Modulation of Gut Microbiota in Life-Long Calorie-Restricted Mice", *Nat. Commun.* 4 (2013): 2163, doi: 10.1038/ncomms3163.

Capítulo 9: *Profesionalízate*

[1] P. Ducrotte, P. Sawant y V. Jayanthi, "Clinical Trial: *Lactobacillus plantarum* 299v (DSM 9843) Improves Symptoms of Irritable Bowel Syndrome", *World J. Gastroenterol.* 18, núm. 30 (14 de agosto de 2012): 4012-4018, doi: 10.3748/wjg.v18.i30.4012.

[2] Katie Adlam, "*Lactobacillus plantarum* and Its Biological Implications", Microbe-Wiki, Kenyon College, https://microbewiki.kenyon.edu/index.php/Lactobacillus_plantarum and_its_biological_implications.

[3] "*Lactobacillus acidophilus*", University of Maryland Medical Center, Medical Reference Guide, http://umm.edu/health/medical/altmed/supplement/lactobacillus-acidophilus.

[4] "*Lactobacillus brevis*", MicrobeWiki, Kenyon College, https://microbewiki.kenyon.edu/index.php/Lactobacillus_brevis.

[5] E. O'Sullivan *et al.*, "BDNF Expression in the Hippocampus of Maternally Separated Rats: Does *Bifidobacterium* breve 6330 Alter BDNF Levels?", *Benef. Microbes* 2, núm. 3 (septiembre de 2011): 199-207, doi: 10.3920/BM2011.0015.

[6] "Bifidobacteria", Medline Plus, http://www.nlm.nih.gov/medlineplus/druginfo/natural/891.html.

[7] D. Guyonnet *et al.*, "Fermented Milk Containing Bifidobacterium lactis DN-173 010 Improved Self-Reported Digestive Comfort

amongst a General Population of Adults: A Randomized, Open-Label, Controlled, Pilot Study", *J. Dig. Dis.* 10, núm. 1 (febrero de 2009): 61-70, doi: 10.1111/j.1751-2980.2008.00366.x.

[8] G. Rizzardini *et al.*, "Evaluation of the Immune Benefits of Two Probiotic Strains *Bifidobacterium animalis ssp. lactis, BB-12®* and *Lactobacillus paracasei ssp. paracasei, L. casei 431®* in an Influenza Vaccination Model: A Randomised, Double-Blind, Placebo-Controlled Study", Br. J. Nutr. 107, núm. 6 (marzo de 2012): 876-884, doi: 10.1017/S000711451100420X, Epub 7 de septiembre de 2011.

[9] "*Bifidobacterium longum*", MicrobeWiki, Kenyon College, https://microbewiki.kenyon.edu/index.php/Bifidobacterium_longum.

[10] F. Savino *et al.*, "*Lactobacillus reuteri* (American Type Culture Collection Strain 55730) versus Simethicone in the Treatment of Infantile Colic: A Prospective Randomized Study", *Pediatrics* 119, núm. 1 (enero de 2007): e124-e130.

[11] H. Szymanski *et al.*, "Treatment of Acute Infectious Diarrhoea in Infants and Children with a Mixture of Three *Lactobacillus rhamnosus* Strains — a Randomized, Double-Blind, Placebo-Controlled Trial", *Aliment. Pharmacol. Ther.* 23, núm. 2 (enero de 2006): 247-253.

[12] M. Kalliomaki *et al.*, "Probiotics in Primary Prevention of Atopic Disease: A Randomised Placebo-Controlled Trial", *Lancet* 375, núm. 9262 (7 de abril de 2001): 1076-1069.

[13] J. H. Ooi *et al.*, "Vitamin D Regulates the Gut Microbiome and Protects Mice from Dextran Sodium Sulfate-Induced Colitis", *J. Nutr.* 143, núm. 10 (octubre de 2013): 1679-1686, doi: 10.3945/jn.113.180794, Epub 21 de agosto de 2013.

Epílogo: *¿Qué nos depara el futuro?*

[1] David Agus, *The End of Illness* (Nueva York: Free Press, 2009).

[2] I. Youngster *et al.*, "Oral, Capsulized, Frozen Fecal Microbiota Transplantation for Relapsing *Clostridium difficile* Infection", *JAMA* 312, núm. 17 (5 de noviembre de 2014): 1772-1778, doi: 10.1001/jama.2014.13875.

[3] Emily Hollister, "Fresh Infusions: The Science behind Fecal Transplants", Baylor College of Medicine, http://www.asmbranches.org/brcano/meetings/2014SprPpts/4.3Hollister_NCASM_2014.pdf.

[4] Els van Nood *et al.*, "Fecal Microbiota Transplantation", *Curr. Opin. Gastroenterol.* 30, núm. 1 (2014): 34-39.

[5] "What Is FMT?", The Fecal Transplant Foundation, http://thefe-caltransplantfoundation.org/what-is-fecal-transplant/.

[6] T. J. Borody et al., "Fecal Microbiota Transplantation: Indications, Methods, Evidence, and Future Directions", Curr. Gastroenterol. rep. 15, núm. 8 (agosto de 2013): 337, doi: 10.1007/s11894-013-0337-1.

[7] T. J. Borody et al., "Therapeutic Faecal Microbiota Transplantation: Current Status and Future Developments", Curr. Opin. Gastroenterol. 30, núm. 1 (enero de 2014): 97-105, doi: 10.1097/MOG.0000000000000027.

[8] T. J. Borody et al., Case Studies #941, 942, Am. J. Gastroenterol. 106, suppl. 2 (octubre de 2011): S352.

[9] Kerry Brewster, "Doctor Tom Borody Claims Faecal Transplants Curing Incurable Diseases like Crohn's", ABC News Australia, marzo de 2014, http://www.abc.net.au/news/2014-03-18/sydney-doctor-claims-poo-transplants-curing-diseases/5329836.

[10] "For Medical Professionals: Quick, Inexpensive and a 90 Percent Cure Rate", fecha de acceso: 13 de enero de 2015, http://www.mayoclinic.org/medical-professionals/clinical-updates/diges tive-diseases/quick-inexpensive-90-percent-cure-rate.

[11] Ferris Jabr, "For the Good of the Gut: Can Parasitic Worms Treat Autoimmune Diseases?", Scientific American, 1 de diciembre de 2010, http://www.scientificamerican.com/article/helminthic-the rapy-mucus/

[12] M. J. Broadhurst et al., "IL-22+ CD4+ T Cells Are Associated with Therapeutic Trichuris trichiura Infection in an Ulcerative Colitis Patient", Sci. Transl. Med. 2, núm. 60 (1 de diciembre de 2010): 60ra88, doi: 10.1126/scitranslmed.3001500.

[13] R. W. Summers et al., "Trichuris suis Therapy for Active Ulcerative Colitis: A Randomized Controlled Trial", Gastroenterology 128, núm. 4 (abril de 2005): 825-832.

[14] Katherine Harmon Courage, "Parasitic Worm Eggs Ease Intestinal Ills by Changing Gut Macrobiota", Scientific American Blogs, 15 de noviembre de 2012, http://blogs.scientificamerican.com/observations/2012/11/15/parasitic-worm-eggs-ease-intestinal-ills-by-changing-gut-macrobiota/.

[15] S. Reardon, "Gut-Brain Link Grabs Neuroscientists", Nature 515 (13 de noviembre de 2014): 175-177, doi: 10.1038/515175a.

TAMBIÉN DE

DR. DAVID PERLMUTTER

CEREBRO DE PAN

En este libro revolucionario, que conquistó rápidamente el primer puesto de todas las listas de los más vendidos en Estados Unidos, el renombrado neurólogo David Perlmutter destapa un tema que ha estado enterrado en la literatura médica por demasiado tiempo: los carbohidratos están destruyendo nuestro cerebro. Y no sólo los carbohidratos malos: también los carbohidratos saludables, como los granos enteros, pueden causar demencia, ansiedad, dolores de cabeza crónicos, depresión y mucho más. El doctor Perlmutter explica qué pasa cuando el cerebro encuentra ingredientes comunes tanto en el pan de cada día como en el plato de frutas, por qué el cerebro se alimenta de la grasa y del colesterol, y cómo podemos estimular el crecimiento de nuevas neuronas a cualquier edad. También nos ofrece una mirada profunda sobre cómo podemos modificar nuestros genes por medio de elecciones precisas a la hora de comer y de cambios específicos en nuestro estilo de vida, mostrándonos así como sanar de aquellos padecimientos a los que más tememos sin necesidad de medicamentos. Con un revolucionario plan de treinta días, *Cerebro de pan* nos ensena como reprogramar nuestro destino genético para gozar de una vida plena.

Nutrición

VINTAGE ESPAÑOL
Disponible en su librería favorita
www.vintageespanol.com